主编简介

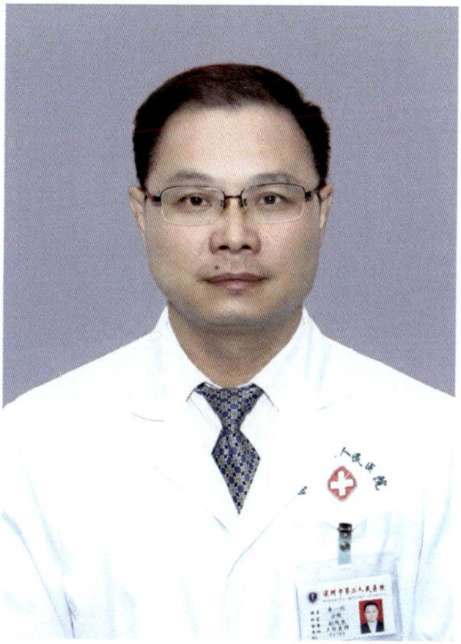

李一明，男，教授，主任医师，硕士生导师，全国名老中医药传承工作室专家、第六批全国老中医药专家学术经验继承工作指导老师、第三批全国优秀中医临床人才，国家中西医协同“旗舰”科室学科带头人，深圳市名中医，广东省中医师承“薪火工程”指导老师，深圳市老中医专家师承指导老师。深圳市第二人民医院（深圳大学第一附属医院）中西医结合分院执行院长。

从医约40载，钻研理论，认真临证，擅长咳喘病、脾胃病、鼻炎、肠炎、失眠、老年病、结节增生、肿瘤术后和放化疗后、皮肤病、亚健康、妇女更年期、男性生殖疾病等的治疗。主持省市级科研课题多项，发表论文30余篇，主编出版中医专著12部，参编全国高等医学院校教材《中医学》《中医诊断学》《中医学应用与研究》等多部。

现任中国医师协会中西医结合医师分会常委、深圳市中西医结合学会综合医院中医专委会主任委员、深圳市中医药学会副会长、深圳市中西医结合学会副会长、广东省中医药经方临床专委会副主任委员、广东省中医药学会综合医院专委会副主任委员、广东省中西医结合学会亚健康专委会副主任委员、广东省基层医药学会心脏康复专委会副主任委员、深圳市中医药学会名老中医药传承工作委员会副主任委员、深圳市中医药学会老年病专委会副主任委员等学术职务。

李一明中医临床经验传承

主　编　李一明

科学出版社
北　京

内 容 简 介

本著作系统地总结了李一明教授在中医临床约40年经验与传承，涵盖了九个方面的内容。①坚持辨病、辨证与辨体相结合；②遣方用药擅用中医“和”的思想；③重视中医常见错杂证；④经方的重视与运用；⑤重视中医方的合用；⑥在中医诊治疾病中重视瘀血；⑦“木郁达之”论治思想在中医临床中的运用；⑧“治中焦如衡”在脾胃病治疗中的临床运用；⑨咳嗽的中医辨治思路与体会。全书内容重在总结临床经验，同时力求理论联系实际，运用临床案例来说明和总结理论与临床。

本著作适用于广大中医工作者临床中参考学习和传承。

图书在版编目（CIP）数据

李一明中医临床经验传承 / 李一明主编. -- 北京：科学出版社，2025. 6. -- ISBN 978-7-03-082354-0

Ⅰ. R249.7

中国国家版本馆CIP数据核字第2025HP5254号

责任编辑：郭海燕 / 责任校对：刘 芳

责任印制：徐晓晨 / 封面设计：陈 敬

科学出版社 出版

北京东黄城根北街16号

邮政编码：100717

http://www.sciencep.com

北京建宏印刷有限公司印刷

科学出版社发行 各地新华书店经销

*

2025年6月第 一 版 开本：880×1230 1/32

2025年6月第一次印刷 印张：7 3/8 插页：1

字数：227 000

定价：88.00元

（如有印装质量问题，我社负责调换）

《李一明中医临床经验传承》
编 委 会

主　编　李一明

编　委　邹　燕　张广路　张丽美　张庭基
　　　　卓超林　罗默超　岳双冰　彭飞鼎
　　　　潘力弢　金　宇　田　欢　吴向琼
　　　　李莉芳　林广锋　杨春滟　秦海燕

前　言

1981 年我进入湖北中医学院（现湖北中医药大学）中医系学习，本着对医生职业崇高的热爱和来之不易的大学学习机会的珍惜，一直十分勤奋，同时我对中西医结合中医现代化与中医发展的未来不断在思考，当时的《中国中西医结合杂志》和《中医杂志》，我几乎每期必看，做了不少卡片笔记，这也是我本科毕业工作两年后报考中山医科大学中西医结合专业侯灿教授研究生的缘故，侯老师研究的焦点是中医“证”的本质，是中西医两个理论体系结合的切入点之一，1988 年我如愿以偿考上了侯老师的研究生，三年的学习与实验研究，都是围绕中医“证”的本质。1991 年我毕业分配到深圳市第二人民医院（深圳大学第一附属医院）从事中医临床工作至今，深圳市是改革开放的前沿，虽然是移民城市，但地处广东省，既有良好的中医群众基础，又有改革创新的精神。在当时中医科主任欧阳雄教授和科室骨干孟庆春教授带领下，参与依托中医科，创办深圳市中西医结合临床研究所和成立深圳市中西医结合学会的工作，经国家新闻出版署审批，深圳市第一本公开发行的医学刊物《深圳中西医结合杂志》也在我院出版，至今该研究所、学会和杂志编辑部仍在我院，也是我院 2009 年成立中西医结合分院的重要基础，在深圳市综合医院中，我院中医中西医结合工作走在最前列，2011 年被国家中医药管理局评选为全国综合医院中医示范单位，2024 年又被遴选为国家中西医协同“旗舰”科室和广东省中西医协同“旗舰”医院。虽然我在综合医院做中医工作，但有较好的中医工作基础和氛围，一般西医院没有这样好的中医平台，我十分幸运！

转眼间从事中医工作学习约40载，本人积极发挥中医优势，临床实践为要，认真临证，理论联系实际，科研教学并举，有幸2012年被国家中医药管理局选拔为第三批全国优秀中医临床人才，2017年被确定为第六批全国老中医药专家学术经验继承指导老师，2022年被遴选为全国名老中医药专家传承工作室建设项目专家，在全国优秀中医临床人才学习中，聆听了国医大师朱良春、郭子光、徐景藩、孙光荣等全国著名专家的授课，跟师熊继柏国医大师、彭坚、陈福如等全国著名教授临证学习多年，受益匪浅，自己不断总结积累中医临床经验，提高中医临证水平。按照国家中医药管理局关于全国名老中医药专家传承工作室建设项目要求，需总结我自己的临床经验并出版著作，为此我不顾才疏学浅，对自己的临床工作的一些体会进行了凝练和总结，带领传承工作室全体成员，归纳为九个部分，即为本书的内容：坚持辨病、辨证与辨体相结合，遣方用药擅用中医“和”的思想，重视中医常见错杂证，经方的重视与运用，重视中医方的合用，在中医诊治疾病中重视瘀血，“木郁达之”论治思想在中医临床中的运用，“治中焦如衡”在脾胃病治疗中的临床运用，咳嗽的中医辨治思路与体会。为此全体传承工作室成员付出了辛劳！书写形式是围绕自己临证经验，先学习经典医籍等前辈们的理论和临床，再谈自己对经验的理解和认识，最后展示自己临证经验运用的案例，理论、经验与案例相结合。

本书适用于广大中医临床工作者参考学习和传承。由于水平所限，书中不妥或经验不完善之处在所难免。

李一明
深圳市第二人民医院
深圳大学第一附属医院
2025年5月27日

目　录

第一章 坚持辨病、辨证与辨体相结合

第一节 辨 病

一、中医的病与辨病

在中医学中，“病”是对疾病全过程特点与规律的概括，是在病因作用下，正邪斗争、阴阳失调所引起的具有自己特定发展规律的病变全过程，表现为特定的症状和不同阶段的相关证候，在病史和临床表现上具有一定的共同特征，不因个体、环境或病因的差异而改变的一组临床表现的概括。例如，感冒就是一种常见的疾病，它包括了从外感风寒或风热之邪开始，到出现恶寒发热、头痛身痛、鼻塞流涕等症状，再到疾病逐渐康复或加重转归的整个过程。

“辨病”则是中医诊断疾病的一种方法，它侧重于对疾病本质的认识和判断，是中医在诊断过程中，在中医理论指导下，通过综合运用望、闻、问、切四诊手段，对患者的症状、体征、病史等信息进行全面收集和分析，对疾病全过程的突出特点和规律所作出的总概括和抽象，对疾病的病种作出判断，得出病名诊断的思维过程。整体而言，其涉及收集患者资料、分析病因、确定病位、判断病性、归纳病证等过程，是中医诊断疾病的核心环节之一，对于制定有效的治疗方案、预防疾病以及提高治疗效果具有重要意义。

二、如何辨病

（一）收集四诊资料

临床辨病，主要通过望、闻、问、切“四诊”，诊察病情和收集疾病有关资料，综合分析、判断患者疾病。如通过“望诊”，对病人神、色、形态、五官、舌象等进行有目的的观察，借以了解健康状况，测知病情的方法，如浮肿、黄疸、面瘫、丹毒、湿疮等通过望诊为主判断疾病。通过“闻诊”，即利用听觉和嗅觉来了解病人病况，包括听声音和闻气味两个方面，听声音重点听病人所发出的语言、呼吸、咳嗽、呕吐、呃逆、嗳气、太息、喷嚏、哮鸣等声响中了解病情；闻气味可通过嗅闻病体所散发出的各种气味以及分泌物、排泄物和病室的气味，如尿臊味者，多见于水肿病晚期，有烂苹果味者可见于重证消渴，以辨别和诊断疾病。通过“问诊”，对病人或陪诊者进行询问，了解病人的主要就诊诉求，掌握病人主要症状及持续时间，并了解病人的一般情况、现病史、既往史、个人生活、家族史等，为诊断疾病提供重要临床资料。通过切脉和按诊，掌握病人脉象特点，并对病人肌肤、手足、胸腹及腧穴等施行触、摸、按、压、叩，以测知病变，判断疾病，如心悸可出现结代脉，胃痛压痛在胃脘部，腹痛多脐周压痛等。

由于人体是一个有机的整体，人体皮肉筋骨脉、经络与脏腑息息相关，且以脏腑为中心与经络相通联，外部的征象与内脏功能关系密切，因而局部病变可影响及全身，内脏病变也可以从神色、形态及五官、四肢、体表等各个方面反映出来。所以，可以通过望、闻、问、切四诊来搜集有关疾病的全部资料，进行整理和归纳，并进行分析、综合、推理、判断，从而探索疾病的主要矛盾，为辨病提供充足的依据[1]。

（二）辨识突出症状与体征

清代徐灵胎在《医书全集·兰台轨范》序中：“欲治病者，必先识病名，能识病之名而后求其病之所由生，知其所由生，又当辨其生之因各不同，而病状所由异，然后考其治之法，一病必有主方，一方必有主药。”说明诊疗过程中，首先要了解患者所苦为何病，也就是要辨识病名，然后才去分析原因病机，辨证论治。而中医的疾病名称，常以主要症状、重要体征命名，如咳嗽、喘证、胃痛、腹痛为症状病名；黄疸、鼓胀、水肿等属体征特点病名。中医通过四诊，搜集患者的症状、体征，但临床诊疗实践中患者描述的症状、体征往往繁多杂众，主次不分，重点难辨，此时就需要四诊合参，仔细甄别主要症状、体征与次要症状描述，从而获得中医疾病诊断名称，为后续辨别病因病机、遣方用药奠定基础。

中医疾病名称自成体系，不同病名的主要症状特征不同，且可区别病位，或鉴别病因，或阐明病机，或提示预后。如胃脘痛、腹痛，前者病位在胃，与肝胆脾肾相关，病机以胃气失和、气机不利、胃失濡养为主，而后者病位在腹部，涉及肝、胆、脾、肾、膀胱、大小肠等。又如外感发热与内伤发热，患者均诉有发热，前者由感受六淫之邪或温热疫毒之气导致体温升高，高热不退多见，后者以脏腑功能失调、气血阴阳亏虚等内伤为病因，多表现为低热，亦有自觉发热而体温不升高者。再如咳嗽、哮病，可同时并见，但前者以咳嗽、咳痰为主，原因在六淫邪气侵袭肺系，肺气不清，失于宣肃所致，后者既往有宿痰伏肺，又受新感外邪引动，以致痰阻气道、肺失肃降、气道痉挛所致。综上所述，病人主要症状、体征不同，则病名不同。临床中通过辨识突出症状、体征，从而正确辨病，显得十分重要。

（三）结合发病时间

不同的发病时间，在中医理论中可为病名的辨识提供依据。中医学认为自然界阴阳变化、季节、气候与人体脏腑经络之气的盛衰相关，强调疾病与时间、季节、气候等因素密切相关。首先，人体脏腑经气的盛衰随着时间的变化而变化，如辰时与足阳明胃经相应，如果此时发病，可能表现为脾胃虚弱的症状，辨病上可能诊断为脾胃虚弱相关的疾病。其次，季节的变化也可为辨病提供依据，如春季多风邪，易发风温、春温等疾病；夏季炎热，多发泄泻、痢疾等；秋季干燥，易患秋燥、疟疾等；冬季寒冷，多发为伤寒、冬温。此外，昼夜的变化也可为辨病提供依据，比如夜半、鸡鸣、平旦等，不同时辰，人体阴阳气血，盛衰不同，可能导致不同的症状表现，因此，中医在诊断时也会考虑发病的昼夜时间不同，从而辨识为不同疾病，如五更泻等。

（四）重视中医鉴别诊断

在辨病过程中，会发现很多常见中医疾病因症状互相兼同，或病位相似，或病变脏腑相同，或病理性质或病理产物相同，而疾病诊断容易混淆，需要临证鉴别。如咳嗽与喘证：喘证可以兼有咳嗽，但后者以呼吸困难，甚至张口抬肩，鼻翼煽动，不能平卧为特征。如咳嗽与肺胀：肺胀常伴有咳嗽症状，但肺胀有久患咳、哮、喘等病证的病史，除咳嗽症状外，还有胸部膨满，喘逆上气，烦躁心慌，甚至颜面紫暗，肢体浮肿等症，病情缠绵，经久难愈。如痞满与胃痛：两者病位同在胃脘部，且常相兼出现，然胃痛以疼痛为主，胃痞以满闷不适为患。如胁痛与胸痛：胸痛以胸部胀痛为主，可涉及胁肋部；胁痛部位在一侧或两侧胁肋部胀痛或窜痛为主。如腹痛与胃痛：腹痛的部位是胃脘以下，耻骨毛际以上为主，常伴腹胀、腹泻、矢气、大便干结或便秘等症，胃痛在上腹胃脘部，常伴脘闷，嗳气，反酸等胃失和降，胃气上逆之症。如心悸与胸痹心痛：后者除见心慌不安，脉结或代外，必以心痛为主症，多呈心前区或胸骨后刺痛、闷痛，常因劳累、感寒、饱餐或情绪波动而诱发，多呈短暂发作，但其甚者心痛剧烈不止，唇甲紫绀或手足青冷至节，呼吸急促，大汗淋漓，直至晕厥，病情危笃。如鼓胀与水肿：两者均为水津输布异常，水液内停，但水肿病位多在肌肤，主要为肺、脾、肾功能失调，水湿泛溢肌肤，其症状是先出现眼睑、头面或下肢浮肿，渐次出现四肢及全身浮肿，病情严重时才出现腹部胀大，腹壁无青筋暴露；鼓胀病位在腹部，主要是肝、脾、肾受损，气血水互结于腹中，其症状为腹部胀大，甚则腹大如鼓。初期腹部胀大而按之柔软，逐渐坚硬，以至脐心突起，四肢消瘦，皮色苍黄；病情较重时可出现下肢浮肿，甚至全身浮肿，腹壁多有青筋暴露。如此之类，不胜枚举。

可见提高中医辨病的准确性，需要仔细收集病史、症状、体征等，扎实掌握中医各种疾病的概念与特征，并熟悉区分常见相鉴别疾病的异同点，才能确保临床辨病的正确性和准确性。

第二节　辨　　证

一、中医的证与辨证

所谓“辨证”，则是从整体观念出发，将望、闻、问、切四诊所收集的病史、症状和体征等临床资料，依据中医理论，进行综合分析，辨清疾病的病因、病位、性质以及邪正之间的关系等，从而概括、判断为某种性质的证。辨证是中医学的基本特点，是中医学认识和诊断疾病的方法，是中医的诊断思维过程。

证，是机体在疾病发展过程中的某一阶段的病理概括，因而它比症状更全面更深刻地揭示了当前疾病的本质。

辨证决定中医治疗的前提和依据，是中医认识研究疾病的重要手段，是提高中医临床疗效主要措施，在中医临床工作中显示了它的巨大作用。长期临床实践中，历代医家创造了许多辨证方法，主要有八纲辨证、脏腑辨证、六经辨证、卫气营血辨证、三焦辨证和经络辨证等，其中八纲辨证是各种辨证的总纲，贯穿于各种辨证方法之中，脏腑辨证主要应用于内科杂病，是其他各种辨证方法的基础，六经辨证、卫气营血辨证和三焦辨证是外感病的辨证方法。不同的辨证方法均各有特点，在不同疾病的诊断上各有侧重，但又相互联系和补充。

二、如何辨证

辨证的基本过程就是通过“四诊”收集患者的病史、症状、体征等资料，并将收集的资料进行综合分析，辨清疾病的病因、性质、部位及邪正之间的关系等，最后根据分析的结果，判断患者的证型，即疾病的证候类型，如感冒之风寒证、风热证，失眠之心脾两虚证、心肾不交证等。然而，临床实践中，为求辨证准确，需要做好以下几个方面。

（一）理论扎实、勤于临床实践

辨证论治是中医学的核心与关键，要想取得临床疗效，必须辨证准确，只有辨证准确，才能正确遣方用药，准确的辨证是中医临床疗效的基础与前提。而辨证准确的首要条件就是要有扎实的中医学理论基础，但凡全国名老中医药专家，均强调对主要中医经典著作扎扎实实地下功夫学习，认为对《内经》《伤寒论》《金匮要略》等经典医学著作要读熟、会背，下苦功夫读熟它、嚼透它、消化它，直至达到以经解经、融会贯通的境界。比如对《黄帝内经》《伤寒论》《金匮要略》等能做到不假思索，张口就来，到临床辨证时就如有源头活水，触机即发，直中病机关键。但是，仅有丰富的医学理论知识，尽管分析病机丝丝入扣、谈论辨证能娓娓道来，但不能落实于临床实际，不能有效解决临床问题，终会落入纸上谈兵，进入歧途。

所以，要提高辨证的准确性，除了要“多读书”，扎实掌握中医基础理论和各家学说外，还要求“勤临床”，不断在临床实践中锤炼中医辨证功底，从临床得失中不断总结经验，并借鉴各家名医临证经验，间接提高临证体会，才能不断提高临床辨证的准确性，才能为提高临床疗效奠定基础。

（二）重在审证求因、谨守病机

“审证求因、谨守病机”是临床辨证的具体做法。“证”是机体在疾病过程中的某一阶段的病理概括，它包括病变的部位、原因、性质以及邪正关系，反映疾病发病过程中某一阶段的病变本质。中医探求病因，除了解发病过程中可能作为致病因素的客观条件外，主要是以临床表现为依据，通过分析病证的症状、体征来推求病因，为治疗用药提供依据。这种方法称“辨证求因”，又称“审证求因”。“谨守病机”出自《素问·至真要大论》曰：“帝曰：愿闻病机何如？岐伯曰：诸风掉眩，皆属于肝。诸寒收引，皆属于肾。诸气膹郁，皆属于肺。诸湿肿满，皆属于脾……。”故《素问·至真要大论》曰：“谨守病机，各司其属，有者求之，无者求之，盛者责之，虚者责之，必先五胜，疏其血气，令其调达，而致和平，此之谓也。”“审证求因”与“谨守病机”需贯穿中医临床辨证论治全过程。无论运用哪种方法进行鉴别诊断疾病，决不可偏离中医特有的辨证规律和要领，对任何一种症状，特别是各种不太明显的症状或兼见病症，先要了解该症状之病因，分析其病机，系统地归纳，分析症状、疾病与证候三者内在规律，谨守病机，各司其属。才能辨证准确，保证临床疗效。

（三）做到四诊合参、去伪存真

"四诊合参、去伪存真"是中医辨证的核心原则与思维方法。"四诊合参"，即望、闻、问、切四种诊断方法的综合运用，通过"四诊"分别从不同角度收集患者的病情资料，相互补充，形成对病情的全面认识，从而正确辨别证候类型。如咳喘患者，通过问诊知其病情迁延日久，每至冬季加重，常伴腰膝酸软；观其面色苍白、咳痰清稀色白、舌淡苔白；闻其咳嗽无力，动则气喘；切脉沉弱无力，综合分析四诊，可知属里证，虚寒证，辨证属肾不纳气。"去伪存真"是在四诊合参的基础上，对收集到的病情资料进行进一步的分析和判断，以排除虚假信息，保留真实信息。在中医诊断过程中，由于疾病本身的复杂性、患者的主观性以及医生的主观判断等因素，所收集到的病情资料往往存在真假难辨的情况。因此，医生必须运用去伪存真的思维方法，对病情资料进行仔细地分析和鉴别。如《伤寒论》第 11 条云："病人身大热，反欲得衣者，热在皮肤，寒在骨髓也。身大寒反不欲近衣者，寒在皮肤，热在骨髓也。"通过患者是否"近衣被"可判断为"真寒假热证"还是"真热假寒证"。又如吴又可在《温疫论》中所指出的："捷要辨法，凡阳证似阴，外寒而内必热，故小便血赤；凡阴证似阳者，格阳之证也，上热下寒，故小便清白。但以小便赤白为据，以此推之，万不失一。"可见当寒热难辨时用小便的黄赤或色白清长可辨别里热、里寒证。临床工作中，或舍脉从证，或舍证从脉，如《伤寒论》所云"伤寒中风，有柴胡证，但见一证便是，不必悉具"，通过医者扎实理论基础，丰富临床经验，加上敏锐洞察力，才能从诸多临床证候群中发现关键信息，去伪存真，辨别出病因病机本质，从而准确辨别证候类型。

（四）力求精确辨证

《医宗金鉴》有云："医者，书不熟则理不明，理不明则识不精。临证游移，漫无定见，药证不合，难以奏效"。中医辨证，除了要追求辨证准确，也要追求辨证精确。所谓精确辨证，指的是辨证病性明确，病位精准，避免辨证分型指代广泛，边界模糊。如患者病咳嗽，不可辨为外感咳嗽、内伤咳嗽；而要精确到外感何种邪气，何脏腑受之或患病后的病位深浅，病势强弱，如需辨证为风邪犯肺证、风寒袭肺证、痰湿蕴肺证、外寒内饮证等。又如自汗，临床辨证不可满足于辨证为气虚不固或内热郁蒸，针对气虚不固者要精确辨证为肺气不足、肺卫不固、营卫失和、肺脾气虚；对于内热郁蒸者，要辨清心火炽盛、肝火旺盛、湿热内蕴等。再如有病虚劳者，不可满足于辨证为气虚证、血虚证、阴虚证、阳虚证，而是要辨明何脏虚损所致，如肺气虚证、脾气虚、肾气虚证、肾阴虚证、脾阳虚证、肾阳虚证、脾胃气虚、肝肾阴虚等。通过精确辨证，明辨邪犯何脏腑、哪条经络，才能药少力专，直中利害，药证精准，疗效显著。

第三节　辨　　体

一、中医体质与体质分类

中医体质学范畴中，体质是指人体生命过程中，在先天禀赋和后天获得的基础上所形成的形态结构、生理功能和心理状态方面综合的相对稳定的固有特质。是人类在生长、发育过程中所形成的与自然、社会环境相适应的人体个性特征[2]。中医学对人体进行体质研究与分类历史悠久，如《灵枢·通天》以阴阳偏颇为依据，将体质划分为多阴缺阳的太阴人、多阴少阳的少阴人、多阳缺阴的太阳人、多阳少阴的少阳人及阴阳之气平和之人。《灵枢·阴阳二十五人》将体质划分为木、火、土、金、水5个主要类型，每个主型之下又划分为5个亚型，共25种体质类型。后世医家也经常提到人体具有不同的体质特征，如《颅囟经》提出婴幼儿属"纯阳"之体的观点；刘完素认为老年人多为"气衰"、"阴虚阳实"

之体；朱丹溪提出“阳常有余、阴常不足”的观点，告诫要顾护阴精，对“阴虚体质”的调养提出可行办法。进入现代，北京中医药大学王琦教授曾在20世纪70年代首次明确提出“中医体质学说”，并通过数十年的研究，提出了平和质、气虚质、阳虚质、阴虚质、痰湿质、湿热质、血瘀质、气郁质、特禀质9种基本体质类型，并建立了系统的中医体质学说与体质辨识体系。目前王琦教授提出的9种基本中医体质类型为临床最常用的体质分类，近年来，中医体质学说在临床诊疗过程中也得到广泛应用。

（一）九大体质

1. 平和质

阴阳气血调和，以体态适中、面色红润、精力充沛等为主要特征。

2. 气虚质

总体特征为元气不足，以疲乏、气短、自汗等气虚表现为主要特征。

3. 阳虚质

总体特征为阳气不足，以畏寒怕冷、手足不温等虚寒表现为主要特征。

4. 阴虚质

总体特征为阴液亏少，以口燥咽干、手足心热等虚热表现为主要特征。

5. 痰湿质

总体特征为痰湿凝聚，以形体肥胖、腹部肥满、口黏苔腻等痰湿表现为主要特征。

6. 湿热质

总体特征为湿热内蕴，以面垢油光、口苦、苔黄腻等湿热表现为主要特征。

7. 血瘀质

总体特征为血行不畅，以肤色晦暗、舌质紫暗等血瘀表现为主要特征。

8. 气郁质

总体特征为气机郁滞，以神情抑郁、忧虑脆弱等气郁表现为主要特征。

9. 特禀质

总体特征为先天失常，以生理缺陷、过敏反应等为主要特征。

以上九大体质，除平和质外，其余八种体质统称为偏颇体质。

（二）兼夹体质

人体为一个有机的整体，脏腑阴阳间总是在生理上相互协调，病理上相互影响。因此，形成一类偏颇体质的因素往往会影响另一类偏颇体质的形成，久而久之个体则表现为复杂的兼夹体质。简言之，所谓兼夹体质即某一人体同时并见两种或两种以上体质特征。叶天士《临证指南医案》说："阳微体质，湿痰内聚"（卷五）。阳虚、气虚则不能运化水湿，湿蕴中焦，可产生痰湿体质，再逢外感湿邪，内外相引，困阻阳气，则阳气更虚。痰湿郁久化热，可导致湿热质。可见个体因先天禀赋不同，生活地域气候影响，饮食起居调摄是否得当，长而久之，均可对体质产生影响，出现九大体质之间互相兼夹，如平和质兼夹其他体质倾向或一种偏颇体质为主，兼夹其他体质、其他体质倾向。

有研究对偏颇体质中 567 例兼夹体质进行观察[3]，发现个体可呈现从兼夹 2 种体质至兼杂 8 种体质的情况，个体常出现不止一种的体质类型，如气虚质占比为 13.49%，其中单纯气虚质仅占 2.43%，气虚质兼夹其他体质者占 11.06%；阳虚体质占比为 15.11%，其中单纯阳虚质仅占 4.77%，阳虚兼夹体质占 10.34%；阴虚体质占比为 8%，其中单纯阴虚质仅占 2.34%，阴虚质兼夹体质占 5.66%。该研究还显示，2 种偏颇体质兼夹构成比高达 35.80%，3 种体质兼夹者达 20.99%。这说明兼夹体质现象普遍存在。

二、体质辨识

（一）依靠医者丰富的理论知识与临床经验，直观辨识

体质平和还是体质偏颇，一位中医学识丰厚，临床经验丰富的医生，从整体观出发，结合中医体质学说理论，是可以通过望、闻、问、切，详细审查个体的神、色、形、态、舌、脉等体征及性格、饮食、二便等的情况，进行综合分析，全面观察，神形结合，可以直观对体质做出准确的判断。

（二）《中医体质分类与判定表》问卷法辨识

《中医体质分类与判定表》是王琦教授及其团队关于中医体质研究的重要成果[4]，并于 2009 年以中华中医药学会标准发布、实施（具体参见 ZYYXH/T157—2009）。它用科学的问卷设计、积分转化，和积分判定，达到判定体质的功能，该方法让中医初学者或患者本人可以通过回答判定表问卷，获得相对准确个体体质辨识，目前已广泛应用。

第四节　李一明教授临床诊疗中重视辨病、辨证与辨体的结合

一、注重辨病与辨证相结合

（一）辨病论治

辨病论治是中医诊疗疾病的一种基本方法，即根据不同疾病的各自特征，作出相应的疾病诊断，并针对不同疾病，进行相应的或特异的治疗。辨病论治以辨病为主进行专方专药的治疗，是中医学术发展和中医临床的一个重要内容。徐灵胎《兰台轨范》序中指出："欲治病者，必先识病之名……，一病必有主方，一病必有主药。"说明不同疾病可有自己

的专方专药治疗。专病专方，如百合病用百合类，肠痈用大黄牡丹汤或者薏仁附子败酱散，郁病用逍遥散，梅核气用半夏厚朴汤，蛔厥用乌梅丸等。专病专药，如海藻昆布可以软坚散瘿瘤，硫磺疗疥疮，青蒿截疟疾，白头翁、黄连治痢疾等。诸如此类专方专药对疾病的治疗有很强的针对性，也是辨病论治的意义所在。

（二）辨证论治

辨证论治，又称为辨证施治，是中医认识疾病和治疗疾病的基本规范，是中医学对疾病的一种特殊的研究和处理方法，也是中医学理论体系的主要特点之一。辨证论治包括辨证和论治两个部分。所谓辨证，即从整体观念出发，将望、闻、问、切四诊所收集的病史、症状和体征等临床资料，依据中医理论，进行综合分析，辨清疾病的病因、病位、性质以及邪正之间的关系等，从而概括、判断为某种性质的证。论治又称施治，是根据辨证的结果，选择和确立相应的治疗原则和治疗方法的过程，也是研究和实施治疗的过程。

辨证和论治是诊治疾病过程中相互联系不可分割的两部分，辨证是确定治则和治法的前提和依据，论治则是在辨证的基础上，确定治疗原则、选择治疗的具体手段和方法，并加以实施，通过论治的效果又可以检验辨证的正确与否。辨证论治是认识疾病和解决疾病的过程，是理论与实践相结合的体现，是理、法、方、药在临床上的具体运用，是指导中医临床工作的基本规范。

（三）辨病为先，辨病辨证相结合

临床上，病人就诊时常欲知所患何病，诊断及疾病证明，疾病统计等都是以病名为主，临床各科教材及著作也都是以病为纲，按病进行辨证论治，可见病名诊断为中医诊断所必需。明确了病，可将辨证局限于该病的常见证型范围之内，可以缩小辨证的范围，减少辨证的盲目性。因此，临床上要以辨病为先，以病为纲，在诊断思维上可以起到提纲挈领的作用。此外，每种病的全部病变过程可分为不同的阶段，每个阶段的病状、病性等不尽相同，不同的病人其表现、转归也可能有所不同，因此辨证诊断同样是十分必要的，尤其是在疾病的初期阶段或者病情表现尚不明显时，病名的确定有时并不容易，此时若能准确地辨证，便可抓住疾病当前的主要矛盾，辨别当前阶段的病因、病性与病位，从而及时进行治疗，有利于疾病的好转向愈，并可佐证与加深对疾病的认识，有利于对病的诊断。

辨病与辨证是中医学从不同角度来对疾病进行认识，临床需将辨证与辨病有机结合起来，可深化对疾病本质的揭示，使诊断更为全面、准确，治疗才更有针对性、全局性。

（四）同病异治与异病同治

中医临床多以辨证论治为基本规范，证代表着疾病发展过程中的某一阶段的病理概括和疾病本质，同一疾病的全过程可以出现不同的证，治疗时应采用不同的治法；而同一证又可见于不同的病之中，则用同一治法可以治疗不同的疾病。因此，中医临床常出现同病异治、异病同治。

所谓同病异治，是指病名诊断虽然相同，但是由于病情的发展和病机的变化，以及邪正消长的差异，机体的反应不同，可表现不同的证候，从而运用不同的治法加以治疗。如同为“感冒”一病，因外感邪气的不同和体质差别，而有风寒、风热、气虚等不同证型，治疗上而采用疏风散寒、疏风清热、益气解表等不同的方法。

所谓异病同治，是指病名诊断虽然不同，但由于存在素体相同、邪正斗争的病机变化相同，在疾病发展过程中表现出病位、病性相同的证候，治疗上采用相同的治疗方法。如久泻脱肛、崩漏、子宫脱垂、胃下垂等几种截然不同的疾病，如果辨证均符合中气下陷这一证型，则治法都应以升提中气法进行治疗。

二、注重辨病与辨体质相结合

（一）体质对病的影响

体质是人体生命过程中相对稳定的固有特质，中医体质学说指出偏颇体质存在特定的发病倾向，但其本身并不是致病原因，也不属于病理因素。尽管如此，笔者认为偏颇体质具有一定的致病性，其原因有二：

其一，体质可以决定发病与否，《内经》有云：“正气存内，邪不可干。”可见人体发病，通常是外因、内因共同作用的结果，如《灵枢·百病始生》云：“风雨寒热，不得虚，邪不能独伤人。卒然逢疾风暴雨而不病者，盖无虚，故邪不能独伤人。此必因虚邪之风，与其身形，两虚相得，乃客其形”，说明偏颇体质是具有内在致病性的。其二，偏颇体质以感邪后“从化”现象致病。如《素问·痹论》云“帝曰：痹之安生？岐伯对曰：风寒湿三气杂至，合而为痹也。其风气胜者为行痹，寒气胜者为痛痹，湿气胜者为著痹也……其寒者，阳气少，阴气多，与病相益，故寒也。其热者，阳气多，阴气少，病气胜，阳遭阴，故为痹热。”说明不同的体质，可以导致人体感邪后出现不同的疾病类型。

另外，偏颇体质具有相应疾病的发病倾向，不同偏颇体质的特性导致对特殊疾病的易感性，如痰湿体质易感湿邪，湿聚生痰，易患冠心病、原发性高血压、脑卒中和糖尿病等以痰湿证候为主要表现的疾病；同时偏颇体质也是相关疾病发生的主要生物学基础，如痰湿体质者多喜食肥甘厚味、体形肥胖、腹部肥满松软，患冠心病、原发性高血压、脑卒中和糖尿病的概率远较非痰湿体质者为多。

（二）辨体论治与辨体用方

“体”是指体质，辨体论治即以人的体质为认知对象，从体质状态及不同体质类型的特性，把握其健康与疾病的整体要素与个体差异，制定防治原则，选择相应的治疗、预防、养生方法，从而进行“因人制宜”的干预措施。在实践中，“辨体论治，辨体用方”的诊疗思想具有重要的临床意义，它体现了中医个性化诊疗思想。由于体质的差异，决定了个体对致病因素的易感性和病变过程中的倾向性，因此在治疗疾病时需要充分考虑患者的体质特点，将其作为制定治疗方案的重要依据。例如，气虚体质患者易出现疲劳，气短等症状，治疗时应以益气为主；而湿热体质患者容易出现口干、口苦、尿黄等，治疗时要以清热利湿为主。

由于调理体质、改善体质，对疾病的治疗起着重要的作用，所以临床遣方用药也应重视体质因素，辨体用方。譬如中医治疗疮疡，其局部红、肿、热、痛，应清热解毒，但对某些阳虚体质、气虚体质者，常表现为寒性脓疡，须用温补托毒的方法方能取效；再如六一散乃清暑利湿之剂，是针对湿热体质之人，暑天外感，通过利湿之滑石，使暑随湿去，此方内治里急后重，暴注下迫者均宜，实是湿热体质之常用方。此外，偏颇体质可通过方药的调理得以改善，可以预防或减轻某些体质的发病，如玉屏风散是治疗虚人易感冒的常用方剂，临床多用之预防和减轻气虚体质的发病等。

（三）辨病论治与辨体调体临证运用

众所周知，辨证论治是中医学的核心与关键，是中医认识疾病和治疗疾病的基本规范，与此同时，在临床实践中，辨病论治与辨体调体常常相互结合，并共同应用于疾病的治疗。例如，在治疗胃脘痛、胃痞等疾病时，对于气虚质、阳虚质的患者，我们可以采用益气健脾，温中散寒的方法；对于湿热质、痰湿质的患者，可以采用清热化湿、和胃降逆的方法。通过综合运用辨病论治、辨体调体、辨体论治的方法，提高临床效果，减少疾病的复发。

辨病论治与辨体论治、辨体调体是中医临床诊疗的重要方法，它们相互结合，相互补充，共同构成了中医诊疗的完整体系。通过合理运用这些方法，我们可以更好地了解疾病和患者身体状态，并个性化遣方用药，从而提高临床疗效，提高患者的生活质量。

三、注重辨证与辨体质相结合

（一）体质对证的影响

体质在疾病的发生、发展、转归中起着重要作用，制约和影响着证候的形成与演变，因为偏颇体质具有各自不同的形体特征、发病倾向，所以感受外邪后通过体质的“发病倾向”或“从化”机制影响证的形成。如阳虚质，感受外邪后易从寒化，出现风寒袭表证（感冒），风寒犯肺证（咳嗽），或脾阳虚证（腹痛）等证型；同理，阴虚质者，感受外邪后易从热化、燥化；瘀血质是形成瘀血证的基础；痰湿体质在遗传基础上及外界环境因素的持续作用下，在生长发育和衰老过程中形成的以痰湿内蕴为主要特征，是可引起痰湿证的体质状态。体质对于病证的转归和预后也具有一定程度的影响，如平和体质者，正气充足，阴平阳秘，抗邪能力强，不易感邪发病，即使发病，也多为正邪斗争剧烈的实证，病势虽急，但不易传变，易于痊愈；体质虚弱者，不但易于感邪，且易深入，病情多变，易发生重证或危证，若罹患慢性病，则易病程缠绵，难以康复。可以说，疾病状态下，证是在体质的基础上发展而形成的，体质因素在很大程度上影响了证的传变。同时证也包含着体质的成分。

（二）坚持辨证同时辨体

在临床实践上，我们要坚持辨证的同时，兼顾辨体，辨证是为了更好明确疾病当前的病理状态和治疗方向，而辨体则是为了更加深入地了解患者的内在特质和抗病能力，为治疗提供更全面的依据。在辨证的基础上，根据患者的体质特点，选用最恰当的药物和疗法，可达到最佳的治疗效果。

案例 患者杨某，男，72 岁，退休人员，江西籍贯。2016 年 6 月 22 日初诊。患者 2 天前乘坐公交站外出时，空调车内感寒，出现鼻塞、流涕，头晕，伴低热，恶寒。患者自服“祖卡木颗粒”，疗效不明显，遂来求诊。既往有慢性肾衰竭、原发性高血压病史，有腰椎骨关节炎病史。舌淡苔黄腻，脉沉弦。中医辨病为感冒，证属外感风寒；体质辨识为素体阳虚，治以助阳解表。处方：麻黄 10g、附片 15g、细辛 10g、辛夷 10g、炒苍耳子 10g、荆芥 10g、连翘 10g，3 剂，日 1 剂，水煎服。追踪病情，患者服药后 1 剂后鼻塞、流涕减少，未再发热，2 剂后感冒症状缓解。

按：患者虽在夏季发病，但为空调车感风寒而发，观其当前证候鼻塞、流涕，头晕，伴低热，恶寒。辨证属外感风寒表证，中药可治以荆防败毒散或再造散等方，但观患者老年，稍感受夏日空调则发作恶寒发热，且追问患者平素怕冷，有乏力懒言，苔虽黄腻，但舌淡脉沉，体质辨识属素体阳虚，又受风寒外袭，故辨证同时兼顾患者体质特点，两者相参为治，可达到最佳的治疗效果，方拟《伤寒论》麻黄附子细辛汤助阳解表为法治疗，果然如验。患者鼻塞，加辛夷、苍耳子宣通鼻窍；又恐麻、附、细辛过热，加连翘 10g，亦可用白芍、生地等。

（三）辨证与辨体的主次取舍

辨证论治是中医临床诊治的核心原则，辨体论治是中医临床的另一个重要诊治方法。两者既需要相互配合，分清主次，兼顾使用，又需要根据病情实际情况和轻重缓解，临证时灵活取舍运用。辨证论治关注疾病当前的病理状态，强调治疗的针对性和时效性，而辨体则更注重患者的体质特点，强调治疗的整体性和长期性。如在治疗感冒时，起初感冒症状严重，证候突出，则应首先进行辨证论治，迅速缓解病情；若患者的体质虚弱，尤其易反复感冒者，在本次感冒缓解后，则应侧重辨体论治，运用调理体质增强抵抗力，防治复发或再感。通俗地讲，辨证论治和辨体论治如何取舍一般遵循以下原则：一是以患者为中心，根据患者的具体情况，灵活应用。二是注重整体观念，既关注疾病的病理状态，又重视患者的体质特点。三是强调个体化治疗，根据患者个体差异性制定治疗方案。

除了分清主次，灵活取舍，辨证与辨体更需临证兼顾。“证”与“体质”是可以临床共存的，在临床实践中，辨证与辨体的结合显得尤为重要，通过辨证可以明确疾病的性质、部位及发展阶段，为治疗提供方向；而通过辨体可以了解体质的特征，预防疾病的发展趋势，制定个性化的预防和治疗方案。因此，在临床工作中既要注重辨证的准确性，又要考虑体质的差异性，做到两者兼顾。

案例　患者陈某，女，84 岁，2022 年 9 月 29 日初诊。患者近 1 周反复胃脘部胀痛，伴反酸，嗳气，矢气多，食纳欠佳，睡眠不佳，大便 3 日 1 行，舌质淡红舌苔薄白脉弦滑。辨病属胃痛，辨证为脾虚湿滞中焦之证，治以健脾祛湿、行气和胃，方以陈夏六君子汤化裁：党参片 15g、白术 20g、茯苓 15g、炙甘草 5g、陈皮 10g、法半夏 15g、砂仁 10g、姜厚朴 15g、旋覆花 15g、六神曲 20g、炒鸡内金 15g、炒麦芽 10g、广藿香 10g、炒山楂 10g、北沙参 15g。6 剂，水煎服，日 1 剂，水煎 2 次，分 2 次内服。

二诊：2022 年 10 月 13 日。服药后胃脘胀痛缓解，后又出现反复，时感倦怠乏力，舌质淡红苔薄白，脉沉弦。前方治疗有效，继续守前方加炙黄芪 30g，取 6 剂，日 1 剂，水煎服。

按：本病案患者胃脘胀痛，反酸嗳气，失气多，大便数日 1 行，结合舌脉，辨证属中焦痰湿阻滞之证候；考虑患者高龄老人，时常感倦怠乏力，问诊时闻其语声低弱，舌淡苔薄白，体质辨识当属气虚质，又证见痰湿阻滞中焦之候，诊疗应辨证与辨体兼顾，标本兼治，遣方用药用陈皮、半夏、茯苓、厚朴、焦三仙等化痰祛湿、行气和胃、化滞消胀，又需结合患者体质气虚，脾胃不足，方用党参、白术等益气健脾，以防痰湿内生，用北沙参以益气润燥、益胃生津，防止温燥伤及胃阴。患者嗳气，随证予旋覆花下气降逆；焦三仙、鸡内金，消积滞、化宿食，除痞满。二诊时，胃脘胀痛，反酸嗳气再发，兼见其倦怠乏力，语声低弱，认定仍属痰湿阻滞中焦之证，辨体质属气虚体质，难以速愈，守方续用，并加用黄芪加强补气行滞，全方有补有行，补而不滞，则脾胃健旺，湿去气行，胀痛得消，诸证自安。

李教授认为辨证论治与辨体质相互融合，也是中医诊疗的一个必然趋势。通过两者的有机结合，可以更全面了解病情，制定更加准确的治疗方案，提高临床疗效。同时，这种融合有助于推动中医理论的发展和创新，为中医药事业提出新的活力。

四、辨病、辨证、辨体质“三辨一体”临证应用

“三辨一体”是指在中医临床实践中，将辨病、辨证、辨体这三者有机结合起来，形成一套完整的诊断与治疗体系。辨病是对疾病全过程的突出特点和规律所作出的总概括和抽象认识；辨证是对疾病发展过程中的阶段性变化和病理本质进行把握；而辨体质则是基于个体的体质差异，从而根据不同体质的特性，制定个性的治疗方案。三者相辅相成，共同构成了中医独特的诊疗模式。在临床工作中，李教授认为辨病、辨证、辨体是三个相互关联且不可或缺的诊断环节。在诊断过程中应首先进行辨病，明确疾病的总体概括；其次进行辨证，分析当前证候；最后进行辨体质，了解患者个体差异和体质状态，三者的结合有利于医生全面深入地认识患者的病情，制定出更加精准有效的治疗方案。

案例　患者郭某，女，51 岁，退休人员，出生于吉林长春，2015 年 3 月 20 日初诊。患者就诊时诉反复尿频、尿痛半年，既往反复泌尿系感染病史多年，反复出现肉眼血尿或镜下血尿，间断自服左氧氟沙星治疗，有阵发性房颤病史 2 年余，现患者尿频、尿痛再发，偶有肉眼血尿，伴心悸、胸闷不适，偶头痛，食纳尚可，睡眠欠佳，大便正常。舌淡苔薄黄脉沉结代。辅助检查：尿常规：尿白细胞 75U/L，尿隐血 0.3（+−）。辨病属中医淋证范畴，辨证为气阴亏虚、湿热留恋证，治以益气滋阴、清热通淋，方以清心莲子饮合通淋散加减：莲子 15g、党参 15g、地骨皮 15g、北柴胡 15g、黄芪 15g、甘草 15g、麦冬 10g、盐车前子 10g、干鱼腥草 15g、醋乳香 5g、牛膝 15g、小蓟 15g、藕节 30g，5 剂，水煎服，日 1 剂，水煎 2 次，分 2 次内服。

二诊：2015 年 3 月 26 日。5 剂服毕复诊，尿频尿急缓解，无肉眼血尿，胸闷心悸缓解。舌淡苔薄黄脉沉。患者考虑湿热余邪势去，气阴逐渐恢复，但因患者反复发作尿路感染，治当益气固本，兼清余热，方用通淋散合参芪地黄汤加减：干鱼腥草 30g、醋乳香 3g、盐牛膝 30g、黄芪 15g、党参 15g、牡丹皮 10g、泽泻 10g、茯苓 15g、酒萸肉 15g、山药 10g、熟地黄 30g，6 剂，水煎服，日 1 剂，水煎 2 次，分 2 次内服。

三诊：2015 年 5 月 5 日。诉服药毕诸症消失而愈，近 1 个多月未再复发尿路感染。治以滋肾健脾、培元固本，予以参芪地黄汤加减：熟地黄 30g、山药 15g、酒萸肉 10g、茯苓 15g、泽泻 15g、牡丹皮 15g、党参片 15g、黄芪 15g，7 剂，日 1 剂，水煎服。

按：本病案虽为淋证之病，西医谓之尿路感染，抗生素抗感染治疗有效，但反复发作，因仅治其标，未治疗其本。患者反复尿频、尿痛发作，伴心悸、胸闷不适，虽有湿热余邪留恋下焦，热扰膀胱，故尿频、尿痛反复，但患者病情缠绵不愈，反复感邪而发，辨证为湿热留恋下焦，辨体质素体脾肾亏虚为本，当是标实本虚，治疗方面当“辨病、辨证与辨体”三辨一体，先以祛湿清热通淋为主，二诊时症状缓解，湿热余邪势微，合用益气滋肾治法以调治脾肾亏虚之体质，之后待余邪湿热已去，虽见尿频、尿痛、血尿等诸证已除，但仍体质偏颇，稍有不慎则淋证复发，故后期以参芪地黄汤滋肾益气，固护中土与下元，则淋证之病证与易发作淋证之体质一体治疗，则淋证之患才可杜绝。

综上所述，“三辨一体”的临床应用是中医诊断体系的重要组成部分，是通过辨病、辨证、辨体质相互结合，使医者可以更加全面深入地认识患者的病情，制定出更加精准有效的治疗方案。同时，“三辨一体”的诊疗体系也有利于提高医生诊断技能和治疗效果，推动中医临床实践的不断发展。因此，我们应充分认识到辨病、辨证、辨体三辨一体的重要性，并在临床不断应用并总结推广。

参考文献

[1] 高鹏翔. 中医学（第8版）[M]. 北京：人民卫生出版社，2013.

[2] 中华中医药学会. 中医体质分类与判定（ZYYXH/T157—2009），北京：中国中医药出版社，2009.

[3] 林广锋，曹田梅，李蓓，等. 深圳市非体力劳动者中医兼夹体质调查分析 [J]. 湖北中医杂志，2012，34（9）：13-14.

[4] 王琦. 中医体质学 [M]. 北京：人民卫生出版社，2008.

（张庭基　张丽美　杨春滟　李莉芳）

第二章 遣方用药擅用中医“和”的思想

第一节 中医“和”的思想的渊源

一、“和”字的释义

“和”字最早写作“咊”，《说文解字》给的解释是“咊，相应也。从口，禾声。”形声字；“合，合口也。”即“合”是指口的上唇与下唇合拢，而“和”也有将两个要素相融合、结合的意思，从这个意义上讲，“和”与“合”字相通。殷周时期，“和”有时写成“合”，唐代孔颖达疏有“和犹合也”之说。“和”的含义最早和音乐有关，《荀子・劝学》中说“礼之敬文也，乐之中和也”，此中的“和”是指音乐中的声音相应、和谐的意思。在此基础上，和的意思向外延伸和发展，有适中、恰到好处的意思，以及和顺、平和、融洽、和睦、和平、调和等多种意思。《广雅・释诂三》：“和，谐也”。“和”有和谐、和睦、不争之意。孔子说：“礼之用，和为贵”。《广韵・戈韵》：“和，顺也，谐也，不坚不柔也。”《周礼・春官・大司乐》：“以乐德教国子，中、和、祗、庸、孝、友。”郑玄注说：“和，刚柔适也。”《礼记・中庸》说“致中和，天地位焉，万物育焉”。《荀子・天论》曰：“万物得和以生”。《礼记・中庸》最后总结说：“和者，天下之达道也。”

二、"和"的思想哲学基础与渊源

"和"是先秦时期最重要的哲学概念之一，中国传统文化的精神可以用一个"和"字来概括。《周易》核心内容就是讲阴阳和谐，即讲阴阳共时性的相互对立和阴阳历时性的相互转化。《周易·乾卦》言："天行健，君子以自强不息"；《周易·坤卦》曰："地势坤，君子以厚德载物。"乾为天，为阳；坤为地，为阴，一阴一阳谓之道，阴阳和谐则万物以生，阴阳不交，偏阴偏阳均不符合自然的发展规律。同时，《周易》强调天、地、人之间的和谐，包括天地和谐，人道和谐和天人和谐。《周易·说卦》的相关表述是"立天之道，曰阴与阳，立地之道，曰柔与刚，立人之道，曰仁与义，兼三才而两之，故易六画而成卦，分阴分阳、迭用柔刚，故易六位而成章。"《周易》不论从卦象到卦辞，从《易经》到《易传》都体现了这种求平衡的中和思想。

儒学是中国自汉代以来的主流意识流派，自汉以后，绝大多数的历史时期，都是中华文明的官方思想。儒学的主要代表人物是孔子、孟子和荀子。儒家论"和"，主要侧重于社会人伦。孔子从人格修养将"和""同"进行区分。《论语·子路》载："君子和而不同，小人同而不和。"在"和而不同"的理念基础上，孔子又提出"礼之用，和为贵"的观点。在儒家的思想体系中，"礼"即是周礼。孔子的"和"思想，体现的是和谐，其显著特色是以"礼"为外在实现形式，以"仁"为基本内核，以"和"为精神风韵。孔子把"和"提升为儒学体系的"认识论"范畴，为中华文化树立了致"中和"的精神。"中和"即中庸之道。中庸并不是指平庸，碌碌无为，而是指为人处世、待人接物恰到好处，呈现一种和谐的状态。《礼记·中庸》云："君子中庸，小人反中庸。君子之中庸也，君子而时中；小人之反中庸也，小人而无忌惮也"。"君子能时中，故其为真中庸；小人不能适中而自以为中，故实为反中庸。知者、贤者以中庸为平凡而不屑知、不屑行；愚者、不肖者，则又不及知，不能行。"作为孔子的学生，孟子将"和为贵"的思想进一步作了阐发，提出"天时不如地利，地利不如人和。"在天、地、人三者的关系问题上，孟子强调"人和"的重要地位，得出了"得道者多助，失道者寡助"的结论。孔子、孟子以后的儒家也都推崇"和谐"的思想。《荀子·王制》曰："人何以能群？曰：分。分何以能行？曰：义。故义以分则和，和则一，一则多力，多力则强，强则胜物。”强调“礼”与“法”都是“义分”实现“和”的工具，两者的完美配合使得整个社会都遵从各自的角色与义务，最终形成社会和政治的和谐有序。

和儒家思想不同，道家则是以自然为中心价值，以无为为原则性方法，以人与自然、人与社会、人与人以及人与自身之间的“和”为目的的一整套系统学说[1]。老子最早提出了“阴阳合和”的思想。《道德经》曰：“道生一，一生二，二生三，三生万物。万物负阴而抱阳，冲气以为和。”说明万物的产生在于阴阳之间的交感，且这种交感需要达到“和”的程度，万物才得以生成。《庄子·外篇·缮性》云：“阴阳和静，鬼神不扰，四时得节，万物不伤，群生不夭，人虽有知，无所用之，此之谓至一。”阴阳二气的最佳状态是保持和谐，反之，则百害丛生。

佛教自从两汉时期传入我国后，不断地和中国传统文化相融合，已经成为了中华民族传统文化的重要组成部分之一。佛教主张众生和谐平等，尤其是大乘佛教以“自觉觉他”“普度众生”“慈悲救苦”为特点。佛教把给人以快乐称之慈，把解除别人的痛苦称之为悲。《大智度论》说：“大慈与一切众生乐，大悲拔一切众生苦。”慈悲是一种爱心的表现，其基础就是“善”；它的目标就是实现“众生平等和谐”。

以和谐为要义的“和”思想，历经了漫长的历史演化，赋有鲜明的传统文化特色。“和”的思想充分地体现了中国传统文化的核心思想特征与哲学智慧，是天地的法则，也是做人的道理。“和”被作为一种最佳状态的描述，是先秦天人合一思想的重要理论基础，主要探讨人与自身、人与自然、人与社会的和谐，以及整个世界的和谐；古代“和”的思想也是中医“和”思想形成的理论渊源。

第二节 历代医家对中医“和”的思想的阐述与运用

一、《黄帝内经》中“和”的思想和运用

《黄帝内经》是我国现存最早的一部医学文献，奠定了中医学的理论

基础。中医学在其形成和发展过程中广泛吸取了中国传统文化的中和思想，并使之成为中医中药的学术思想之一。《黄帝内经》虽然没有明确提出“和法”的思想，但是关于“和”的论述则贯穿在整个中医学理论体系中[2]。

（一）阴阳调和，百病不生

《素问·阴阳应象大论》曰：“天地者，万物之上下也；阴阳者，血气之男女也；左右者，阴阳之道路也；水火者，阴阳之征兆也；阴阳者，万物之能始也。故曰：阴在内，阳之守也；阳在外，阴之使也。”阴阳是构成宇宙万物的两大基本要素，是自然的基本法则。阴阳二气的调和是生命得以生存的根本，《黄帝内经》是以阴阳为总纲，故《素问·生气通天论》曰：“夫自古通天者，生之本，本于阴阳”。《道德经》也说：“道生一，一生二，……，气冲以为和。”强调阴阳运动的有序协调状态即阴阳交感，是万物化生的根本条件，“阴平阳秘，精神乃治”。阴阳双方只有在交互感应中，相互作用、相互协调，互根互用，形成一种和谐的状态，才能万物乃生，百病不侵，而老子的“气冲以为和”就是最佳表述。故《素问·生气通天论》曰：“阴者，藏精而起亟也，阳者，卫外而为固也。阴不胜其阳，则脉流薄疾，并乃狂；阳不胜其阴，则五脏气争，九窍不通。是以圣人陈阴阳，筋脉和同，骨髓坚固，气血皆从。如是则内外调和，邪不能害，耳目聪明，气立如故。”

（二）天人相应，内外和谐

在中国古代哲学体系中，“天人合一”的思想一直占据主导地位，是中国传统文化的精髓。所谓的天人合一，讲究的就是人和自然的和谐共生，其核心本质是以天知人，以人应天，天人互参。《黄帝内经》认为，人类的起源在于自然的运动变化。《素问·宝命全形论》曰：“人生于地，悬命于天，天地合气，命之曰人”“人以天地之气生，四时之法成”“天覆地载，万物悉备，莫贵于人。”《素问·生气通天论》曰：“天地之间，六合之内，其气九州九窍、五脏、十二节，皆通乎天气。”提示人体的生命活动和自然界的阴阳消长相互通应，而且发生着同步变化。故《素问·八正神明论》载：“月始生，则血气始精，卫气始行；月郭满，则血气实，肌肉坚，月郭空，则肌肉减，经络虚，卫气去，形独居。”体现了人体的生命活动规律与自然运变规律协调一致。因此人生活在自然当中，人类的行为可以影响自然界，自然界的变化也可以影响人体的机能活动。《内经》强调人与自然的统一性和适应性，将人与自然视为互相联系、互相依赖的和谐统一体。中医学“天人合一”思想贯穿了生命、疾病、治疗、养生等诸多方面。人体有十二经络，和十二时辰相对应。经络是人体气血运行的通道，也是沟通脏腑结构组织的桥梁，而经脉可以“决生死，除百病，调虚实”。五输穴作为十二经络中重要的穴位，和人体五脏对应。内经的作者借以自然界的水流由小到大，由浅入深的动态变化来形容经气运行过程，把五输穴按井、荥、输、经、合的顺序，从四肢末端向肘、膝方向依次排列分布。用自然界的江河湖海的含义来引喻人身体的经脉通道，这里充分体现了人与自然的合一。同时中医学还将一日的不同时辰与年龄的不同阶段与春、夏、秋、冬四季相连：“以一日分为四时，朝则为春，日中为夏，日入为秋，半夜为冬”（《灵枢・顺气一日分为四时》）；少年为春，青年为夏，中年为秋，老年为冬。故顺应自然指的是顺应时辰、季节与年龄的规律来养生与治病。《灵枢・本神》曰：“故智者之养生也，必顺四时而适寒暑”。天人合一主要表现在天与人的规律相通，人与天的结构相似，天地阴阳与人体阴阳的相对应。人与自然是不可分割的整体，生命赖以天地自然方可生存；而人受天地万物的影响，是自然演化的产物，天人关系不相协调，就会百病丛生；在治疗上，循天之理、顺天之序；养生上，遵循天地自然运变规律，则人体康健。

（三）身心合一，形神和谐

形神二者是生命的基本表现形式，只有形神俱备，人的生命才能得以产生与保存。形与神之间是不可分割的有机整体，形为神之质，神本形而生；神为形之主，形本神而存。形与神都是人体健康的一种呈现形式。《内经》认为，机体的心理和生理相互关联，又互相制约。人体只有在生理与心理相协调、形体与神志相和谐时才能达到健康状态。疾病的发生与否与正气相关，所谓“正气存内，邪不可干”（《素问・刺法论》），而正气的强弱又与情志心理密切相关。许多疾病的发生都是由气机失调引起，《素问・举痛论》曰：“百病生于气”。《素问・五运行大论》曰："从其气则和，逆其气则病"。七情五志等思维情志活动是人体脏腑生理功能的表现，正常的情绪反应不会导致疾病的发生。而情志过极，情志不畅则容易造成相应脏腑的疾病的产生；当神与形离，则意味着生命的终结。《灵枢·本藏》指出，喜可以使人"气和志达，营卫通利"。认为良好情绪对气血营卫的循行、气机的调畅有通达协调之功。意志的功能是驾驭精神，收摄魂魄，调节机体对寒温的适应能力。将适当控制情绪，做到"和喜怒"列为情志调摄的要点，并指出五脏皆端正之人，则"和利得人心"。而当身心失调时，则会导致形神失调，产生各种疾病。所以"上古圣人之教下也，皆谓之：虚邪贼风，避之有时；恬淡虚无，真气从之，精神内守，病安从来？"情志的产生，是以人体内脏及内脏所化生的精微物质为基础的，真气虽作为情志产生的物质基础，但情志失调又可反作用于形体脏腑，即"怒伤肝、喜伤心、忧伤肺、思伤脾、恐伤肾"，不当情绪反伤身体的原因所在。所以人体形神有着非常密切的关系，平时的养生保健中，要注意保持良好的情绪，切莫大喜大悲。是以：适闲而少欲，心安而不惧，形劳而不倦，气从以顺，各从其欲皆得所愿。

二、《伤寒论》中"和"的思想和运用

虽然《伤寒论》没有具体提出"和法"的概念，但张仲景继承和发扬了《黄帝内经》的理论，将中和思想的运用贯穿于《伤寒论》理法方药的各个层面。"和"字出现在《伤寒论》的诸多条文中，总共37条，包括第58条、71条、208条、209条、302条等。总结仲景"和"思想的内涵，主要包括人体的正常功能、具体的治法以及制药和服药的方法[3]。如条文58"凡病若发汗、若吐、若下、若亡血、亡津液，阴阳自和者，必自愈。"265条"伤寒，脉弦细，头痛发热者，属少阳。少阳不可发汗，发汗则谵语，此属胃，胃和则愈，胃不和，烦而悸。"53条"病常自汗出者，此为荣气和……"。这里的"和"都是指人体气血、阴阳、脏腑功能协调正常的意思。而"和"做动词解时，有调和的意思，张仲景虽未明确提出"和法"，但其著作中却蕴含了丰富的"和"的治疗思想，仲景也以"和"作为一种治疗的原则，提出"病痰饮者，当以温药和之""和

营卫”“和胃气”等的治疗方法。《伤寒论》对“和法”的运用主要在于和胃气、和荣卫、和阴阳等，药方组成多以调和枢机、平调寒热为主，制方多为缓和，主治多以受寒后病邪深入，汗、吐后不解，出现枢机不畅、阴阳不调所致，主在调和营卫，调养胃气，恢复人体气机升降、阴阳平衡。仲景在“和法”的遣方用药上，讲究的是一个药性、四气五味的平衡运用。

（一）寒热平衡

调和寒热是指方药中诸药药性既有寒凉又有温热，相反相成，以发挥作用，治疗寒热错杂的一种治法。寒热平衡是调和寒热的一种高度概括，寒热配伍的思想可以平衡方中的寒热之性，使药物更趋于平和，减少药性过偏带来的毒副作用，尤其对于寒热错杂之证，根据寒热病位的不同，同时使用寒热两种药性的药物，消除两种病症，使寒热并行而不悖，代表方剂是三泻心汤、乌梅丸、白通加猪胆汁汤等。三泻心汤证的共同病机为脾胃阳气亏虚，不能温运水湿，寒湿内生，以致中焦寒热虚实错杂，脾胃升降功能失常，气机壅滞，此时若过用凉润之剂则伤脾阳，过用温燥则损胃阴，治疗上当寒热平调以恢复脾胃的升降之性，故仲景以辛温之半夏、干姜配伍苦寒之黄芩、黄连，借姜、夏之辛以开结散痞，用芩、连之苦以降逆消痞，妙在姜、夏之热与芩、连之寒相互制约，辛开苦降，寒温并用，攻补兼施，共奏泄热补虚、升清降浊、散结消痞之功。

（二）升降平衡

张仲景根据“高下相召，升降相因”的理论，临床组方用药，重视气的升降平衡，《伤寒论》中的诸多方剂均体现了升中有降，降中有升，升降相因的配伍特点。如对于肺气宣降失常，气机郁闭的患者，常以麻黄配伍杏仁，麻黄味辛而性升散，可宣发肺气；杏仁味苦而性降，可肃降肺气，二药合用，一升一降，可恢复肺的升降功能，则咳喘诸症可除。脾胃同居中焦，一主升清，一主降浊，共同完成水谷的运化与转输，脾胃气机升降失常，痰气交阻，则嗳气不除；旋覆代赭汤在使用大剂量的旋覆花、代赭石、半夏、生姜降逆药的基础上，配伍人参、甘草升脾补中，既防金石之物降之太过而反伤脾胃，又突出了“升降相因”的用药特点。

（三）收散平衡

收散平衡指一方之中收敛之药与发散之药同用，收中有散，散中有收，以保持平衡的用药思想，仲景巧妙地将散收之性，辛酸之味相伍，起到散邪敛正，调和阴阳，以平为期的目的。桂枝汤作为和法的代表方剂之一，具有调和营卫，解肌发表之功，方中桂枝味辛而主散，白芍味酸而主收，二药合用，一散一收使风邪去而汗出止，营卫调和而肌表固，此为收散平衡的典型配伍。小青龙汤内有痰饮，水饮内停，复合外感风寒而诱发内外合邪的表实兼水饮证，方中麻黄宣散肺气，配合干姜、半夏、细辛以温化寒饮，但以上四药同用，温散之力较强，有耗散肺气之弊，故仲景善用五味子之酸敛以制约耗散之性，散收并用，祛邪而不伤正，敛正气而不留邪。

（四）消补平衡

《伤寒论》中的消补平衡用药体现在行气药和滋补药同用，使行气不伤气，扶正不壅滞；利水药和滋阴药同用，利水而不伤阴，补阴而不壅塞。前者的代表方剂是厚朴生姜半夏甘草人参汤；后者的代表方剂为猪苓汤。

（五）润燥平衡

润燥平衡是指辛香苦燥的方药中配伍阴柔滋润之品以防燥性伤阴。对于阳虚兼有寒湿水饮之证，仲景善用附子、白术等温燥之品温阳化湿，但单用附子、白术，则恐伤津液，故佐以白芍等凉润之品补血益阴，防术附燥伤太过，如真武汤和附子汤。当阴虚有热，疾病从阳化热，而肾水亏于下，心火亢于上之时，方用黄连阿胶汤，药用黄芩、黄连苦药燥之，配合阿胶、鸡子黄等凉润育阴之品补血养阴，从而实现心肾相交，水火既济。

三、《金匮要略》中“和”的思想和运用

作为《伤寒论》的姐妹篇，和法运用在《金匮要略》中也随处可见。“和法”包括“和解法”与“调和法”两大类。前者包括和解少阳法、开膜达原法、调和营卫法；后者包括调和脏腑法、调和气血法、平调寒热法。《金匮要略》首篇即提出“若五藏元真通畅，人即安和”，若反之，则“客气邪风，中人多死。”并引《难经》之言：“见肝之病，知肝传脾，当先实脾。”“肝病治脾”的思想不仅仅体现了脏腑相谐的思想，也体现了脏腑之间预防疾病相互传变的思想，即治未病之既病防传，对后世医家临床应用具有极高的指导意义。总结《金匮要略》中的和法思想，体现在天人合一、五脏相谐、阴阳统一、寒热互用、攻补兼施、气血并调、表里双解、内外同治、药效求和、药食平衡等诸多方面。有学者对《金匮要略》中的“和法”方剂进行挖掘，其中涉及“和法”的方剂就有 81 首，如黄芪桂枝五物汤、桂枝龙骨牡蛎汤、小柴胡汤、小建中汤等；并挖掘出 11 对“和法”方剂药对：当归—川芎、大黄—厚朴、柴胡—瓜蒌根、阿胶—干地黄、防己—黄芪、附子—细辛、麻黄—石膏、半夏—黄芩、人参—干姜、生姜—大枣、桂枝—芍药等[4]。《金匮要略》“和法”运用重在调理枢机，使少阴、少阳、脾胃气行通畅，枢机，即是气机升降出入的阀门，《医原·枢机论》言：“若其枢一有不利，则出入之机即停；出入机停，则开阖之机亦废。”枢机分为少阳表里之枢、少阴阴阳之枢，二者共司开阖之机；脾胃位于中焦，主水谷运化和气机升降，为升降之枢。纵观仲景“和法”病证，绝大多数病证皆由枢机不利所致。

四、古代医家对中医“和”的思想的阐述与运用

宋代朱肱提出伤寒“和解其表”，其中的代表方剂有小青龙汤、小柴胡汤等，其在《类证活人书》描述“伤寒表证须看荣卫浅深，故仲景有正发汗汤剂，如麻黄汤，桂枝汤、大青龙汤是也。有和解其表，如小青龙汤、桂枝麻黄各半汤、白虎汤、桂枝二越婢一汤、柴胡桂枝汤、小柴胡汤之类是也。”其和法的学术观点和庞安时较为接近。

金代成无己继承和发挥张仲景学术思想，是确定和法的第一人。成无已的《伤寒明理论》说：“伤寒邪在表者，必渍形以为汗，邪在里者，必荡涤以为利；其于不外不内、半表半里者，既非发汗之所宜，又非吐下之所对，是当和解则可矣，小柴胡汤为和解表里之剂也。”明确地将小柴胡汤和解少阳半表半里法称为“和解”，在“和法”的学术史上影响颇为深远，他在《注解伤寒论·卷五辨少阳病脉证并治》中说：“太阳传入少阳……邪在半表半里之间……与小柴胡汤和解之”，他还说“往来寒热者，邪在表里之间也。若已经吐下，脉沉紧者，邪陷于腑，为里实也；若未经吐下，脉沉紧者，虽传里犹未全入腑，外未解也，仍与小柴胡汤和解之。”可见其用小柴胡汤来和解太阳、阳明之间伤寒，后世医家多从其说，“和法”的狭义概念由此而出。

李东垣在《医学发明·六经禁忌》中指出少阳之病当用小柴胡汤和解之。认为少阳胆经之病，不可汗，汗之则损津液而伤及阳明；不可下，下之则犯太阳；不可利小便，利小便则亡津液；少阳胆腑，无出无入，所采用的治疗方法应该是通因通用，热因热用，少阳胆经，为天地生气之源，不可犯此禁，所以少阳之病，只能采用和解之法。李氏之意，也认为和解是平和之法。

张景岳是中国历史上一位医学理论大家，其代表作《景岳全书》之中有“八略”和“八阵”之说，在方剂分类方面，首创按照功效来归类。张景岳在“古方八阵”中论述 “病有在虚实气血之间，补之不可，攻之又不可者，欲得其平，须从缓治，故方有和阵。”又在“新方八略”之“和略”卷首强调：“和方之制，和其不和者也。凡病兼虚者，补而和之；兼滞者，行而和之；兼寒者，温而和之；兼热者，凉而和之。和之为义广矣，犹土兼四气，其于补泻温凉之用无所不备，务在调平元气，不失中和之为贵也。”综合景岳的学术思想可知，景岳所谓“和法”，乃是一种缓治之法，主要针对表里寒热虚实的复杂证候，脏腑阴阳气血之偏盛偏衰病情，综合运用补、泻、温、凉诸种治法，以实现调平机体元气，使之恢复“中和”之最高目的。景岳和阵共立新方 19 首，用药总以调理气血为基础，再根据病情进行加减配伍，用药之法灵活多变，不拘一格，多用陈皮、半夏、甘草、厚朴、茯苓等具健脾和胃、理气化痰之品。和阵之中最具特色的当推以二陈汤为基础加减化裁所形成的一系列治痰新方，重视陈皮、法夏二药的配伍运用，方中配伍多以虚实并治、温凉并用、润燥同施、升降相合为法度，如二陈煎、和胃饮、六安煎、和中饮等多数和方均守此规矩。

清代程国彭在《医学心悟》中提出医门八法，首次系统地整理归类中医的治法，归为汗、和、下、消、吐、清、温、补“八法”；同时，也对“和法”的应用原则及原理作了较为全面的分析论述，其中“论和法”中提到：“有清而和者，有温而和者，有消而和者，有补而和者，有燥而和者，有润而和者，有兼表而和者，有兼攻而和者。和之义虽一，而和之法变化无穷焉。能达此理，则温热之治、瘟疫之方、时行痎疟，皆可从此推广，应手取效矣。若世人但云和解，而不能尽和之法，必致增气助邪，益其争而坚其病，和云乎哉！”由此可知，程氏所述和法，并不单指“小柴胡汤”的“和解”法，而是一种广义的和法，是一种治则，是通过和解、调和的方法，使人体的气血阴阳恢复平和的状态。

吴鞠通是清代著名的温病学家，其代表作《温病条辨》作为一部温病学专著，在温病学的发展史上具有非常重要的地位。吴鞠通对于和法的理解和运用集中体现在“治中焦如衡，非平不安”的治法上，本法意指外感病湿热证候的病因为湿热，病位在中焦脾胃，治疗时应针对湿热轻重之不同，脏腑功能之所偏，用药物之药性、归经及功能纠正其偏，使中焦脾胃功能达到相对“平衡”状态，其中的“平”“衡”都与“和”有异曲同工之处，也集中体现了吴鞠通对“和法”的理解。这一治则对脾胃病的治疗具有普遍的指导意义，而“治中焦如衡”即脾胃病的治疗应考虑到脾胃的气机升降、燥湿喜恶等特性，采用虚实兼顾、寒热并调、升降相因等治法，以纠正中焦失衡，恢复脾胃的功能。脾胃同居中焦，为气机升降的枢纽，脾气主升而胃气主降，脾胃气机失调多表现为脾气不升与胃气失降两方面，治疗时要顾及脾胃气机之升降，使脾胃升降协调。临床上治疗胃气上逆之证时常在降胃气方药中配用健脾益气升提之品，使其降中有升；治疗脾不升清之证时，在健脾、运脾之中佐以理气降逆之品，使其升中有降，脾胃调和。脾喜燥而恶湿，胃喜润而恶燥，正如《临证指南医案·卷二》所云：“太阴湿土，得阳始运；阳明阳土，得阴自安。以脾喜刚燥，胃喜柔润故也。”根据脾胃的喜恶之性，养胃阴不宜用苦降或苦寒下夺之品，而用甘平或甘凉濡润之品；化脾湿多用温燥之品，但在配方用药时不可温燥或滋腻太过，即益胃润燥与健脾燥湿兼顾，方可言“治中焦如衡”。同时脾胃病有虚证也有实证，还有虚实夹杂证，但在一定条件下，胃实和脾虚之间可以相互转化，治疗时攻补兼施，虚实兼顾必须恰当，“实则泻之”，“虚则补之”，虚实夹杂兼顾而治之，但应注意补而不壅滞，泻而不克伐，治脾兼顾胃，疗胃不伤脾。对于实多虚少，治实为主，兼顾其虚；虚多实少，治虚为主，兼顾其实。

五、近现代医家对中医“和”的思想的阐述与运用

张锡纯是提倡中西医结合的第一人，毕生注重实践，勇于创新，所用药物的配伍独具特色，习惯用对药搭配，体现了“以平和为上”的治疗原则，通过适当配伍，平衡药性，使对药取长补短，既提高了疗效，又免除了药性的过偏之碍。其常用的通补药对有：白术与鸡内金，补益与宣通并用；山药与牛蒡子，最善治疗喘嗽；山药与滑石、车前子，治上焦燥热，下焦泻泄；人参与威灵仙，治气虚小便不利；参、术、芪与三棱、莪术，治疗久虚已极之瘀血，每奏神效。张锡纯“以平为上”的治法主要体现在寒药和热药同用、补药与破药为伍、升药与降药并用、散药与敛药相配以及润药与燥药相合等方面。例如黄芪和知母的配伍，是张锡纯临证使用最多的对药，他认为，黄芪温补升气，知母寒润滋阴，两药并用具阳升阴应、云升雨施之妙，黄芪之热以知母之凉济之，互补互制，扬长避短，补气益阴。而在治疗妇女闭经、癥瘕及男子劳瘵的理冲汤中，则选用补气之参、术、芪，与既善破血，尤善调气的三棱、莪术配伍，参、芪能补气，得三棱、莪术以流通之，则补而不滞，而元气愈旺，两者相得益彰，消瘀血而不伤正，是调气、补虚、活血、消瘀之良方，且三棱、莪术与参、芪并用，还可以开胃进食，因此，张锡纯在临床上对一切癥瘕、积聚、气郁、脾约、满闷、腹胀不能饮食者，均以此对药为主立方。

蒲辅周是近代著名的老中医，精于内、外、妇、儿各科的治疗，尤其擅长急性热病。蒲老在治疗急性热病的时候善于运用中医“汗、吐、下、和、温、清、消、补”八法，认为八法均需掌握分寸，太过或不及，

用之不当，皆能伤正。因此提出汗而勿伤、下而勿损、温而勿燥、寒而勿凝、消而勿伐、补而勿滞、和而勿泛、吐而勿缓的观点，诸法的运用，都包含着对立统一的“和”的治疗原则。蒲老治病，尤其注重人和自然的和谐统一，提出“必先岁气，毋伐天和”的观点，重“天和”就是重视人与自然的整体观，蒲老认为，人与自然息息相关，天候地气对疾病有直接的影响，善言天者，必有验于人。他在临床实际中，善于根据五运六气的理论，审察病机，他在《外感热病的治疗经验》一文中指出：“外感热病，必须掌握季节气候”。以麻疹而言，其病多发于春季，但夏、秋、冬三时亦有发生，见症不尽相同，但治法却有同异，所同者均宜宣透，所异者据三时气候之燥暑湿寒而酌，增苦辛或苦辛微温之品。重视人与自然的统一，考虑到气候的影响，加入适应时令的药，是蒲老提高疗效的重要关键之一。在治疗内伤疾病上，蒲老重视脾胃的治疗，认为“有胃气则生，无胃气则死”，在调治脾胃病的时候提出“脾胃虚弱之病，药量宜轻，宁可再剂，不可重剂，重则欲速而不达，反致虚者愈虚，弱者更弱”，用药量轻，散、丸、膏剂是护胃的主要手段，也是蒲氏用药的最大特点，体现了一个温和的“药轻缓治”法则，同时认为调理脾胃贵在升降润燥之间，使用药物体现了一个平和的原则。

第三节　李一明教授对于中医“和”的思想的理解与临床运用

一、机体的正常生理状态是“和”，机体的病理状态是“失和”

张仲景在《伤寒论》和《金匮要略》中多次强调“荣卫和”“胃气和”“里和”，并在《金匮要略·脏腑经络先后病脉证》提出：“若五脏元真通畅，人即安和。”五脏元真通畅代表五脏的功能正常，五脏脏气充足，气血津液运行通畅，则代表是健康。李一明教授也认为当人体的生理机能运行正常为“和”，即是健康状态，而当人体自身的生理状态被打破，即为“失和”，处于病理状态，而“察其不和”的过程即为诊断，而“调其不和”，即扭转失和的状态，将人体恢复到阴阳气血调和，并与环境和谐相处的过程即为疾病的治疗。

（一）脏腑、气血、经络之“和”——健康

健康是和疾病相对的一个概念，随着社会的发展和人们对健康认识的不断深化，健康的概念经历了：躯体健康—生理健康、心理健康—生理健康、心理健康、社会适应能力良好—生理健康、心理健康、社会适应能力良好、道德健康—身体健康、心理健康、精神健康、社会健康、智力健康、环境健康—大健康的转变。中医的健康观是一个整体的大健康概念，它囊括了人体和环境、气候、地域、饮食、习俗、房事、性别、年龄等诸多因素，可以用“和”字来概括。中医用“平人”来指代健康之人，《灵枢·天年》认为平人当“五脏坚固，血脉和调。肌肉解利，皮肤致密。营卫之行，不失其常。呼吸微徐，气以度行。六腑化谷，津液布扬。各如其常，故能长久。”强调了脏腑、气血、经络之和是人体健康的标志。

1. 脏腑之和

人体是一个有机整体。人体五脏之间、六腑之间、五脏与六腑之间存在着相互资生、相互促进和相互制约的关系，以维持脏腑功能之间的协调平衡和生命活动的有序。五脏和六腑各具不同的生理功能和特有的病理变化，但脏腑之间不是孤立的，而是彼此密切联系着的。脏与脏之间和脏与腑之间的关系不仅表现在形态结构方面，更是在生理活动和病理变化上有着必然的内在联系。因而形成了脏与脏之间，脏和腑之间的相互资生、相互制约的和谐关系。

（1）脏和脏之间的和谐：中医学认为人体的生理活动以五脏为中心，因此，脏与脏之间的生理联系在脏腑之间的关系中显得至关重要，五脏通过五行之间的规律，相互促进、抑制，维持五脏关系的协调平衡，保持机体的稳定和谐。

清代医家周学海指出：“五脏之气无不相贯，故五脏中皆有神气，皆有肺气，皆有胃气，皆有肝气，皆有肾气……各有互相倚伏之妙。”心主血，肺主气，脾统血，肝藏血，心与肺的关系，是气和血相互依存、相互为用的关系，血的运行有赖于气的推动，而气的输散分布也需要血的

运载。心和脾之间的关系主要表现在血的生成和运行两个方面，脾气旺盛，生血功能正常，则心有所主；而心血充足，则可营养脾气，血液在体内的循行，一方面要靠心气的推动，另一方面还要靠脾气的统摄才不致溢出脉外。心行血功能正常，则血液供应充分，肝有所藏；如果肝藏血功能失常，心无所主，血液运行也会受影响。心位居于上属阳，五行属火；肾位居于下属阴，五行属水，在正常情况下心火应当降于肾，以助肾阳温肾水，使肾水不寒；而肾水则须上济于心，以资心阴，从而防止心阳过亢，心肾之间的这种正常的相互帮助、相互制约的关系，被称为“肾相交”。肺与脾的关系主要涉及气的生成和津液的输布代谢两方面。肺与肝的关系主要涉及气机的调节，肺气肃降，肝气升发，升降协调，则气机通畅，如果肝升太过，或肺降不及，则会出现肝气上逆；如果肺失清肃，燥热内停，亦会导致肝失疏泄，气机郁结。肺与肾的关系主要涉及津液代谢和呼吸运动两方面：肾主水，能升清降浊，负责水液的蒸腾气化；肺为水之上源，可宣发肃降，通调水道，肺肾两脏相互配合，共同维持体内水液代谢的平衡。肺主呼吸，肾主纳气，人体的呼吸运动由肺肾二脏相互配合，共同完成。肝与脾的关系主要涉及饮食的消化和血液的生成、贮藏及运行，脾运化水谷的功能及脾胃升降功能有赖于肝的疏泄功能，而肝又需要依靠脾胃运化水谷精微，提供营养，才能保持疏泄功能的正常。肝与肾的关系主要是精和血之间相互滋生相互转化的关系，肝藏血，肾藏精，肝血需要肾精的滋养，肾精又依赖于肝血的化生，中医称之为精血同源，或肝肾同源。肾为先天之本，脾为后天之本，脾肾二者的关系是先后天相互滋养的关系，脾气的健运，要依靠肾阳的温煦，而肾精也需要脾所运化的水谷精微的补充，脾肾两脏生理上相互滋助促进，病理上互相影响，互为因果。

（2）脏和腑之间的和谐：脏与腑的关系是阴阳表里的关系。脏属阴，为里；腑属阳，为表。脏腑之间通过经脉形成相互络属的关系。心与小肠通过手少阴心经及手太阳小肠经互相络属，形成表里关系，在生理状态下，心火下布以温煦小肠，使小肠能正常履行受盛、化物、泌别清浊的功能，小肠通过泌别清浊，吸收部分精微物质，上疏以滋心血化生，使心有所主，神有所归。肺与大肠通过手太阴经和手阳明经的相互络属而构成表里关系，肺气下达，为大肠传导糟粕提供推动力，肺气肃降的一部分精液，使大肠润滑以利传导。胆贮藏和排泄胆汁，胆汁的化生来源于肝之余气，《东医宝鉴》载："肝之余气泄于胆，聚而成精"，胆汁的排泄依赖于肝，肝气疏，胆气畅，则胆汁化源充足，排泄通畅。脾与胃同居中焦，关系甚为密切，脾主运化，胃主受纳；脾气主升，胃气主降；脾属阴喜燥恶湿，胃属阳喜润恶燥，两脏一运一纳，一升一降，一燥一润，相互配合，共同完成食物的消化吸收和水谷精微的传输。肾与膀胱同居下焦，通过经脉络属相通，共同参与水液代谢，膀胱有贮存、排泄尿液的功能，而这一过程依赖肾的调控，人体的水液，经肾的气化作用代谢，其浊中之浊下注膀胱形成尿液，再经肾阳的调控，按需开合，排出体外，肾气充足，蒸水化气，固摄有权，则膀胱开合有度，维持正常的水液代谢。

由此可见，脏腑在生理结构上并不是孤立存在的，其生理功能也必须在相互协调下才能达到一种和谐状态，脏腑在相互联系和作用中，维持着生命整体的和谐，而脏腑之间的这种自和状态，即是健康。

2. 气血之和

中医学认为气是人体内活力很强的、运行不息而无形可见的精微物质，是构成人体和维持人体生命活动的最基本物质之一。气既是人体的重要组成部分，又是激发和调控人体生命活动的动力源泉，还是感受和传递各种生命信息的载体。气运行不息，推动和调控着人体内的新陈代谢，维系着人体的生命进程，《医门法律·明胸中大气之法》："唯气以成形，气聚则形存，气散则形亡。""气聚则生，气散则死"。血，即血液，是循行于脉中的富有营养的红色的液态物质，是构成人体和维持人体生命活动的基本物质之一，血主于心，藏于肝，统于脾，布于肺，根于肾，有规律地循行脉管之中，在脉内营运不息，充分发挥灌溉一身的生理功能。气属阳，主动，主温煦；血属阴，主静，主濡润，两者都是脾胃化生的水谷精微，两者在生成、输布、运行等方面关系密切，气血保持着和谐的关系，《不居集》说："一身气血，不能相离。气中有血，血中有气，气血相依，循环不已"。

中医认为：气为血之帅，血为气之母。血液的物质基础是精，而促使精化为血液，则有赖于气的作用，如脾气旺盛健运，则化生血的功能亦强，心血和肝血充盈，表现于外则面色红润、两目视物清晰。若脾气虚不能运化水谷，则化血无源，而导致心血虚或肝血虚，表现于外则面色不华、两目无神视物昏花，和气短乏力，心悸等。所以说“气旺则血充，气虚则血少。”而血液的循行需要靠气的推动。故《血证论·阴阳水火血气论》中说：“运血者，即是气。”具体体现在心气的推动，肺气的敷布，肝气的疏泄等方面。在病理上，气的功能障碍，如气虚或气滞、气逆，也常可引起血行不利，甚或见血瘀、血涌于上等。同时气能摄血，主要指脾气对血液的统摄作用，使其正常循行于脉管中而不溢出于脉外，即是“气生成于血中，而固护于外”，如脾气虚，统摄功能失常，则血溢脉外，可导致出血证，《血证论·阴阳水火血气论》说：“守气者，即是血”。气之所以能行血，因血能载气，若气不附藏于血中则气将涣散不收而无所归，气附存于血中，血以载气并不断为气的功能活动提供水谷精微，使其不断得到营养补充，故血盛则气旺，血虚则气衰，血脱气亦脱，即血病气亦病。

气血和谐则充养五脏六腑，濡润筋骨皮毛。机体在复杂的生命活动过程中，五脏六腑虽有重要的作用，但不能舍气血而行，内到消化循环，外至视听言行，无一不是气血功能活动的表现。《灵枢·天年》说“血气已和，营气已通，五脏已成，神气舍心，魂魄必具，乃成为人”，说明气血和谐是人体健康的保证。

3. 经络之和

经络是经脉和络脉的总称，包括十二正经、奇经八脉、十五络脉、十二经别、孙络和浮络等。经络是运行气血、沟通脏腑、连接四肢百骸、五官九窍的通道。十二正经中，每一条经脉都有属络的脏腑，有些经络还和多个脏腑相连接沟通。十二经脉按照一定的规律如环无端地进行首尾连接，六阴经和六阳经互为表里，十二经脉与奇经八脉的纵横交错进行气血的统摄管理。正是经络对脏腑、形体与官窍以及自身之间的沟通作用，才使得人体成为一个相互联系不可分割的有机整体。气血津液通过经络的运输通达全身，发挥其濡养脏腑形体组织的作用。当经络功能失和时，气血津液的功能也将难以发挥，出现相应的病变。各经络之间相互联系和配合，发挥好各自的功能，是健康的体现，也即我们所说的经络之和。

（二）脏腑、气血、经络“失和”——疾病

在《伤寒论》中，张仲景多次用营卫、气血、阴阳、脏腑“不和”来阐述疾病，认为“不和”就是疾病状态，如第54条：“病人脏无他病，时发热自汗出而不愈者，此卫气不和也，先其时发汗则愈，宜桂枝汤”。李一明教授认为，脏腑、气血、经络之“和”才能保证人体的健康状态，任何一方出现失和，都会导致病理状态的发生。

1. 脏腑失和

脏腑之间是以五脏为中心的相互促进与制约的自和整体，脏腑之间的这种相互促进与制约的关系是多重的，不仅包括五脏之间的递相生克的单项联系，还包括五脏之间互生互克，生克互涵的双向关系，也包括五脏互藏的多项关系。某一脏腑功能的失调或是超出了自身的调节能力，就会引起其他脏腑功能的紊乱，导致疾病的发生。脏腑之间的功能失调包括脏与脏、脏与腑、腑与腑之间的失调，这种失调是围绕心、肝、脾、肺、肾五脏为中心发生的。如脾主运化，是后天之本，气血生化之源，脾病则运化功能失常，气血生化无源，导致其他脏腑得不到气血的濡养而发生疾病，同时脾病则脾不化津，内生痰湿，阻碍气血的运行，导致相应的疾病。

2. 气血失和

气血是人体生命活动的物质基础，气血不和必然导致各种疾病的产生，正如《素问·调经论》所言：“血气不和，百病乃变化而生”。气血的失和主要表现为气对血的化生、运行、固摄作用的失调以及血对气的负载、濡养功能的失调，具体体现在气滞血瘀、气虚血瘀、气不摄血、气随血脱、气血皆虚等方面。

3. 经络失和

经络是运行气血、联系脏腑和体表及全身各部的通道，是人体功能的调控系统。经络失和主要体现在各种内因、外因等导致循行在经络中的气血津液的不通畅而引发的经络病变。《灵枢·经络》篇详细记载了十

二正经和十五络脉的是动病和所生病，如肺经所生病是肺胀满，膨膨而喘咳，缺盆中痛，甚则交手而瞀；大肠的是动病是“齿痛颈肿”，而主津所生病，目黄、口干，鼽衄……脾之大络大包，实则身尽痛，虚则百节尽皆纵。经络失和不仅体现在各经脉与络脉的失常，还体现在经络之间疾病的传导，疾病的传变主要有三种传变方式：循经传变、越经传变和由表传里。循经传变是外感疾病按照三阳三阴的规律，由“太阳—阳明—少阳—太阴—少阴—厥阴”的次序依次往下传导；而《伤寒论》中的六经的循经传变更多的是体现为“太阳—少阳—阳明—太阴—少阴—厥阴”的依次传导。由于人体体质盛虚的差异使得病邪的传感并不仅仅只会循经而行，越经传变也很常见，如人体体质强壮，感受外邪更多的是停留在太阳经之上，而阳虚体质者更容易直接入里，从太阳经直接传至三阴经；而抑郁体质者，容易从太阳传至少阳，继而越过阳明直接传入太阴。由表传里既体现在表里经脉之间的传变，也指代病邪由表入里的过程。经络是各脏腑主导的气血津液运行的通道，其盛虚、传变与各脏腑的盛虚密切相关，脏腑不和也会引起经络的失和。

二、“和”的思想指导下“和”法的理解与临床运用

中医治法之一“和法”，就是在“和”的思想指导下形成的中医治疗大法，李一明教授认为中医治疗的“和法”有广义和狭义之分。狭义的“和法”是指通过和解调和的方法，使半表半里之邪得以解除的一种治疗方法。和法源于主治少阳病证的和解少阳法，以小柴胡汤为代表方。广义的“和法”包括和解调和之法，是两种或多种治法的组合。李一明教授认为，“和法”即是一种平衡，不单单局限于“小柴胡汤”的狭义和解治法。广义来说，处方用药不偏于一端，兼顾患者病机的寒热虚实，也是广义和法的范畴。李教授临床用药常采用寒热并用、攻补兼施、动静结合、润燥相济、内外同治、表里双解、气血同调等治法用药特点以达到恢复患者脏腑、气血阴阳、经络平衡的目的，都是广义和法的体现。

（一）寒热并用

寒热并用，是指将寒热异性的药物合并使用，在八法中属温清两法，

亦称温清并用。药物治病的原理是利用药物的寒热偏性以治疗疾病，因临床中并非都是单纯寒性病或热性病的患者，尤其是岭南地区，寒热错杂的患者更为多见，李一明教授擅长采用寒热并用的方法治疗疾病，祛邪扶正，平调寒热，达到邪去正安，寒热平和，疾病得愈目的。

案例 患者张某，男性，26岁，公司职员，2019年5月10日就诊。主诉：反复腹胀嗳气4年。患者自诉4年前饮食不规律出现腹胀、嗳气，偶可涌出少量胃内容物，饱食后症状明显，2019年医院胃肠镜提示慢性非萎缩性胃炎，胃食管反流，碳-13呼气试验阳性，曾进行抗幽门螺杆菌治疗，并间断服用抑酸护胃、促进胃肠动力药，及中药治疗，效果欠佳。遂至医院就诊，现仍嗳气，心下胀满，脐周胀痛，咽部异物感明显，情绪易怒，动则汗出，平素恶寒，手脚发凉，胃纳较好，三餐饮食不定量，睡眠可，矢气较多，大便干结，2～3天一行，舌淡红，苔白厚，舌根部黄腻，脉弦滑。西医诊断：①慢性非萎缩性胃炎，②胃食管反流；中医诊断：嗳气，辨证属于寒热错杂。处方：半夏泻心汤加减：党参20g、姜半夏15g、黄芩15g、枳实15g、黄连10g、干姜10g、大枣10g、炙甘草6g、大黄6g，5剂，日1剂，水煎至400ml，早晚饭后分2次温服，每次服200ml。

复诊：2019年5月20日。诉嗳气反酸症状减轻，胃纳变好，仍有腹胀，排便较前通畅，2天一行，咽部异物感减轻，汗出较多，舌质淡，舌苔变薄，脉弦滑。效不更方，患者仍有明显腹胀及咽部不适，在原方基础上加用苏梗10g、厚朴10g、茯苓15g，7剂，服用方法同上。

三诊：2019年6月1日。诉嗳气及腹胀缓解明显，咽部异物感明显减轻，汗出仍较多，怕冷，手足发凉，大便稀溏，一天1～2次，舌淡，苔白，有轻微齿痕，脉滑。患者大便稀溏，上方减去大黄、枳实；汗出恶寒，加用附片10g（先煎）、龙骨15g、酒萸肉10g、五味子5g，7剂，服法同上。此后半月余连续服用上方，除出汗、怕冷、肢体发凉部分改善，其他诸症基本消失。

按：患者平素饮食不节，损伤脾胃，脾胃虚弱、运化失司，出现胃脘部胀痛、餐后腹胀、嗳气明显；情志易怒，肝气不舒，横克脾土，脾胃气机升降功能失调，脉象表现为弦滑；脾胃虚弱，无力运化食物精微，水液代谢失常致湿、热、痰、瘀等病理产物内生，湿热熏灼于上则舌苔黄腻；患者兼有阳虚，阳虚不能固摄，故平素恶寒，汗出，阳虚不能温煦四肢，则手足冰凉。半夏泻心汤原是小柴胡汤证误用下法，使脾胃虚损，外邪乘虚而入，由此形成的寒热错杂、心下虚痞证候，为治痞证名方。方中用半夏、干姜之辛开，以半夏消痞除痰、干姜温里散寒，用黄连、黄芩之苦降泄热开痞，以上四药有寒热平调、辛开苦降之功；人参、大枣补益脾胃，甘草为使调和诸药。本例中在原方基础上加用茯苓，加强健脾化湿之功，枳实、大黄泻热通便导滞，苏梗降气和胃，附片温阳散寒，酒萸肉、五味子酸收敛汗兼补益肝肾，龙骨收涩止汗。诸药寒热并用、补泻兼施、开痞散结，从而恢复脾胃升降，以达中焦之和。体现了“治中焦如衡”，使诸症得消。

（二）攻补兼施

攻补兼施主要针对虚实夹杂之证而言，或虚为主，或以实为主，或虚实兼重，采用祛邪和扶正并用的治疗原则。攻补兼施法在《黄帝内经》中就有论述，《素问·标本病传论》：“谨察间甚，以意调之。间者并行，甚者独行。”张隐庵解释言：“间者，谓邪正之有余不足，二者间于其间，故并行其治。盖以散邪之中，兼补其正，补正之内，兼散其邪。如偏甚者则当独行其法。”攻补兼施，邪气得去，正气得复，机体恢复到“正气存内，邪不可干”的平和正常状态。

案例 患者白某，女，68岁，因“腹痛腹胀1个月余”于2023年3月7日来诊。患者1个月前开始出现腹痛腹胀，以上腹部胀痛为主，曾自行服用香砂养胃丸、三九胃泰等治疗，效果不佳。刻下：腹胀腹痛，以上腹部疼痛为主，纳差，口中黏腻，鼻塞，咽中不适有痰，易疲乏，时有便秘，舌质淡，有齿痕，苔薄白，舌中部舌苔厚腻，脉沉细。本病属于中医腹痛病，辨证为脾虚湿滞；治以健脾和胃，化湿行气为法。处方以陈夏六君子汤加减：白术25g、白芍20g、党参15g、茯苓15g、法半夏15g、鸡内金15g、火麻仁15g、薏苡仁15g、陈皮10g、砂仁10g、延胡索10g、藿香10g、辛夷10g、苍耳子10g、北沙参10g、浙贝母10g、大黄6g、炙甘草5g，7剂，日1剂，水煎至400ml，早晚饭后分2次温服，每次服 200ml。

复诊：2023 年 3 月 14 日。诉腹痛腹胀基本消失，大便不爽，便不尽，咽部瘙痒，胃纳可，舌脉如前。守原方加蝉蜕以疏风清热利咽，续服 7 剂而愈。

按：患者为老年患者，年老体虚，脾胃虚弱，脾胃是气机升降的枢纽，脾主升清，胃主降浊，多种原因导致脾胃受损、中气不足，则可致脾失健运，不能消化食物和运化水湿，聚湿生痰，同时胃腑失于和降，浊阴上逆，不能受纳水谷，脾不升清和胃不降浊，相互影响，气机不通，出现腹部胀痛。陈夏六君汤又称六君子汤，是由补气名方四君子汤加陈皮、半夏而成，清代名医汪昂在《医方集解》中认为四君子汤可以“治一切阳虚气弱，脾衰肺损，饮食少思”，汪昂认为“人参甘温，大补元气，为君；白术苦温，燥脾补气，为臣；茯苓甘淡，渗湿泄热，为佐；甘草甘平，和中益土，为使也。气足脾运，饮食倍进，则余脏受荫，色泽身强矣。再加陈皮以理气散逆，半夏以燥湿除痰，名曰六君。以其皆中和之品，故曰君子也”。陈夏六君汤具有健脾益气、理气降逆、化湿运中、和胃止痛的功效。本案中患者脾胃亏虚为本，痰湿内阻为标，故予陈夏六君子汤为主方以健脾益气，化湿和中，加用薏苡仁、藿香加强化湿，患者腹部胀痛较甚，加用砂仁、延胡索合陈皮以行气活血止痛，伴有鼻塞，故佐以辛夷、苍耳子，全方攻补兼施，健脾和胃，化湿行气。健脾益气与行气化湿相结合，体现了攻补之和，脾胃自和，故脾胃病得愈。

（三）动静结合

临床在遣方用药时，常常动药和静药相配合，可以确保方药配置的平衡，取得满意的临床疗效同时降低服药不良反应。一般而言，补气养血滋阴之药谓之静药，调气活血通利之药谓之动药，李一明教授通常在静药中，根据辨证适度加用动的药，如行气或活血之药，补而不滞；而通利之动药中加用补益收敛之静药，使散中有收。阴主静，阳主动，“阴在内阳之守也，阳在外阴之使也”。李一明教授认为动静之品相伍，确保动静之品搭配方中，动药不伤正，静药不留邪不生邪，用药配方的平衡，即是中医“和”的思想在药物配方中的体现，实质也是维持机体的平和状态的内在需求，临床应予重视。

案例 患者秦某，女，57 岁，于 2021 年 6 月 15 日初诊。主诉：反复心慌胸闷 1 年余。患者 1 年前感染新冠病毒后开始出现心慌胸闷、疲乏、情绪激动时症状明显，曾到心血管科就诊，动态心电图提示频发室性早搏，部分呈二联律，给予倍他乐克，症状反复。刻下症：神志清，精神疲倦，体形偏瘦，心慌，时有胸闷，无胸痛，饮食睡眠欠佳，入睡困难，二便调。舌体偏小，舌质红、苔薄白，脉细数结代而无力。西医诊断：心律失常，频发室性早搏；中医诊断：心悸，辨证属气阴两虚、心血不足。治宜益气补血养阴、通阳复脉定悸，方选炙甘草汤加减：龙骨 30g、牡蛎 30g、炒枣仁 30g、党参 25g、川芎 15g、炙甘草 15g、麦冬 12g、生地黄 12g、桂枝 12g、制远志 12g、大枣 12 枚、甘松 6g、黄连 6g、阿胶 6g、生姜 3 片，5 剂，日 1 剂，水煎 400ml，分早晚 2 次温服，每次 200ml。

复诊：2021 年 6 月 25 日。诉心慌较前明显减轻，但出现腹胀，以胃脘部胀满为主，大便偏烂，上方去生地黄、黄连，加砂仁 10g、苏梗 10g、五味子 10g、丹参 15g。7 剂，煎服法同上。

三诊：2021 年 7 月 10 日。诉心慌胸闷消失，乏力感减轻，胃脘部胀满明显改善，纳可，睡眠好转，舌质淡红、苔薄黄，脉细而有力。处方：龙骨 30g、牡蛎 30g、西洋参 20g、丹参 20g、首乌藤 20g、制远志 15g、炙甘草 15g、麦冬 12g、五味子 10g、桂枝 10g、砂仁 10g、黄连 10g、生姜 3 片、大枣 12 枚，15 剂，煎服法同上。随访 3 月病情缓解，未再复发。

按：本例患者属于中医心悸，中老年女性，平素摄生不慎，损伤脾胃，脾胃虚弱，运化无力，气血生化乏源。《灵枢·决气》云：“何谓血？岐伯曰：中焦受气取汁，变化而赤，是谓血。”气血虚，气虚推动无力，血脉运行不畅，血不养心，出现心慌、乏力等。辨证属于气阴两虚、心血不足，用炙甘草汤化裁益气养阴补血、通阳复脉定悸。方中炙甘草甘温益气，通经脉，利血气，缓急养心为君；生地黄滋阴养心，养血充脉，二药重用，益气养血以复脉，共为君药，人参、大枣补益心脾，合炙甘草益心气，补脾气，以资气血化生之源，阿胶、麦冬滋阴养血补心，配生地黄滋心阴，养心血，以充血脉，共为臣药。桂枝、生姜温心阳而通血脉，使气血畅通脉气接续有源，并使诸味厚之品滋而不腻，共为佐药。桂枝与甘草合用，又能辛甘化阳，通心脉而和气血，以振心阳。黄连清热泻心火，现代药理研究表明，黄连中多种活性成分具有抗心律失常作用。甘松理气，川芎活血化瘀，所谓“气血流通即是补”；龙骨、牡蛎重镇止悸；炒枣仁酸以收敛，以防宗气外泄。诸药配伍，心气得补，心血得充，心阴得滋，心阳得温，心悸得止，脉律得复。炙甘草汤为治疗心动悸、脉结代的名方，全方配伍阴阳兼顾，动静药结合，重用静药补益气血、滋阴生津，佐以动药川芎、甘松、砂仁、苏梗、丹参、桂枝，既是行气活血通阳复脉治疗所需，又防补益气血滋阴生腻，动静之品配置之和，以达疾病治疗之和，终以恢复机体的平衡状态，治愈疾病。阴本主静，无力自动，必须凭借阳药动力，使阳行阴中，催动血行，致使脉复。

（四）润燥相济

李一明教授临床中擅长于脾胃病的治疗。他认为调理脾胃的关键是恢复中焦脾胃气机的升降功能。脾主健运，其性升清，为阴脏，喜燥恶湿，病多从寒化；胃主受纳腐熟，其性主降，为阳腑，喜润恶燥，病多从热化。脾胃受病，升降失司，寒热失调，运纳失职，则见湿邪困阻，湿热蕴结，痰食交结。临床上可见胃脘胀痛、痞满嘈杂、泛酸、乏力、纳少、泄泻、出血及中气下陷等症。治疗目的在于使脾胃阴阳相合，升降相因，润燥相济。第三届、第四届全国名老中医学术经验继承工作指导老师陈宝贵教授指出临证要把握：补脾不滞气，如黄芪配陈皮、白术配枳壳；养胃不助湿，如胃燥脾湿并现，则用石斛配藿香、麦冬配半夏、花粉配苡仁、芦根配荷叶等。同时，在运用辛温香燥药物时，掌握疏肝不忘安胃、理气慎防伤阴的原则。

案例 患者施某，女，54岁，离退休人员，2022年10月13日来诊。主诉：饥饿时胃脘部胀痛不适5年。患者每因饥饿时出现胃脘部胀痛不适，伴反酸、呃逆，心悸，睡眠欠佳，情绪易怒，夜间口干不爽，胃纳较差，乏力，二便尚调，舌质红，苔薄白微腻，脉弦。医院糖耐量试验排除糖尿病。西医诊断：慢性胃炎，中医诊断：胃脘痛，辨证属于脾胃亏虚，痰湿内阻，夹有肝郁，处方拟陈夏六君子汤加减：茯神 30g、首乌藤 20g、合欢皮 20g、瓦楞子 20g、党参 15g、炒白术 15g、茯苓 15g、浙贝母 15g、北沙参 15g、炙甘草 10g、陈皮 10g、法夏 10g、砂仁 10g、海螵蛸 10g，共 7 剂，水煎 400ml，早晚饭后温服，每次 200ml。

二诊：2022 年 11 月 11 日。诉胃脘部不适症状改善，睡眠好转，反酸减轻，胃纳改善，二便调，但仍觉乏力，口中黏腻感，夜间口渴明显，舌质红，舌中部苔厚腻，脉弦，继续拟陈夏六君子汤加减：黄芪 30g、神曲 20g、合欢皮 20g、党参 15g、炒白术 15g、茯苓 15g、浙贝母 15g、北沙参 15g、陈皮 10g、法夏 10g、砂仁 10g、海螵蛸 10g、川芎 10g、藿香 10g、麦冬 10g、炙甘草 10g，7 剂，水煎 400ml，早晚饭后温服。患者症状明显改善，后续服上方 5 剂巩固疗效而愈。

按：慢性胃炎有不同程度的消化不良症状，进食后上腹部不适、隐隐作痛，可伴嗳气、恶心、泛酸，偶有呕吐，一般症状轻微，有的甚至无明显症状。胃炎属于中医“胃脘痛”“胃痞”范畴。中医认为，脾主运化，胃主受纳，脾气宜升，胃气宜降，脾胃之气升降正常，则脾胃功能和顺，人体康健，而饮食不节，感受湿邪等都能影响中焦脾胃的运化功能而出现各种症状。本例患者，平素饮食不节，损伤脾胃，脾胃气虚，运化失常，痰湿内生，阻滞中焦，胃气不降反升，故出现饥饿时胃痛胃胀，伴有反酸呃逆。陈夏六君子汤是由四君子汤加陈皮、法夏而成。《医宗金鉴》引张璐曰：“气虚者补以甘、参、术、茯、甘草，甘温益胃，有健运立功，具有冲和之德故为君子，盖人之一生，以胃气为本，胃气旺则五脏受荫，胃气伤则百病丛生”。四君子汤有补益脾胃之气的功能，气足则脾胃得运，运化水湿，加用陈皮、法夏健脾燥湿和胃，藿香芳香化湿，醒脾化痰，协助祛除痰湿，患者有明显呃逆反酸，加用海螵蛸、瓦楞子制酸止痛，浙贝母化痰散结。患者睡眠较差，情绪易怒，有肝郁化热伤津之象，故用合欢皮疏肝解郁，宁心安神，沙参、麦冬清热生津。疲乏感较明显，加用黄芪加强补益脾气之效。脾胃互为表里，脾主升，喜燥恶湿，胃主降，喜润恶燥，中焦运化功能依赖于脾胃气机的升降，故调理中焦脾胃，用药宜润燥相济，升降相因。本案例中患者胃燥脾湿并现，故采用法夏配麦冬、藿香配沙参，黄芪配陈皮，诸药合用，润燥相济，共奏健脾益气、和胃化湿之效。

（五）表里双解

表里多针对脏腑经络病位而言，临床疾病表里同病也多见。对于表证未除且里证又急的表里同病证，表现为表实里虚、表虚里实、表寒里热、表热里寒，以及表里俱虚、俱实、俱寒、俱热等，如单用解表，则里邪难去；如仅治其里，则表邪不解，故须表里同治，使病邪得以分消。李教授治疗表里同病者，辨别邪之所在，权衡轻重，根据外感和内伤的轻重缓急，采用调和表里之法，调理上下内外气机、解表以除里邪、泻里以散表实。

案例 患者洪某，女，38岁，2023年7月5日初诊。主诉：腹痛便秘半月。现病史：患者半月前感冒后出现腹痛便秘，大便3～4天不解，脐周疼痛明显，曾2次因腹痛急诊就诊，行腹部彩超、妇科彩超等检查无明显异常，给予解痉止痛、通便等处理后症状反复，遂来寻求中医诊治。刻下证：腹痛，脐周疼痛为主，大便秘结，3～4天一行，需服用乳果糖方可通便，时有头痛，纳食不香，口干口苦，心中烦躁，睡眠较差，舌淡暗，苔薄黄，脉弦滑。本案属于中医腹痛范畴，辨证属于少阳阳明合病，治疗以和解少阳，内泻热结为法，方拟大柴胡汤加减：柴胡15g、黄芩10g、清半夏10g、生姜10g、大枣10g、枳实10g、厚朴10g、白芍10g、生大黄6g，5剂，日1剂，水煎400ml，分早晚2次温服，每次200ml。

复诊：2023年7月13日。诉腹痛症状明显减轻，脐周偶有轻微疼痛，大便已通，口干口苦症状改善，睡眠较差，凌晨一点过后方可入睡，睡后易醒，舌淡，苔薄，微黄，脉弦。原方基础上加用合欢皮15g、首乌藤30g，再服5剂，诸症皆消，睡眠明显改善。

按：大柴胡汤出自《伤寒论》，是治疗少阳阳明合病之方，少阳症是半表半里证，故该方也是表里双解的方剂。《伤寒论》第103条曰："太阳病，过经十余日，反二三下之，后四五日，柴胡证仍在者，先与小柴胡。呕不止，心下急，郁郁微烦者，为未解也，与大柴胡汤下之则愈"。大柴胡汤的适应范围有二，其一是少阳不和兼有阳明里实；其二是少阳胆腑的实热证。本方是小柴胡汤去人参、炙甘草、加芍药、枳实、大黄而成。因少阳病未解，故以小柴胡汤和解少阳。兼有阳明腑实，故去人参、炙甘草以免助邪增热，加用枳实、大黄利气消痞，通下热结。加用芍药缓急止痛，且可以滋阴养血以除烦，还可助大黄、枳实以泻热。患者以腹痛便秘为主诉来诊，感冒后外邪未解，邪犯少阳，表邪入里化热，热结阳明，少阳阳明合病，故出现头痛口苦口干，心中烦躁，腹痛便秘。李教授运用大柴胡汤化裁，以小柴胡汤和解少阳以解表，加用大黄、枳实、厚朴泻热通便，白芍缓急止痛，诸药合用，和解少阳，表里双解。

（六）气血同调

气血为人体生存的基本保障，气为血之帅，血为气之母，气血二者，相辅相成，和谐共运。气血失和，体现在气滞血瘀和气血亏虚两方面，表现为面色淡白，或萎黄，或暗涩，少气懒言，疲乏无力，肢体麻木等诸多症状。非汗、吐、下之法可解，当调和之。五脏之中，脾胃为后天气血生化之源，脾主统血，肝主疏泄，所以李一明教授认为调和气血应注重肝、脾的调养。治疗多采取"有余泻之，不足补之"的原则，使气血和顺。

案例 患者陈某，男性，68岁，2016年7月26日来诊。主诉：间断左侧胸背部疼痛2年，再发2天。患者2年前无明显诱因下出现左侧胸背部疼痛，至当地医院行心电图、运动平板等检查未见明显异常，冠脉CTA提示左前降支狭窄20%～30%，给予阿司匹林肠溶片抗血小板集聚、瑞舒伐他汀钙降脂稳斑治疗。平素劳累后、情绪激动时疼痛发作，休息后可自行缓解。2天前情绪激动后出现胸背部疼痛，持续5分钟后缓慢缓解，精神疲倦，乏力感明显，头晕，无天旋地转感，频繁打哈欠，后枕部刺痛不适，手麻，口干口苦明显，偶有腹痛，纳食一般，睡眠偏差，大便偏干，小便尚调。舌质淡暗，苔薄黄腻，脉弦细。本病属于中医胸痹范畴，辨证属于气滞血瘀，痰湿内蕴，治以活血化瘀，行气化痰止痛，气血同调。处方拟血府逐瘀汤合温胆汤加减：桃仁15g、生地15g、茯苓15g、当归10g、红花10g、赤芍10g、丹参10g、柴胡10g、牛膝10g、法半夏10g、枳实10g、竹茹10g、陈皮10g、炙甘草5g、桔梗5g，共7剂，水煎400ml，早晚饭后半小时温服，每次200ml。

复诊：2016 年 8 月 5 日。诉胸闷痛不适症状改善，大便通畅，头晕头痛不适症状改善，手麻减轻，睡眠好转，舌质淡暗改善，苔薄黄，脉沉细。守原方，减枳实、桃仁，加黄芩 10g，丹参加至 20g，续服 7 剂，服用方法同上。

三诊：2016 年 8 月 15 日。诉胸闷痛症状基本消失，睡眠明显改善，大便稍偏烂，口干口苦不适症状明显好转，头晕手麻症状明显改善，守上方，去生地，续服 7 剂收尾。

按：血府逐瘀汤出自清代王清任《医林改错》，本方具有活血化瘀，行气止痛之功效，是理血的代表方剂。原方由生地黄、牛膝、赤芍、川芎、桃仁、红花、当归、桔梗、柴胡、枳壳、甘草组成。方中桃仁、红花、赤芍、川芎功专活血化瘀，加用牛膝活血通经，祛瘀止痛，引血下行；桔梗、柴胡、枳壳，升降相因，理气宽中，升达清阳，行滞解郁，使气行则血行；活血行气中配伍生地、当归养血益阴，则活血而无耗血之虑，行气又无伤阴之弊；甘草调和诸药。全方活血祛瘀配伍行气，既行血分瘀滞，又解气分郁结，气血同调；既能升达清阳，又可祛瘀下行，升降兼顾，使血活瘀化气行，则诸症可愈，为治胸中血瘀证之良方。本例患者除有明显的胸背部疼痛之外，尚有头晕头痛，口干口苦，大便干结，气滞血瘀之中，夹有痰湿内蕴而化热，故本方采用血府逐瘀汤为主以活血化痰，行气止痛，行胸中之瘀滞，配合温胆汤以理气化痰，和胃利胆。全方注重活血化瘀行气，又兼以化痰和胃，气血并治，刚柔相济，使气血自和，诸症自除。

参考文献

[1] 陈元. 中医学“和”文化研究［D］. 长沙：湖南中医药大学，2018.
[2] 吴大洲. 《黄帝内经》“和法”研究［D］. 兰州：甘肃中医药大学，2018.
[3] 肖政华. 和衡之法：全国名中医凌湘力学术思想和临床经验集萃［M］. 北京：中国中医药出版社，2024.
[4] 张翔. 《金匮要略》之“和法”研究［D］. 长沙：湖南中医药大学，2016.

（张丽美　张庭基　潘力弢）

第三章　重视中医常见错杂证

第一节　概　　述

“错杂证”是指在疾病过程中，患者的症状或体征表现出了多个相互矛盾或不协调的状态，这种现象在中医理论中被称为“证候错杂”，它反映了机体内部复杂多变的病理状态，通常在同一个患者身上同时存在两个或两个以上相对立的病机病证。“错杂证”可能涉及病位的表里、病性的寒热、邪正的虚实等多个方面，是中医临床中常见的复杂病证[1]。李一明教授临证诊疗高度重视中医错杂证，尤其是寒热错杂证与虚实错杂证。

虚实错杂的论述如《伤寒论》中的白虎加人参汤证，原本是阳明经热盛，表现为壮热、口渴、汗出、脉洪大。但由于热炽伤及气阴，又出现口燥渴、心烦、背微恶寒等气阴两伤的症状，这就是邪实夹虚的表现；《伤寒论·辨太阳病脉证并治》曰：“太阳病，发汗，遂漏不止，其人恶风，小便难，四肢微急，难以屈伸者，桂枝加附子汤主之”。本证太阳病发汗后汗漏不止、恶风，而脉不沉微，是兼表阳虚，不能固摄所致，需附子温经复阳、固表止汗，而发汗后表证仍在，故用桂枝调和营卫，解肌祛风，以解未尽之风寒，本方为调和营卫，固表止汗之良方[2]。综上，中医错杂证，临证并不鲜见，诸如，“至虚有盛候，大实有羸状”，内真寒而外假热，内真热而外假寒，寒热互结为一处，虚实纠缠在一起等，都属于错杂病证。

第二节 中医常见错杂病证的类型

中医常见错杂病证的类型

（一）寒热错杂证

寒热是辨别疾病性质的两纲，是用以概括机体阴阳盛衰的两类证候，一般地说，寒证是机体阳气不足或感受寒邪所表现的证候，热证是机体阳气偏盛或感受热邪所表现的证候，所谓“阳盛则热，阴盛则寒”“阳虚则寒，阴虚则热”。辨别寒热是治疗时使用温热药或寒凉药的依据，所谓“寒者热之，热者寒之”。寒热错杂证是指在同一病人身上同时出现寒证和热证，呈现寒热交错的现象，治当寒热并用方能取效。寒热错杂证可分为表寒里热、表热里寒、上热下寒、上寒下热等。

1. 表寒里热

同一疾病兼有表证及里证，表寒证兼见里热证，可见于素有里热复感风寒，或表寒证未解入里化热的病证。表寒证的表现常为风寒证，如恶寒、头痛、无汗等，而里证的表现为热证，如发热、口渴、便秘等。代表方剂如麻黄杏仁甘草石膏汤、大青龙汤。麻黄杏仁甘草石膏汤，方中麻黄辛温，开宣肺气以平喘，开腠解表以散邪；石膏辛甘大寒，清泄肺热以生津，辛散解肌以透邪，石膏用量倍于麻黄，使本方不失为辛凉之剂，麻黄得石膏，宣肺平喘而不助热，石膏得麻黄，清解肺热而不凉遏；杏仁味苦，降利肺气而平喘咳，与麻黄相配则宣降相因，与石膏相伍则清肃协同；炙甘草既能益气和中，又与石膏相合而生津止渴，更能调和于寒温宣降之间。诸药合用，清肺热、止咳喘、兼以疏表透邪；大青龙汤为《伤寒论》中治疗表寒里热的经典方剂之一，《伤寒论·辨太阳病脉证并治》：“太阳中风，脉浮紧，发热恶寒，身疼痛，不汗出而烦躁者，大青龙汤主之，若脉微弱，汗出恶风者，不可服之；服之则厥逆，筋惕肉瞤，此为逆也。”脉浮紧，发热恶寒，身疼痛，不汗出而烦躁，是阴寒在表，郁住阳热之气在经而生烦热，热则并扰其阴而作躁也，烦躁须汗出而解，汗剂如麻黄汤，然而比较辛热，故加石膏于麻黄汤中，名曰大青龙汤，如此寒温并用，升降合度，则外寒得散而内热可消。

2. 表热里寒

表热里寒指的是在同一疾病里兼有表证及里证，表热证兼见里寒证的证候。常见于素有里寒复感风热，或表热证未解误汗、下伤阳的情况。表热证表现为发热、汗出、舌红等；而内寒证表现为四肢厥冷、腹痛等。代表方剂如竹叶汤等。《金匮要略》："产后中风发热，面正赤，喘而头痛，竹叶汤主之"，本证中风是风从外受，病邪在表，故发热头痛，但面正赤，气喘，则为虚阳上越之象，又产后正气大虚，风邪乘虚而入，以致形成正虚邪实，表热里寒之候。本方重用竹叶以清解心胸烦热；兼以桂枝、防风、葛根、生姜发散风寒；甘草、桔梗利咽祛痰；附子、人参、大枣温阳益气，补虚达邪，为标本兼顾、寒温并用之剂。主治产后中风，发热面赤，喘而头痛等表热里寒病症。

3. 上热下寒

上热下寒是指疾病的同一阶段既具有上热的症状，同时又具有下寒的证候，为上热下寒证，患者既有上热症状，比如多食易饥，胸中烦热，喜喝冷饮等的胃热证，同时又有下寒的症状，如腹痛喜暖，大便稀溏的肠寒证，即是上热下寒证。代表方剂如乌梅丸、栀子干姜汤、干姜黄芩黄连人参汤等。乌梅丸出自《伤寒论·辨厥阴病脉证并治》，为治疗蛔厥证的代表方，蛔厥证因上热下寒、蛔虫内扰而成，因上焦有热，肠中虚寒，蛔虫不安其位，内扰上蹿，故见吐蛔、心烦。乌梅丸为寒热并用之方，可作为驱虫剂，具有缓肝调中，清上温下之功效，治疗上热下寒证。栀子干姜汤为伤寒误下后，热郁胸膈兼中焦有寒的证治，《伤寒论·太阳病篇》："医以丸药大下之，身热不去，微烦者，栀子干姜汤主之"；方由栀子、干姜组成，具有清上温下、清热除烦、温中暖脾之功效，治疗上热下寒证。干姜黄芩黄连人参汤主治上热下寒、寒热格拒、食入则吐等症状，《伤寒论·辨厥阴病脉证并治》云："伤寒本自寒下，医复吐下之，寒格更逆吐下，若食入口即吐，干姜黄芩黄连人参汤主之。"陆渊雷在《伤寒论今释》中云："凡朝食暮吐者，责其胃寒，食入即吐者，责其胃热；胃热，故用芩连，本方证，胃虽热而肠则寒，故芩连与干姜并用，以其上热下寒。"患者素体中脏虚寒，医者用吐下法则会更伤中阳，阴寒内盛则阳气格拒于上。上热则食入即吐，下寒则泻痢不止。原文仅强调"吐"这一症状，说明上热重，气机格拒于上导致的呕吐更加明显。通过"以方测证"的方法可以看到，苦寒泄热的黄芩、黄连同用，且用量重于辛热温中的干姜用量，意在清降胃热而止呕，开达中焦格拒、枢转不利的局面。胃热清则其气自降，呕止；脾得温则气自升，下利止。干姜辛温以温脾阳祛下寒，人参甘温以补益中州。诸药合用，具有清上温下、调和脾胃、扶正祛邪等作用。

4. 上寒下热

疾病在同一时期内既有上寒证同时又有下热证的表现，为上寒下热。患者既有上寒证的表现，如痰饮喘咳的寒证，胃脘冷痛、渴喜热饮的胃寒证，同时又兼见下热证的表现，如腹胀，便秘、尿频、尿赤、尿痛等。代表方剂如栀子豉汤、黄连汤等。《张氏医通・寒热门》介绍上寒下热证之治疗，提出运用栀子豉汤"吐以升之"，以药性令患者呕吐，一方面可透散郁邪，另一方面也可引导阳气上行，以达到阴阳正常交通之效，这也是侧重于从药物方面对升法的运用。张仲景在《金匮要略》中虽未明确指出"上寒下热"一证的治疗，但经方黄连汤通常被后世医家认为是治疗此证的代表方剂。正如喻嘉言在《医门法律・关格门》中直接点明："至于丹田胸中之邪，则在于上下而不为表里，即变柴胡汤为黄连汤，和其上下……故不问上热下寒、上寒下热，皆可治之也。"另如任赞《保赤新编・卷下》中也认为黄连汤"升降阴阳，和解上下，统治上寒下热、上热下寒之剂"。分析黄连汤的组成，方中桂枝升而通阳，黄连降而清热，为辛开苦降之配伍，又有干姜辛开上中下三焦，半夏降逆散结，共助气机之通畅，故此方可治上下寒热错杂证。喻嘉言在黄连汤之基础上又进行了拓展，名"进""退"二法，"进"法仍以黄连汤之配伍与煎服法，而用于有吐逆一证之上寒下热证；"退"法则去桂枝，黄连减半，或加肉桂一味，用于有小便不利之上寒下热证，分析其配伍，桂枝一去升上之性减弱，又入肉桂，引下之用大于升上，因此更适用于兼小便不利一证。

（二）虚实夹杂证

虚实是辨别邪正盛衰的两个纲领。虚指正气不足，实指邪气盛实。虚证反映人体正气虚弱而邪气也不太盛。实证反映邪气太盛，而正气尚未虚衰，邪正相争剧烈。虚实，可以掌握病者邪正盛衰的情况，为治疗提供依据，实证宜攻，虚证宜补。只有准确，才能攻补适宜，免犯虚虚实实之误。虚实错杂指的是虚证与实证同时存在而错杂，患者同时存在正虚与邪实的证候，可称为虚实错杂，虚实是中医认识疾病的本质，故有“万病不出乎虚实两端”之说法[3, 4]。是反映人体正邪之间关系的状态，疾病过程中，虚实之间发生夹杂、转化等变化，他们是互相联系、可变的。虚实夹杂，别有治法，宜补正与祛邪同施。虚实夹杂包括以下三方面。

1. 实中夹虚

其临床表现以实证为主，而夹有虚证的，称之为实中夹虚。如虚人感冒，临床表现以外感邪气为主要矛盾，但有正气不足的一面，主要表现邪实的证候，如发热恶寒，咽喉痛，略有倦怠乏力的虚证，此为实中夹虚。根据《伤寒论·辨太阳病脉证并治中》第 100 条：“伤寒，阳脉涩，阴脉弦，法当腹中急痛，先与小建中汤；不差者，小柴胡汤主之”，因邪郁少阳，脾气虚弱，导致气血亏虚，加之木邪乘土，经脉失养，故出现胃脘痛的实证，并夹杂虚证，按法治用小柴胡汤，方中柴胡味苦微寒可解表实邪，同时调理少阳气郁，黄芩苦寒可养阴清久郁之火，解口干、口苦之症，半夏、生姜辛温，能散中焦之寒，同时降胃气，人参、大枣、炙甘草平和甘润，调补气血之功。全方升降有序，补泻并用，可奏疏理气机、和胃止痛之功。

2. 虚中夹实

虚中夹实是指正气虚损并夹有实邪，以虚为主的病理变化。如血劳病人有消瘦、肌肤枯糙、手足心烦热、不思饮食等虚证，且兼有（妇人）闭经、舌质紫暗、舌边有瘀点、脉沉弦等血瘀实证。《通俗伤寒论·气血虚实章》：“虚中挟实，虽通体皆现虚象，一二处独见实证，则实证反吃紧；实中挟虚，虽通体皆现实象，一二处独见虚证，则虚证反为吃紧。厚朴生姜半夏甘草人参汤是《伤寒论·太阴病篇》中治疗腹胀满的一个方剂，原文言："发汗后，腹胀满者，厚朴生姜半夏甘草人参汤主之"，方中由厚朴、生姜、半夏、甘草、人参组成，是张仲景为太阳病汗后中阳被伤，气滞腹部胀满而设，属虚中夹实，是发汗伤了脾气，或者脾气素来虚弱，运化水湿能力低下，气机被阻断，不但有脾气不足的问题，又有痰湿凝结的征象，所以属于虚实夹杂。在病机上以脾气虚弱为本，痰湿阻滞、气机不利为标。故成无已说："吐后胀满，与下后胀满，皆为实者，言邪气入里而为实也。发汗后则外已解，腹胀满知非里实，由太阴不足，脾气不通，故壅而为满也"。

3. 虚实并重

临床表现实证和虚证都很明显，此为虚实并重，如癌症晚期患者，正气日衰，邪气日进，正虚和邪实都同时明显存在，都很突出，此为虚实并重。临床上以虚实夹杂证为多见，如现代的生活节奏加快，工作、学习、生活等各种无形压力明显增加，伴随着饮食不规律、冰凉辛辣刺激之品过多摄入及作息不规律，人们都处于亚健康状态。阳气因饮食受损渐虚，焦虑气郁于里成实，久之而成虚实夹杂之体质。《伤寒论·辨太阳病脉证并治下》"若心下满……但满而不痛者，此为痞，柴胡不中与之，宜半夏泻心汤"。本方开结除痞，和胃降道，方中干姜、半夏，辛温降逆，芩连苦寒清热，参草、大枣补中益气，诸药合用，共具辛开苦降，寒热虚实并调，治疗脾胃病属于虚实并重的各个疾病。

第三节　李一明教授错杂证病案临证释例

一、寒热错杂证

案例一　患者刘某，男性，36岁，普通职员，2020年4月12日就诊。主诉：反复腹胀3年余。诉3年前无明显诱因反复出现上腹胀，伴嗳气、反酸，严重时恶心欲吐，进食后加重，2019年胃肠镜检查提示慢性胃炎伴糜烂，反流性胃食管，碳-14 呼气试验阴性，曾间断服用抑酸护胃、促进胃肠动力药及中药治疗，治疗效果欠佳，症状反复。遂至医院就诊，刻下症：嗳气、腹胀，进食加重，胸前灼热感，心下胀满，脐周隐痛，烦躁易怒，无心慌、胸闷痛等。动则汗出，恶寒怕风，手脚冰凉，咽部异物感，胃纳欠差，睡眠尚可，大便干结难下，2～3 日 1 次，舌质淡红，舌苔黄腻，脉弦滑。西医诊断：①慢性非萎缩性胃炎，②胃食管反流；中医诊断：痞证，脾阳虚衰、湿热内蕴。予以半夏泻心汤加减：法半夏 15g、党参 15g、白芍 10g、茯苓 10g、黄芩 15g、枳实 15g、黄连 10g、干姜 10g、大枣 10g、炙甘草 6g、大黄 6g，5 剂，日 1 剂，水煎至 400ml，早晚饭后分 2 次温服，每次服 200ml。

复诊：2020 年 4 月 20 日。经治疗后，诉嗳气症状好转，无烧心反酸，胃纳改善，进食后仍腹胀明显，排便较前通畅，1～2 天 1 次，咽部异物感减轻，汗出较多，舌质淡，舌苔变薄，脉弦滑。效不更方，患者仍有明显腹胀，在原方基础上加用苏梗 10g、厚朴 10g，7 剂，用法同上。

三诊：2020 年 5 月 1 日。诉嗳气、腹胀等症状均缓解明显，咽部异物感消失，汗多，怕冷，手足发凉，大便软，日 1～2 次，舌质淡红，苔薄白，舌边有轻微齿痕，脉弦。患者大便改善，上方去大黄、枳实；汗出怕冷，加用细辛 3g、附片 5g（先煎）、龙骨 15g、酒萸肉 10g、牡蛎 15g，7 剂，用法同上。此后 1 个月余连续服用上方，出汗、怕冷、肢体发凉等症状明显改善，诸症基本消失。

按：患者脾胃虚弱、运化失司，出现腹胀痛、餐后加重、嗳气明显；情志易怒，肝气不舒，木克土，脾胃气机升降功能失调，脉象表现为弦滑；脾胃阳气虚弱，无力运化食物精微，水液代谢失常致湿、热、痰、瘀等病理产物内生，湿热熏灼于上则舌苔黄腻；患者兼有阳虚，阳虚不能固摄，故平素恶寒，汗出，阳虚不能温煦四肢，则手足冰凉。半夏泻心汤出自《伤寒论》为和解剂。具有寒热平调，消痞散结之功效。主治寒热错杂之痞证。症见心下痞，但满而不痛，或呕吐，肠鸣下利，舌苔腻而微黄。临床常用于治疗急慢性胃肠炎、慢性结肠炎、慢性肝炎、早期肝硬化等属中气虚弱，寒热互结者。方中用半夏、干姜之辛开，以半夏消痞除痰、干姜温里散寒，用黄连、黄芩之苦降泄热开痞，以上四药有寒热平调、辛开苦降之功；党参、大枣补益脾胃，甘草为使调和诸药。

本例中在原方基础上加用枳实、大黄泻热通便导滞，苏梗降气和胃，细辛、附片温阳散寒，酒萸肉、五味子酸收敛汗兼补肝肾，龙骨、牡蛎收涩止汗。诸药寒热并用、补泻兼施、开痞散结，从而恢复脾胃升降，以达中焦之和。体现了“治中焦如衡”，使诸症得消。本案例寒热并用，药物治病的原理是利用药物的寒热偏性以治疗疾病，因临床中并非都是单纯寒性病或热性病的患者，尤其是岭南地区，寒热错杂的患者更为多见，李一明教授擅长采用寒热并用的方法治疗疾病，祛邪扶正，平调寒热，达到患者机体邪去正安，寒热平和，疾病得愈。

案例二 患者廖某，女，40岁，2021年11月6日初诊。主诉：腹痛、便秘3年，加重1周。患者3年前无明显诱因出现反复便秘，长期间断服通便药，偶有下腹隐痛不适。近1周受凉后出现腹痛便秘加重，大便3～4天不解，脐周疼痛明显，便后疼痛可稍减轻，行腹部彩超、妇科彩超等检查无明显异常，给予解痉止痛、润肠通便等治疗后症状能缓解，但其后又反复，为求中医治疗，遂来医院门诊求治。刻下证：腹痛，以脐周隐痛为主，大便秘结，3～4天一行，需口服乳果糖及开塞露外用方可通便，伴乏力、头痛，胃纳差，口干口苦，焦虑、烦躁，入睡困难，舌质淡暗，苔薄黄，脉弦。中医诊断腹痛，辨证属于邪犯少阳、湿热内结，治疗以和解少阳，通下里实，内泻热结为法，方拟大柴胡汤加减。具体处方：柴胡15g、黄芩10g、清半夏10g、生姜10g、陈皮10g、茯苓10g、白术10g、大枣10g、枳实10g、厚朴10g、白芍10g、生大黄6g，6剂，日1剂，水煎400ml，分早晚2次温服，每次200ml。

复诊：2021年11月18日。诉脐周疼痛症状明显减轻，大便改善，日1～2次，口干口苦减轻，入睡仍欠佳，平躺需2～3小时方可入睡，睡眠浅，睡后易醒，舌淡，苔薄，微黄，脉弦。原方基础上加用合欢皮15g、首乌藤30g，再服6剂，用法同上，诸症皆消，睡眠明显改善。

按：《伤寒论》第103条曰：“太阳病，过经十余日，反二三下之，后四五日，柴胡证仍在者，先与小柴胡。呕不止，心下急，郁郁微烦者，为未解也，与大柴胡汤下之则愈”。治太阳病未解便传入阳明，大便不通，热实心烦，或寒热往来。其脉沉实者。本方为小柴胡汤与小承气汤合方加减而成，即小柴胡汤去人参、甘草，加大黄、枳实、芍药。方中柴胡、黄芩疏利少阳，清泄郁热；芍药缓急止痛；半夏、生姜降逆温中止呕；枳实、大黄利气消痞，通下热结；大枣和中。诸药配合，共奏和解少阳、通下里实之功，实为少阳阳明双解之剂。患者以腹痛便秘为主诉来诊，感冒后外邪未解，邪犯少阳，表邪入里化热，热结阳明，少阳阳明合病，故出现头痛口苦口干，心中烦躁，腹痛便秘，舌苔薄黄，从本患者病史3年，舌质淡暗，也有中阳不足之本底，故方中生姜可温中。李教授运用大柴胡汤化裁，以小柴胡汤和解少阳以解表，加用大黄、枳实、厚朴泻热通便，白芍缓急止痛，诸药合用，和解少阳，少阳阳明同治，生姜温中和胃，寒热并用，使病邪得以分消。

案例三 患者沈某，女，61岁，广东人，2022年11月10日初诊。主诉：食后腹胀1年。患者食后自觉腹胀明显，饮食量不多，自觉肠鸣，胃纳差，睡眠欠佳，二便正常；舌质淡红，舌苔薄白，脉沉细。中医诊断：胃痞；辨证：脾虚湿阻；治法：健脾祛湿；方用：理中汤合六君子汤加减：炙黄芪25g、六神曲20g、党参片15g、麸炒白术10g、茯苓15g、干姜5g、法半夏10g、白芍15g、北沙参10g、炒鸡内金20g、炒麦芽20g、姜厚朴10g、麸炒枳实15g、陈皮10g、砂仁10g、防风10g、大腹皮10g、炙甘草5g，6剂，水煎服，1日1剂，煎2次服2次。指导饮食清淡易消化，禁酒辛辣刺激食物，避免过饱。

二诊：2022年11月17日。自诉服药后效果欠佳，诸症仍在，舌脉同前。予调方如下（4剂，煎服法同前）：党参片10g、麸炒白术15g、茯苓10g、法半夏10g、白芍10g、北沙参15g、炒鸡内金20g、炒麦芽20g、姜厚朴10g、麸炒枳实15g、陈皮10g、砂仁10g、大腹皮10g、防风10g、干姜10g、炙黄芪30g、六神曲20g、炙甘草5g。用法同上。

三诊：2022年11月22日。诉腹胀明显改善，仍有肠鸣，二便正常。舌淡红，苔薄白，脉沉细。前方去白芍，加高良姜5g，6剂，煎服法同前。

四诊：2022年11月29日。腹胀基本消失，偶有肠鸣，舌质淡红，苔薄白，脉细。故守方6剂续服，服后病愈。

按：患者首服中药效果不显，考虑胃痞、腹胀，脾虚则运化失常，脾虚气滞，湿阻，有中阳不足，故以大腹皮加用干姜、高良姜温中。纳食消化欠佳者，自有脾虚，且是中阳虚，还伴有湿阻，虚实并见，但虚为主。本病治疗关键在于温中与行气的分量掌握，温中始用干姜 5g，复诊恐温中药力不够加大干姜量至 10g、高良姜 5g，行气用陈皮、厚朴、炒枳实等，佐以助胃运化（炒鸡内金 20g、炒麦芽 20g 等）。理中汤与六君子汤配合治疗胃痞，对于脾虚又中阳不足易获效，是治胃痞之一法。

李一明教授常言，“治中焦如衡”贯穿脾胃病中医治疗始终。坚持“治中焦如衡，非平不安”，虽是清吴瑭治温病法则，但对所有脾胃病，都可以“衡”作为治中焦脾胃病的基本治则，围绕脾与胃在功能上是“纳运相配，燥湿相济，升降相因”达到的一种平衡，临床上治脾胃病常以达到这种平衡为目的，具体采取健脾胃益中气去湿解决纳运湿（四君子和香砂六君子为基本方），调理中焦气机解决升降（行气、疏肝和降气），多用“和”法求衡（柴胡疏肝散、四逆散、半夏泻心汤、小柴胡汤），证辨寒热虚实求衡（理中汤、清胃散、沙参麦门冬汤），重视通便降浊气求降。

理中汤是张仲景为治疗“霍乱，头痛发热，身疼痛，寒多不用水者”以及“大病瘥后，喜唾，久不了了，胸上有寒”之症而设。由于本方立法温中补虚，健脾助运，体现了治疗中焦虚寒证候的基本原则，故被后世医家加减用于多种脾胃虚寒症候及由脾胃虚寒为病机而致的多种临床症候群的治疗，临床运用非常广泛，是中医临床中最实用且速效的经典方之一。

案例四 患者毕某，女，52 岁，湖北籍贯，2023 年 4 月 15 日初诊。主诉：反复胃脘胀痛 2 年余。2 年余前无明显诱因反复出现胃脘胀痛不适，伴胃脘部怕冷，受寒冷刺激则胃脘痛明显，有后边冷痛，喜暖喜按，饮食稍多则胃脘饱胀不消化感，1 年前胃镜示慢性胃炎伴糜烂，近一年多西药治疗两次（具体方案不祥），每次服药近 1 个月，治疗有效但过后复发，曾当地服中药近 3 个月效果不显。为求中医治疗，到医院门诊就医，刻下症：胃脘胀痛，烦躁，胃脘怕冷，受冷刺激胃痛加剧，偶嗳气反酸不适，纳差，睡眠尚可，大便正常。舌尖红，舌苔薄黄，脉弦滑。中医诊断：胃脘痛，肝郁气滞，中阳不足；治以健脾行气，温补中阳；方用：理中汤四合君子汤化裁治疗：薏苡仁 15g、党参 15g、麸炒白术 15g、蒲公英 10g、炒白扁豆 10g、茯苓 15g、炒鸡内金 20g、焦三仙各20g、陈皮10g、姜厚朴10g、法半夏10g、干姜10g、黄芩10g、炙甘草5g，12剂，水煎服，1日1剂，煎2次服2次，指导饮食清淡易消化，禁酒辛辣刺激食物，避免过饱。

二诊：4月29日。服药后，诸症减轻，有少许胃脘胀痛，胃纳好转，舌质淡红舌苔薄白，脉滑，易方如下：加高良姜10g，改炙甘草为甘草5g，加用麸炒枳实10g，12剂，水煎服，1日1剂，煎2次服2次。

三诊：5月13日。病人诸症消失，纳食增加，续上方10剂。随访：至2023年6月16日随访，胃脘痛未复发，饮食正常。

按：理中汤出于《伤寒论》："胸痹，心中痞气，气结在胸，胸满，胁下逆抢心，人参汤亦主之"。本方为温中健脾的代表方剂，功能振脾阳，助运化，擅治脾胃虚寒所致的吐泻胀痛。盖脾胃居中，职司运化，久病脾阳虚弱，或过食生冷，寒湿内侵，脾阳受遏，则健运失职，升降不调而致上吐下泻；寒邪内盛，阳气不伸故为腹满而痛。方用干姜温中祛寒，为主药，邪去则正自复；人参补气健脾，为辅药，正复则邪易除；脾恶湿，急食苦以燥之，故又佐以苦温之白术，健脾燥湿；脾欲缓，急食甘以缓之，故使以甘平之甘草，缓急止痛，并调和诸药。如是则中焦得温，寒邪去而腹痛自除，脾胃健运，升降复而吐泻亦止矣。

胃脘胀痛，纳食消化欠佳，自有脾虚，胃痛穿背胀痛，气滞所致，久病必虚，且是中阳虚，还稍有湿热，虚实并见，但虚为主。本病治疗关键为健脾行气，但温中与行气孰轻孰重与疗效息息相关，温中始用干姜10g，复诊恐温中药力不够加高良姜，行气用陈皮、厚朴、炒枳壳和苏梗，佐以蒲公英和黄芩清热化湿。

理中汤与四君子汤配合治疗胃痛，对于脾虚又中阳不足易获效，是治胃痛之一法。综上都是健脾解决纳运，行气解决气机，温中清胃，寒热并用，平衡中焦，不外求"和"，即是"治中焦如衡"。

案例五 患者韩某，男，52岁，初诊日期：2019年8月19日。主诉：咳嗽20余天。病史：患者20余天前不慎受凉后，出现咳嗽，咳黄色或白色痰，伴咽痒、鼻塞流涕、打喷嚏，无发热、咽痛、头痛、胸闷等症状，在当地医院就医，实验室检查：血象不高，新型冠状病毒核酸检测阴性，肺炎支原体阴性，呼吸道病毒阴性。先后服用复方愈创木口服液、桉柠派软胶囊、头孢克肟分散片等药物，效果欠佳。刻下症：咳嗽，声粗，咳痰色白，微恶寒，伴气急，呈阵发性，咽干，流涕，纳食、二便正常。舌质淡暗红，有瘀斑，舌苔薄白，脉细涩。西医诊断：急性支气管炎，中医诊断：咳嗽，证属外寒内热，痰瘀互结，治以温肺散寒，化痰散瘀止咳，方以射干麻黄汤合止嗽散加减：蜜麻黄 5g、射干 10g、陈皮 10g、法半夏 15g、荆芥 10g、炒莱菔子 15g、紫苏子 15g、桔梗 10g、浙贝母 10g、紫菀 15g、白前 10g、玄参 15g、蝉蜕 5g、瓜蒌 15g、杏仁 10g、丹参 20g、甘草 5g、干姜 5g，6 剂，水煎服，日 1 剂，分 2 次服。

二诊：2019 年 8 月 29 日。患者诉服上方 6 剂后，咳嗽减，咳痰少，难咳出，为黄白色痰，诉胸闷，仍诉气急不适。舌质淡暗红有瘀斑，苔薄白，脉细涩。上方加川芎 10g、地龙 15g，续 6 剂服后病愈。

按：患者不慎感受风寒外邪，邪犯肺卫，肺失宣肃，则咳嗽、流涕；肺主通调水道，为水之上源，肺气不宣，水饮内停，化生痰湿，痰瘀互结，壅阻肺气，出现气急咳嗽、咯痰；痰湿郁久化热，热熏灼咽喉，出现咽干。舌质淡暗红有瘀斑，苔薄白，脉细涩，四诊合参，属咳嗽外寒内热，痰瘀互结证。治疗以射干麻黄汤加杏仁、苏子宣肺下气止咳；射干麻黄汤是张仲景《伤寒杂病论》中治疗风寒咳嗽病症的一个方剂，原文："咳而上气，喉中水鸡声，射干麻黄汤主之。"这段话描述的是咳嗽气急，伴咽痒，有喉中哮鸣音的支气管哮喘、肺炎、支气管炎等疾病急性发作时的状态，多是感受风寒所导致的。咳嗽痰多，或黄或白，干姜散寒，考虑患者虽为寒咳，但久咳有化热之象，表现为外寒里热，以止咳散加浙贝、瓜蒌、莱菔子等解表清热，化痰止咳，本例咳嗽虽为新病，但其舌淡暗红有瘀斑，有明显瘀证，初诊时加丹参活血化瘀，患者病折大半又反复，二诊时，再加川芎、地龙，增强了活血化瘀力量，患者再服 6 剂而愈。李一明教授强调，该病例为外寒内热，临床上疾病杂病较多，新病也可以有瘀，重在辨证，很多病症都可能兼瘀，只是程度不同，临证不要"漏证"，除解表散寒清里热外，不要忽视瘀血，有兼瘀血证者，加上活血之品，能提高临床疗效。

案例六　患者张某，男性，45岁，厨师，2021年3月12日就诊。主诉：发热、咳嗽4天。现病史：患者4天前无明显诱因出现咳嗽，初起为干咳，后出现喉咙痛，伴有轻微发热（体温37.8℃），自感身体疲乏无力、伴头痛、鼻塞流涕。自行服用感冒药物（具体药物不详），但症状未见明显改善。纳眠欠佳，二便调。查体：心率90次/分，血压120/80mmHg。面色潮红，咽部充血，扁桃体轻度肿大，咽后壁未见脓点，双肺听诊未闻及干湿啰音。舌质红，苔薄白，脉浮弦。中医诊断咳嗽，证型外寒内热。治疗麻杏石甘汤加减：麻黄9g、苦杏仁9g、生石膏30g、生甘草6g、生姜3片、大枣5枚、黄连6g、桂枝6g、紫菀10g、浙贝母10g、射干5g、桔梗10g、连翘10g、炒酸枣仁15g，6剂，水煎服，日1剂，水煎2次，分2次内服。

二诊：2021年3月20日。患者治疗后仍诉怕冷，咳嗽减轻，咽痛明显缓解。原方去黄连6g，加用桂枝6g，以温散表寒，继续再服6剂，症状好转。

按：根据患者主诉、现病史和查体结果，初步诊断为“寒包热证”。《伤寒论》中提到：“寒包热证”是指外部有寒邪侵袭，内部已有热象存在，形成表寒里热的一种病理状态。具体表现为外寒内热、寒热并存的临床特征。治疗上采用“散寒清热”的原则，以《伤寒论》中的“麻杏石甘汤”为基础进行加减。加减：增加黄连6g，以清热解毒，加用桂枝6g，以温散表寒，寒热并用。加炒酸枣仁安神，紫菀、浙贝母止咳化痰，桔梗、射干清热利咽。麻杏石甘汤源自《伤寒论》，原方用于治疗外感风寒，内有郁热的“喘咳”症状。在本案例中，通过加入黄连增强清热解毒的作用，二诊加入桂枝以温散表寒，使得方剂更加适合患者“寒包热证”的病机特点。本医案中，通过对患者主诉、现病史和查体的综合分析，结合《伤寒论》的相关理论，准确诊断为“寒包热证”，并通过“散寒清热”的治疗方法，采用麻杏石甘汤加减，旨在有效缓解患者的症状。这一过程不仅体现了中医辨证施治的精髓，也展示了传统中医药在现代临床实践中的应用价值。通过合理调配方药，可以有效改善患者的临床状况，促进其康复。

案例七　患者刘某，男，47岁，技术人员，湖北籍贯，2012年

4 月 25 日初诊。患者因咳嗽伴鼻塞、流涕 20 余天，经抗生素阿莫西林胶囊治疗 1 周，仅部分症状减轻或消失，仍咳嗽咳痰色白清稀，痰量较多，鼻塞流涕症状消失，X 线胸片无特殊，形体偏胖，胃纳一般，睡眠可，二便调。舌质淡红苔白腻略黄，脉滑。中医诊断：咳嗽，辨证为风寒外袭，内伏肺热，治以外散风寒，内清肺热，方以止嗽散化裁治之。处方：瓜蒌 20g、鱼腥草 15g、莱菔子 15g、紫菀 10g、百部 10g、白前 10g、陈皮 15g、法半夏 10g、紫苏子 10g、桔梗 10g、苦杏仁 10g、白芷 10g、防风 10g、辛夷 10g、桑白皮 15g、黄芩 10g、枇杷叶 10g、甘草 5g、细辛 3g，6 剂，水煎服，日 1 剂，水煎 2 次，分 2 次内服。

二诊：5 月 2 日。6 剂服毕复诊，咳嗽大减，咳痰明显减少，鼻塞消失，少许流涕，舌质淡红苔薄白，脉滑，考虑余邪未尽，续原方续服 6 剂，服毕诸症消失而愈。

按：患者咳嗽、鼻塞流涕不适，开始选用西药治疗，3 周仍咳嗽流涕不止，恐西药难再有效。流涕鼻塞，此乃有风寒在肌表不除之征，结合病史有咽痛，舌苔稍黄，脉滑，地处岭南痰湿热在内，此内外夹杂，痰、湿、热、寒为患，缠绵难愈。本人喜用止嗽散加减治疗久咳不愈之证，此方乃出自《医学心悟》，该条原文：“风寒初起，头痛鼻塞，发热恶寒而咳者，用止嗽散加荆芥、防风、苏叶、生姜以散邪……。若暑气伤肺，口渴烦心溺赤者，其症最重，用止嗽散加黄连、黄芩、花粉以直折其火。若湿气生痰，痰涎稠黏者，用止嗽散加半夏、茯苓、桑白皮、生姜、大枣以祛其湿。若燥气……，用止嗽散加瓜蒌、贝母、知母、柏子仁以润燥。”本病例正以此方按上述依风寒、痰湿、痰热、燥咳之不同而加减用药，注意药量和比例，多取效灵验。

案例八 患者张某，女，55 岁，2023 年 10 月 2 日就诊。诉四肢关节疼痛 5 年，加重 1 个月，患有痹证多年，四肢关节疼痛，屈伸不利，怕冷，遇寒加重，有晨僵感，活动 20 分钟后缓解，常伴头晕、恶心不适。曾到当地医院就医，予活血通络、消炎镇痛治疗，效果欠佳，近 1 个月四肢关节疼痛加重，伴有腹胀、食欲不振，大便日 1～2 次，成形，小便正常。舌质暗红，苔薄黄，脉弦细。中医诊断：痹证。辨证为寒热错杂，经络痹阻。治以温经散寒，活血通络。方以桂枝芍药知母汤加减：知母

10g、黄芪 20g、当归 15g、薏苡仁 15g、白芍 15g、桂枝 10g、细辛 3g、甘草 5g、桃仁 10g、红花 10g、鸡血藤 15g、丹参 15g、制附子 10g（先煎）、白术 10g、生姜 10g，6 剂，水煎服，1 日 1 剂，煎 2 次，服 2 次。

二诊：10 日后患者复诊，诉关节疼痛减轻，怕冷减轻，食欲欠佳，上方加净山楂 10g、佛手 10g、砂仁 10g 以理气和胃，再服 6 剂，经治疗后，诸症缓解。

按：根据患者怕冷，遇寒加重，又舌质暗红，苔薄黄，脉弦细，可知患者寒热错杂，经络痹阻。《医宗金鉴·痹证》篇指出："痹证……良由营卫先虚，腠理不密，风寒湿邪乘虚内袭，正气为邪气所阻，不能宣行，因而留滞，气血凝涩不通。"患者四肢关节疼痛，屈伸不利，表明经络痹阻。同时伴有脘腹胀满、食欲不振，为寒热错杂之象。《金匮要略·中风历节病》："诸肢节疼痛，身体魁羸，脚肿如脱，头眩短气，温温欲吐，桂枝芍药知母汤主之。"本证为久痹历节之证，乃病久正虚，风寒湿侵入筋骨关节，营卫不利，气血凝涩所致，以身体瘦弱，关节肿大、变形、剧烈疼痛，头晕气短为特征。患者久病必虚，本方以麻黄汤、桂枝汤、甘草附子汤诸方化裁而成，方用芍药、知母和阴滋阴清热行痹于里；附子、白术助阳除湿于内；甘草、生姜调和脾胃于中。黄芪补气，黄芪、当归共为益气补血之效；方中鸡血藤、当归、白芍养血活血；桂枝、细辛温经散寒；桃仁、红花、丹参活血通络。全方共奏温经散寒，活血通络，滋阴和阴之效。合而用之，表里兼顾，寒热并用，阴阳并调，气血同治，实为治风湿历节反复发作之良方。

二、虚实夹杂证

案例一 患者肖某，男，71 岁，于 2021 年 12 月 20 日初诊。主诉：反复胃脘痛 20 余年，加重 2 周。患者反复胃痛，伴烧心、反酸、腹胀等。曾做胃镜及碳-13 呼气试验检查，诊断为慢性胃炎伴糜烂，反流性食管炎。经抑酸、护胃、增强胃动力药物间断治疗，效果一般，病情反复。近 2 周，饮食不节，症状加重，服西药效果差。为求中医治疗到医院门诊就诊。刻下症：胃脘部隐痛不适，空腹明显，夜间平躺加重，伴反酸，烧心，纳差，腹胀，乏力，小便正常，大便 1～2 日一次，成形。

舌质淡暗，苔薄白，舌底脉络粗紫，脉细涩。属胃脘痛，辨证脾胃气虚，血瘀阻络，方药以陈夏六君子汤合失笑散加减：茯苓 15g、陈皮 15g、海螵蛸 10g、党参 15、麸炒白术 15g、法半夏 15g、砂仁 10g、木香 10g、浙贝母 10g、煅瓦楞子 20g、薏苡仁 15g、蒲黄 10g、五灵脂 10g、醋延胡索 10g、炙甘草 5g，6 剂，水煎服，日 1 剂，服 2 次。

二诊：2021 年 12 月 27 日。患者诉服药后胃痛减轻，烧心、反酸等症状减轻，胃纳仍欠佳。舌质淡红，舌底脉络变浅，以上方去五灵脂，加神曲 15g、炒鸡内金 15g，续 12 剂，用法同上。

三诊：2022 年 1 月 10 日。患者诉胃痛明显减轻，无烧心、反酸、嗳气等，纳食可，二便正常，舌质淡红苔薄白脉弦。继续原方治疗 1 月后诸症缓解。

按：患者病程长，久病必虚，脾胃气虚，脾不健运，气血化生不足，胃失濡养，气机不畅，久积成瘀，瘀阻中焦，不通则痛，出现胃脘疼痛，胃不受纳，纳食不多，乏力等症状。治疗以健脾益气，化瘀止痛为法，以香砂六君子汤合失笑散化裁，香砂六君子汤出自《古今名医方论》卷一引柯韵伯方，具有益气化痰、行气温中的功效。陈皮、砂仁、延胡索理气和胃而止痛，蒲黄、五灵脂化瘀定痛；海螵蛸、锻瓦楞子、浙贝母制酸和胃止痛；神曲、鸡内金和胃消食。李一明教授强调，慢性胃痛多兼有血瘀，谓“久病必虚”“胃病久发，必有聚瘀”“久病入络”亦是，虚实夹杂，治疗时应该重视健脾益气补虚，活血化瘀通络化瘀血祛实，有瘀血证者，常加失笑散，并强调可配合行气活血木香、砂仁、延胡索、郁金等药物；久病防变，胃痛经久不愈者，当防恶性病变，定期复查，注意及时行胃镜检查。

案例二 患者秦某，男，59 岁，于 2021 年 3 月 17 日来诊。主诉：反复腹胀痛 3 周余。3 周前开始出现腹痛、腹胀，以上腹部胀痛为主，平躺时加重，曾自行服用胃苏颗粒、保和丸等治疗，效果不佳。刻下症：腹痛，以中上腹部胀痛为主，空腹及平躺时加重，进食后症状减轻，胃纳差，口中黏腻感，咽部不适，痰少，难咳出，乏力，易疲倦，便秘，大便数日一次，舌质淡红，舌苔薄白，舌根部苔厚，舌边有齿痕，脉沉细。中医诊断：腹痛，辨证为脾虚湿滞；治以健脾和胃，化湿祛痰为法。处以陈夏六君子汤加减：陈皮 10g、茯苓 15g、薏苡仁 15g、白芍 20g、党参 15g、法半夏 15g、炒鸡内金 15g、火麻仁 15g、生白术 15g、砂仁 10g、醋延胡索 10g、广藿香 10g、北沙参 10g、浙贝母 10g、大黄 6g、炙甘草 5g，7 剂，日 1 剂，水煎至 400ml，早晚饭后分 2 次温服，每次服 200ml。

2021 年 3 月 28 日复诊，诉腹痛腹胀基本消失，大便不爽，便不尽，咽部瘙痒，胃纳可，舌淡红，苔薄黄，脉沉。守原方加蝉蜕以疏风清热利咽，续服 7 剂而愈。

按：中老年患者，年过半百，素体虚，脾胃虚弱，脾胃是气机升降的枢纽，脾主升清，胃主降浊，多种原因导致脾胃受损、中气不足，则可致脾失健运，不能消化食物和运化水湿，聚湿生痰，同时胃腑失于和降，浊阴上逆，痰湿困脾，脾不升清和胃不降浊，升降失常，不能受纳水谷，相互影响，气机不通，出现腹部胀痛。陈夏六君汤又称六君子汤，是由补气名方四君子汤加陈皮、半夏而成，清代名医汪昂在《医方集解》中认为四君子汤可以“治一切阳虚气弱，脾衰肺损，饮食少思”，汪昂认为“人参干温，大补元气，为君；白术苦温，燥脾补气，为臣；茯苓甘淡，渗湿泄热，为佐；甘草甘平，和中益土，为使也。气足脾运，饮食倍进，则余脏受荫，色泽身强矣。再加陈皮以理气散逆，半夏以燥湿除痰，名曰六君。以其皆中和之品，故曰君子也”。陈夏六君汤具有健脾益气、理气降逆、化湿运中、和胃止痛的功效。本案中患者脾胃亏虚为本，痰湿内阻为标，本虚标实，虚实夹杂，故以陈夏六君子汤为主方以健脾益气，化湿和中，加用薏苡仁、藿香加强化湿，患者腹部胀痛较甚，加用砂仁、延胡索合陈皮以行气活血止痛，全方攻补兼施，健脾和胃，化湿行气。健脾益气与行气化湿相结合，体现了攻补之和，脾胃自和，故脾胃病得愈。攻补兼施主要针对虚实夹杂之证而言，或虚为主，或以实为主，或虚实兼重，采用祛邪和扶正并用的治疗原则。攻补兼施法在《黄帝内经》中就有论述，《素问·标本病传论》：“谨察间甚，以意调之。间者并行，甚者独行。”张隐庵解释言：“间者，谓邪正之有余不足，二者间于其间，故并行其治。盖以散邪之中，兼补其正，补正之内，兼散其邪。如偏甚者则当独行其法。”攻补兼施，邪气得去，正气得复，机体恢复到“正气存内，邪不可干”的平和正常状态。

案例三 患者关某，男，53岁，湖南人，2012年6月8日初诊。主诉：反复左中腹疼痛1年余，加重3天。患者1年前无明显诱因出现腹痛反复发作性疼痛，部位固定在左中腹部，无放射痛，每次疼痛3～6分钟，每天疼痛3～5次，上年3月行大肠内镜息肉切除术，腹部B超检查无特殊。间断服中西药治疗，效果欠佳（具体治疗方案不详）。刻下症：左中腹疼痛，伴口苦，睡眠欠佳，纳食可，无恶心呕吐，大便数日1次成形，干结难下，腹部触诊无特殊，舌质淡红，苔薄黄，脉弦细。中医诊断：腹痛，辨证：邪在少阳，气滞血瘀；治法：和解少阳，行气化瘀；方用：大柴胡汤化裁：薏苡仁15g、合欢皮15g、枳实10g、白芍15g、大枣10g、生姜10g、柴胡10g、黄芩10g、法半夏10g、桃仁10g、川芎10g、香附10g、陈皮10g、熟大黄10g、炙甘草5g，6剂，水煎服，日1剂，水煎2次，分2次内服。

二诊：6月18日复诊，诉腹痛明显减轻，但口苦、睡眠仍旧欠佳，故前方去香附、薏苡仁，加酸枣仁、茯神各30g，合欢皮加至30g，白芍加至20g，竹茹15g，再进6剂，用法同上。

三诊：6月25日复诊，腹痛进一步缓解，仅少许腹痛，口苦减轻，睡眠好转，上方去酸枣仁加赤芍10g，竹茹易为10g，再续服11剂，巩固疗效。随访：半月后电话随访，腹痛症状消失，余口苦睡眠欠佳亦不再。

按：邪在少阳，则邪气位于表证和里证之间，即半表半里的状态，往来寒热、虚实错杂。大柴胡汤为仲景方中开郁泻火之第一方，由小柴胡汤去人参、甘草，加大黄、枳实、芍药而成。大黄配枳实，已具承气之功，以泻阳明实热；芍药配大黄，酸苦涌泄为阴，通便，又能于土中伐木，平肝胆之火逆；枳实配芍药，为枳实芍药散，能破气和血。最妙之处在于重用生姜，既能和胃止呕，又能以其辛散上行之性牵制大黄峻猛速下之力，所以具有载药上行以和胃气的作用。腹痛（左中腹）一症，伴口苦，睡眠欠佳，正是《伤寒论》103条所言：“心下急，郁郁微烦者”，故乃邪在少阳阳明，是合病，一年半持续疼痛，大便如常，腹部软，无内结燥实之证，久疼入络，乃气滞血瘀，治当和解少阳，行气化瘀，故予“大柴胡汤”，加行气化瘀之品，用桃仁、川芎、香附正是此意，用竹茹、赤芍以加强清泻少阳邪热之用；大柴胡汤既能开肝胆之郁，又能下阳明之实，既治气分，又调血分。临床上属于肝胆胃肠不和，气血凝滞不利的病症比较多见，因此，本方常用来治疗多种急腹症及其他一些消化道病变，如急性胆囊炎、胆石症、急性胰腺炎、溃疡病穿孔、急性阑尾炎或慢性阑尾炎急性发作等，只要脉证相符，功效卓著。临床经验证明，凡属气火交郁的实性病变，其腹胀或腹痛往往都比较急迫剧烈，此时就可用大柴胡汤治疗，尤其是疼痛偏于胁腹两侧者，效果更佳。

案例四　患者李某，男，50岁，售票员，2020年2月8日初诊。主诉咳嗽2个月；诉咳嗽，夜间为甚，痰少，难咳出，无发热、咽痛，自觉恶寒恶风，汗多，头汗为甚、腋汗较多，偶有胸痛，腰背疼痛，睡眠不安，夜间咳嗽，小便正常，大便日1～2次，稀烂。舌尖红，舌苔白腻，脉弦。中医诊断：咳嗽；辨证：外感风寒、湿邪内盛。治法：散寒祛湿。选用桂枝加厚朴杏子汤合玉屏风散加减：黄芪30g、姜厚朴20g、煅龙骨20g、煅牡蛎20g、细辛3g、白芍10g、生姜10g、麸炒白术10g、黄芩10g、薏苡仁20g、防风10g、砂仁10g、木香10g、豆蔻10g、苦杏仁10g、炙甘草5g，6剂，水煎服，1日1剂，煎2次服2次。

二诊：2月16日复诊，自诉服药后咳嗽明显改善，出汗、恶风、胸痛等明显好转，予守方6剂巩固后诸症痊愈。

按：《伤寒论·辨太阳病脉证并治》："喘家作，桂枝汤，加厚朴杏子佳"，是素有喘疾之人，肺受风寒侵袭在先，或因治疗得当，或因调理得法，而使宿疾暂伏。若起居不慎，触冒风寒，则使寒邪与内湿内外相合，新感引动宿疾，肺寒气逆，遂使哮喘发作。既云"新感"，又必是湿邪内盛，如鼻塞清涕，恶风自汗，舌苔白腻等症状。"太阳病，下之微喘者，表未解故也，桂枝加厚朴杏子汤主之"。本条仍为肺寒气逆致喘，病因病机与上条基本相同，唯发病过程有异，即病者并无咳喘之宿疾，而是感受外寒之后，或因误治，风寒迫肺而喘。方中煅龙牡可重镇安神，广木香、砂仁、肉豆蔻可温阳健脾止泻。

新型冠状病毒感染后咳嗽之病，病程迁延已有2个月，若用西药治疗，恐收效甚微。李教授古方今用，以伤寒古方，治今时杂病。患者仍有流涕鼻塞，恶寒多汗，经言“有一分恶寒便有一分表证”，此乃有风寒在肌表不除之症，因咳喘均为肺系疾患，故治喘之方，常可治疗咳嗽；又舌苔厚腻，湿邪内盛，予薏苡仁、豆蔻、苦杏仁三仁汤，宣上、畅中、通下，祛三焦湿邪，患者素有喘疾，又感新病，久病必虚，黄芪30g可补肺气，攻补兼施，经治疗诸症消失，病情好转。

案例五 患者范某，女，51岁，于2022年4月20日初诊。主诉：右肩关节疼痛3个月，现病史：患者诉右肩关节疼痛，运动及受寒后疼痛加重，右肩外展、上抬明显受限，在当地医院就医，诊断：右肩周炎，予改善循环、消炎镇痛等药物治疗，效果欠佳。胃纳差，二便调。舌质淡暗红，苔薄白，脉沉。中医诊断：痛痹，辨证：肝肾亏虚，寒湿阻络，治以补益肝肾、散寒通络，用独活寄生汤加减，处方：丹参20g、当归10g、独活10g、秦艽10g、桑寄生10g、续断15g、防风10g、杜仲10g、川牛膝10g、熟地黄10g、白芍15g、党参15g、茯苓15g、川芎10g、桂枝15g、羌活15g、桑枝10g、炙甘草5g，6剂，水煎服，日1剂，日服2次。

二诊：于2022年4月28日复诊，诉关节疼痛减轻，右肩关节活动度好转，纳食可，二便调，睡眠欠佳。舌质暗红苔薄白脉细。上方去桑枝，加炒酸枣仁15g、茯神30g、合欢皮30g、灯心草3g，续服上方6剂。

三诊：于2022年5月8日复诊。诉肩关节疼痛基本缓解，右肩活动度正常，纳食可，睡眠仍欠佳，二便调。以上方加首乌藤20g，再续服12剂，水煎服，日1剂，日服2次。经治疗后诸证缓解。

按：患者51岁，年过半百，素体虚，肝肾不足，气血亏虚，易受邪，风寒湿三邪留着于筋骨，虚实夹杂，气血运行不畅，荣卫凝涩不通，出现肩关节疼痛，活动受限。治以益肝肾、补气血，祛风除湿，温经通络，扶正以祛邪。以桑寄生、杜仲、续断补肝肾祛风湿，丹参、当归、川芎、熟地、白芍养血又活血；桂枝、桑枝以枝达肢，通血脉止痹痛；羌活、独活、秦艽、川牛膝、防风祛风胜湿，除全身上下风寒湿邪；党参、茯苓健脾祛湿。复诊关节痹痛减轻，见烦躁、失眠，考虑肝肾阴虚，虚火扰心所致，继续补益肝肾，加灯心草清心火；炒酸枣仁养心安神、首乌藤安神、通络、祛风。痹证是指气血运行不畅，经络受阻，不通则痛，导致肢体麻木、疼痛和活动受限的一类临床综合征。中医认为痹证是因感受风寒湿三邪所致，风寒湿邪所伤部位，可以从皮、肤、脉、筋、骨、关节，深入内传于五脏六腑。痹证的治法，祛风散寒祛湿及益气养血、补益肝肾为主。独活寄生汤出自孙思邈《备急千金要方》卷八，祛风湿，止痹痛，补肝肾，益气血。主治就是风寒痹痛，夫肩关节疼痛者，皆由肝肾气亏虚，卧冷湿地当风得之，宜攻补兼施。不时速治，冷痹、缓弱疼重，宜急服此方。在现代医学中，与痹证相对应的疾病，包括风湿性关节炎、类风湿关节炎、痛风、肩周炎、坐骨神经痛以及强直性脊柱炎等多种骨关节类和慢性退行性疾病，或自身免疫相关的系统性结缔组织和肌肉骨骼系统的慢性疾病。李一明教授认为气血经络阻滞不通，是痹证的基本病机，活血化瘀法可以通过改善局部血液循环，疏通气血，通则不痛，故通常会使用如红花、丹参、三七、川芎等中药，配伍散寒祛风湿止痛药如川乌、草乌、独活、羌活、防风等，达到治疗目的。痹证的发生，正气亏虚是重要的内在因素，气血阻滞经脉不通，是基本病机。故治疗痹证，不仅要祛风散寒除湿，还需通经活络，灵活运用活血通络药物。本案本虚为主，肝肾亏虚，邪气阻络，虚实夹杂，治疗攻补兼施方奏效。

参考文献

［1］韩华刚. 基于虚实相兼、寒热错杂为基本证型的《中医内科学》临床实践理论的构建［J］. 中医临床研究，2014，6（25）：42-43.

［2］高红勤. 桂枝加附子汤汗证治验［J］. 中国中医药信息杂志，2014，21（1）：103-104.

［3］齐元玲，张庆祥. 基于“百病皆生于气”探讨虚实错杂证的辨证思路与方法［J］. 山东中医杂志，2020，39（5）：441-444.

［4］李卫民，叶俏波. 探析张仲景对虚实夹杂证候的治则治法［J］. 时珍国医国药，2009，20（5）：1277-1278.

（张广路　卓超林　杨春滟　金　宇）

第四章　经方的重视与运用

第一节　经方的概述

中医学源远流长，是5000多年华夏文明的瑰宝。经方作为其中一支重要的理论体系，备受推崇。但自西晋王叔和用《黄帝内经》注释《伤寒论》后，对经方的理解和应用受到影响。随着现代医学的发展，经方逐渐淡出了人们的视线。近年来，随着业内人士的弘扬和学术界的大力倡导，经方又焕发出新的活力，出现了经方热潮。但何为经方？即便是中医业内人士，怕也很难说得清楚经方的概念和定义，古今文献也莫衷一是，所以，到底什么是经方呢？

经方，顾名思义，就是“经典之方”“经验之方”。还有一种解释值得我们重视，经方是经纬之方，是规矩，是准绳。经方分广义经方和狭义经方两类。广义经方指的是经方医学，狭义经方指的是经方方剂。广义经方是指经方医学体系，是一个包括经方辨证法度和方药的医学体系，不单纯是某一首经方方子，也就是说经方医学是指中医学里偏重临床及实证，实效的一个医学流派。经方指的是一个理论体系，不是特指一个方药。狭义经方指的是中国汉朝张仲景所著的《伤寒杂病论》中所记载的方剂，其中《伤寒论》载方113首，《金匮要略》载方140首，共计253方。章太炎说：“中国医药，来自实验，信而有征，皆合乎科学。”有规律性可循的，就是科学，中医经方之所以科学是因为其有科学的理论体系，而且是经过几千年临床试验的规律总结，临床实践能够验证前人的经验，而这个规律就是科学。从西汉末年至今，两千余年的历程中，不同时代的医家赋予“经方”不同含义。正如当代中国科学院自然科学史研究所所长廖育群先生指出：“经典医著中的名词、概念却多次被赋予新的解释与内涵。这些赋有新内涵的名词又被无数次地重组，而构建成新的体系。这是历代医家改造传统医学的方法，也是传统医学发展的过程”。“经方”从初始含义，经过“泛化为经验方”与“专指仲景方”，后再“现代化”，以及当代提出“经方医学”，是中医自身的发展过程。

第二节 经方的运用与辨证论治

经方，经典之方的略称，现在是一个公认的概念。在 2016 年 12 月 25 日全国人民代表大会常务委员发布的《中华人民共和国中医药法》上，经方的官称为“古代经典名方”。经典，这里主要是指《伤寒论》和《金匮要略》里面涉及的药方，我们称之为经典之方。《伤寒论》治外感，《金匮要略》治杂病的言论并不准确，《伤寒论》《金匮要略》都是以八纲六经理论来治病，强调方证对应。八纲六经来指导方证，里面的病是各种常见病，并不分内伤杂病、外感杂病。王叔和整理《伤寒论》和《金匮要略》两书，张仲景整理的经方著作为《论广汤液》，是不分内伤外感的。经方没有外感、内伤的概念，经方的主要理论是八纲六经方证。大道至简，不少人认为：中医的基础理论是五运六气，脏腑经络。这个错误观点遭到了章太炎的批判，他批判过“金元诸家及明清诸家，文章开头即以五行、运气论述”“假借运气，附会岁露，以实效之书变为玄谈”。中医有两大理论体系：医经理论是五运六气、脏腑经络，经方的理论是六经、八纲辨证。认为经方不用五运六气、脏腑经络就没有理论，这是对经方缺乏认识。柯韵伯认为，《伤寒论》中的六经不是伤寒病的辨证纲领，而是百病的辨证纲领。他在《伤寒论翼》自序中说：“原夫仲景之六经，为百病立法，不专为伤寒一科。伤寒杂病，治无二理，咸归六经之节制。”

20 世纪初中医界兴起了《伤寒论》研究的高潮。受实证主义思潮的影响，学者们注重以《伤寒论》的临床实效来证明中医的科学性。他们中的一部分中医临床家，以擅用经方大剂，主张考验实用，追求临床实效，反对虚玄的空泛议论，反对轻灵之品和杂凑成方，逐渐形成了一个流派——近代经方派，其代表医家有曹颖甫、陆渊雷、祝味菊、范文甫、陈伯坛、吴佩衡、叶橘泉等等。近代经方派强调辨证论治与理法方药，主要有以下特点：

其一，从六经主证把握辨证论治的纲领。辨证论治贯穿于中医理法方药的全部过程。《伤寒论》将复杂的外感热病归纳为六大证类，分别体现了热病的发生、发展，是整体观念的完整体现，也是中医辨证论治的大纲和典范。以六经主证为纲的六经辨证论治的基本纲领，辨证方法虽然有六经、三焦、卫气营血、八纲、脏腑、病因等诸多名目，但六经分证的纲领性地位是其他辨证所无法取代的。例如，太阳病之脉浮，头项强痛而恶寒，其实是多种疾病的初期形证，最确切不过。其他辨证方法无不以此为本，既是表证之纲，亦系上焦病之主要表现，可说是卫分证，亦可说是邪犯膀胱经腧的经络证，更可说是肺卫郁滞的脏腑证。又如，阳明病的“胃家实”，只三字便抓住了重点，确切地刻画了中焦病、胃肠病、里实证、气实证的关键病要，体现了“六腑以通为用”的道理，可谓“知其要者，一言而终”。可见，充分认识六经纲领的实质，便能掌握辨证论治的关键，对于任何一种辨证方法，都能执其牛耳，运用自如。这也正是“以伤寒方治杂病”的原因所在。

其二，从方剂组成突出辨证论治的重点。六经各有主证，亦各有主治方剂。《伤寒论》方的组成特点是结构严谨，选药精炼，配伍有度，煎服得法。六经证候皆有主治方剂。方剂组成与脉证紧相联属。每方之配伍，或君或臣或佐，均与脉证切对，体现了脉证主次，病机因果，治法之从舍进退，药虽简约，而组织有致，远非杂方之红紫间色可比。其太阳病麻黄汤、桂枝汤之虚实之辨，阳明病三承气汤之轻重攸分，少阳病小柴胡汤之正邪兼及，太阴病理中汤之寓温于补，少阴病四逆汤之温阳救逆，厥阴病乌梅丸、四逆散之寒热燮和，不唯得治法制方之极则，尤能突出六经各证类之证治重点，诸多变证治法用方皆可由此化出。

其三，从药物剂量强调辨证论治的原则性。《伤寒论》一书为后世揭示了极具原则性的辨证论治规范，它包括病证主次原则，证治轻重缓急原则等。而这些原则多是通过方药剂量体现的。相同的药物，可有剂量变化而组成由治太阳中风表虚的方剂，如从桂枝汤到桂枝加芍药汤，只改变芍药用量，便由治太阳中风表虚证变为治太阳误下伤里的里气急之证，其病证主次变化仅以药量变化以应之如此。又如，桂枝与麻黄汤合方一为桂枝麻黄各半汤，一为桂枝二麻黄一汤，前者因解肌发汗两兼而均小其制后者因解肌先于发汗而相应变其用量，其于证候轻重调治之相宜也如此。

其四，从加减化裁突出辨证论治的灵活性。《伤寒论》辨证用药有一定的规矩准绳，却又有所变化。其“观其脉证，知犯何逆，随证治之”，反映了辨证用药建立在原则性基础之上的高度灵活性，为后世加减用药树立了典范。病无常形，医无常方，药无常品，临床必须权衡变化，坚持原则，灵活运用。我们应以《伤寒论》辨证论治思想指导临床实践，法于有法，化于无法，取得丰富的临床经验。经方运用，源于临床实践；回归经方，领悟中医起源；实践经方，方得传承核心。

第三节　经方的发展

通过文献及考古考证，经方来自殷商时代伊尹所著的《汤液经法》，其上而又源于《神农本草经》及《桐君采药录》；有医家认为，经方最早起源于距今10000～距今5000年的上古神农时代。20世纪80年代在河北省蔚县遗址的考古发掘资料中，可以了解到我们的祖先已经在适应自然认识大自然的过程中，应用八纲概念，体会并领悟到“人法地，地法天，天法道，道法自然”之理，自然有白天、黑夜，有四季，有寒热、温凉的不同，其实就是阴阳的变换。人体也有相应的变化：冬季为了防寒，人们会把房屋建成坐北朝南，并在屋内新建火炉取暖。夏季为了防暑，会把房屋建成半地穴式。显然当时已经认识到了“寒者热之，热者寒之”的寒热阴阳之理。渐渐的人们发现这种理论同样适用于对疾病的治疗，如着凉淋雨后，头痛恶寒发热等症状，可以通过某些治疗方法得到缓解。比如火烤、熏烤或热熨皮肤，喝热汤或热粥，并盖上棉被，或用生姜葱等煎汤热服，或煎汤熏洗等方法使皮肤出汗，从而得到治愈。

病位分表里：外感疾病初起多在表，可以采用发汗的方法，如生姜、葱白、麻黄、桂枝等来发汗解表。但是人们会观察到，病由表入里后，不能再用发汗来治疗，而应该用治里的方法。在八纲看来，里证分阴阳、寒热、虚实，里实热者，用清里热药，如黄芩、石膏、大黄等；里虚寒者用温补药，如干姜、人参、附子等。在长期与疾病的斗争、治疗过程中，人们逐渐总结了经验，代代相传直至夏商时代，有了文字后才以记载形式出现。《神农本草经》就是其中的代表，并在几千年前的汉代得到补充、完善而成书文，这也代表了经方单方方证的形成。《汉书·艺文志》已经明确了中国的两大医学体系即医经和经方。对经方做了精当阐述："经方者，本草石之寒温，量疾病之浅深，假药味之滋，因气感之宜，辨五苦六辛，致水火之齐，以通闭解结，反之于平。及失其宜者，以热益热，以寒增寒，精气内伤，不见于外，是所独失也。"实际标明了经方医学的特点：经方用八纲认识疾病和药物，有什么样的症就用什么药来治疗，具备了疾病的症和相对应单味药物治疗的临床经验，单方方证经验，其代表著作为《神农本草经》，在单方方证临床治疗中，古人渐渐发现，有的病只用一味单方药治疗不利，渐渐摸索了两味三味药物协同来治疗，甚至更多，这就组成了复方，并逐渐积累了许多复方方证经验，其代表著作为《汤液经法》，相传为商代宰相伊尹所著。从传承来讲，其与《神农本草经》一样，上继神农，下承夏商。复方方证经验形成于这个时代，其完善成熟于汉代，即《汤液经法》32 卷。《伤寒论》的六经并非《黄帝内经》的六经，两者迥异。近现代医家杨绍伊据考证在 1948 年出版了一本《伊尹汤液经》，他在书中说："《汤液经》为方技家言，不通行民间。唯汤液经家授受相承，非执业此经者不能得有其书。医师而异派者，无从得睹其书。汉世岐黄家言最盛，汤液经学最微，以是传者盖寡。"经方传播遇到了困难有各种原因。比如大家都知道的王叔和，王叔和以医经解释《伤寒论》、解释仲景书，后来他自己误认为《伤寒论》的六经就是《黄帝内经》的六经了，这对解读仲景医学造成了不良影响，使后世医家走了不少弯路。

宋、金、明、清以来，研究《伤寒论》高潮迭起，出现了被后世称之为伤寒学派的学术派别。因方法不同，学术主张有别，遂形成了错简重订派、维护旧论派、辨证论治派等不同的流派。有学者补充提出了清代中后叶及近代以来以探讨伤寒温病汇通、中西医理汇通为特点的汇通派，及从事考据为主要特色的经典考证派和专用经典方的经典临床派。还有学者将伤寒学派分为通俗伤寒派、经典伤寒派、辨证伤寒派、经典杂病派等不同流派来研究。近现代伤寒学术派别的学者还新增了“火神派”“古经方派”“方证相应派”等。其实，从上述学者们对伤寒学术流派的研究可以看出，清代中后叶以来的三百年中，确实涌现出了一批研究《伤寒论》，并且强调用经典方治疗外感与内伤杂病的医家群体。借鉴任应秋先生的说法，将之称为“经方派”。不过，如果按照中医学派与流派的定义，经方派严格意义上不能称之为学派。经方派是从伤寒学派中孕育出的一个流派，以主张用经方大剂，强调方证相应为主要特点。

对经方的理念重视和研究应用，是从明末清初开始的。在学术界经世致用思潮的影响下，许多医家从明代医学浮泛不实的医风中脱颖出来，转向《伤寒论》为代表的古医学体系的研究和传承。由此，医学风气为之一振。代表人物如方有执、喻嘉言、程应旄、舒驰远、柯韵伯、徐灵胎等。清代中后期，经典普及不足，但其中不乏如陈修园、邹澍、莫枚士等医家在经方的普及推广、经方的理论研究以及文献整理方面作了重要的贡献。晚清还有一批临床经方家，值得推崇的有郑钦安、余听鸿、汪莲石、萧琢如、黎庇留、易巨荪等人。他们擅用经方大剂，开世人眼目。

晚清以后，经方医学开始复苏中医界兴起了《伤寒论》研究的高潮。受实证主义思潮的影响，各学者们更注重以《伤寒论》的临床实效来证明中医的科学性。他们中的一部分中医临床家，以擅用经方大剂，主张考验实用，追求临床实效，反对虚玄的空泛议论，反对轻灵之品和杂凑成方，逐渐形成了一个流派——近代经方派。代表医家有曹颖甫、陆渊雷、祝味菊、范文甫、陈伯坛、吴佩衡、叶橘泉等等。近代经方派的特点有：追求临床实效，倡用经方大剂，反对轻灵之法；研究《伤寒论》，注重实证；突出中医自我主体；兼收并蓄后世经验。在这时期的重要人物是曹颖甫，他力挺经方，强调仲景之法，今古咸宜；主张研究仲景学说以“考验实用为主要”。他的《经方实验录》所反映的重视实证思想，代表了当时中医学术界的新思潮。

近现代任应秋先生在20世纪70年代的《中医各家学说讲稿》中提

出了“经方学派”。他说：“宋以后研究《伤寒论》的医家越来越多了，所以经方学派就逐渐形成了。今天讲某人是经方派，肯定就是用《伤寒论》《金匮要略方论》的方子。”任应秋先生还提到，“经方派医家的代表有唐宗海、曹颖甫、吴棹仙、邹趾痕。自从经方兴起以后，特别是清代到民国初年这段时间，出现了许多经方家，解放前看到过一些有经验的老先生，使用经方的疗效都非常好，其关键还是方证相合。”任应秋先生是新中国成立后较早关注研究经方派的学者，他认为经方派的出现，与宋代以后医界研究《伤寒论》，特别是清代以来用经方的医家逐渐增多有关。这些擅用经方的医家，一开方，不是伤寒方就是金匮方，只要方证相合，疗效就很高。

五四运动以后，中医存废之争激烈，为了证明中医的科学价值，寻求自身的优势，中医界又一次看到了久经实践检验、朴实无华的典范之作《伤寒论》，特别是近代日本汉方的代表作《皇汉医学》中译本发行。日本经方研究成果极大地振奋了当时中医界的信心，日本近代汉方研究的思路也给中国的经方研究带来许多启发。经方再度引起中医界瞩目，一大批擅用经方的医家被人称之“经方派”。其代表人物有陈伯坛、范文虎、包识生、陈鼎三、恽铁樵、祝味菊、陆渊雷等。抗日战争以后，时局动荡变迁，但经方医学已经产生了深远的影响，经方家如雨后春笋。20 世纪中叶时期，北京有胡希恕、岳美中、赵锡武、宋孝志等，上海有徐小圃、夏仲方、吴涵秋、刘鹤一、姜春华等，江苏有叶橘泉、余无言、章次公、樊天徒、朱莘农、武简侯、翟冷仙等，福建有陈逊斋、陈慎吾，江西有姚荷生、杨志一，湖北有冉雪峰，湖南有赵守真，辽宁有陈会心、张岫云，河北有郭可明，天津有赵寄凡，山东有刘惠民，山西有刘绍武、门纯德，甘肃有权东园、裴慎，云南有吴佩衡、戴丽三，四川有刘民叔、陈鼎三、陈达夫、江尔逊、唐步祺、范中林，重庆有补晓岚，河南有周连三，均是名动一方的经方大家。20 世纪中后叶，随着这批经方家的年高谢世，经方派传人渐少，经方医学从主流中医领域逐渐淡出。特别是20 世纪末开始，李克绍、陈亦人、刘渡舟、陈瑞春等几位著名《伤寒论》研究专家相继去世，使得原本在中医高校中就已经不响亮的经方之声就更加微弱。我国的经方医学传承面临十分严峻的局面。

2004 年，由南京黄煌经方医学研究中心自主开发创建的“经方医学论坛”，在近 20 年内，培养了一大批经方医生；很多中医学者受之影响，致力于经方医学研究。为了充分发挥经方医学研究的优势，推动经方医学的海内外传播，2016 年 10 月 16 日，南京中医药大学率先正式成立国际经方学院，为经方医学的研究提供了高水平和专业化的研究平台。经方名家李赛美从“全国经方临床运用高级研修班”到“国际经方班”，聘请的国内外著名经方名师讲座，不仅有现代名师多年潜心研究张仲景《伤寒论》和《金匮要略》的心得体会，亦有其多年临床实践的丰富经验，大大传播了经方医学。2024 年 6 月 2 日，第三十期冯世纶经方医学传承班开班仪式在北京市朝阳区中医医院举行。来自全国各地的学员满怀热情齐聚一堂，由首都国医名师、胡希恕“三名”传承工作室首席指导专家冯世纶教授亲自面授，共同开启经方医学传承的新征程。

在经方发展历程中，不得不提到日本古方派，这是江户时代（1600～1867 年）逐渐形成的一支日本中医学流派；该流派以《伤寒论》《金匮要略》为宗，强调按照《伤寒论》“方证相应”的原则运用经方，他们不注重脉诊而善用腹诊，治病重视祛邪攻毒，排斥金元医学中脏腑经络、五运六气、升降浮沉、引经报使等学说。日本古方派独尊《伤寒论》，对于六经、阴阳、五行、脏腑经络等一概不论，主张有是证用是方，有是证用是药，运用经方的经验多为实验亲试而来，又弃一切凿空之议论，近代中医界对此表现出极大的兴趣。陆渊雷的两部《今释》引用吉益东洞父子、尾台榕堂等古方派经验极多。同时他率先向国内读者介绍汤本求真《皇汉医学》，后由周子叙 1928 年翻译出版。译者周子叙说：“凡汤本之所言，皆余所欲言而不能言者也。中医垂绝之绪，庶几可以复振矣。”而废止中医派的代表余岩则大加批判：“这部《皇汉医学》，就是中国旧医的救命符，大可助长反抗新医之威势，大可当作拒敌医学革命军之利器……当作减退其革新思想之麻醉药，回复其复古思想之返魂香。”日本古方派对近代经方派形成有两个方面的影响值得关注。一是突出实证性。日本古方派主张实证亲试，主张简化理论，在方药应用经验方面积累了很多实实在在的经验。日本古方派常以张仲景的古方治疗温热病，如尾台榕堂以葛根汤治麻疹初期，恶寒发热，头项强痛，无汗，脉浮数，或干呕下利者；也用于治疫痢初起，发热恶寒，脉数者；也可治咽喉肿痛，时毒痄腮，疫眼掀热肿痛，项背强急，发热恶寒，脉浮数者，择加桔梗、大黄、石膏。这打破了伤寒方不能治温热病的禁锢。特别是近代以来的西医学习汉方的古方家，他们以西方医学的科学诊断为前提，以张仲景的古方为主要治疗方法，取得很好的疗效，有力地反驳了“古方不治今病”的说法。这些古方的适应证也得到了极大的拓展，证明了经方的实用价值不曾因为古今、中外的差异而丝毫逊色。连章太炎在《伤寒论今释·章序》中都发出感慨：“…… 令仲景而在，其必日：吾道东矣”。二是强调方证药证，吉益东洞是日本经方派的代表人物，他认为：“《伤寒论》唯方与证耳。”“医之方也，随证而变，其于证同也，万病一方，其于证变，一病万方。”其著作《方极》《药徵》均是研究古方方证、药证的代表之作。21 世纪以来，日本经方学者江部洋一郎从临床实际出发，著成《经方医学》一书，对我国的经方研究产生了积极影响。近十年的“经方热”以及“经方医学”这一新概念的提出，是经方追求“独立化”发展的结果。“经方医学”及其概念，目前在学术界还比较有争议。但作为当代经方研究的一个重要分支，其实证性与实用性，对于指导经方的具体运用，有着独特的临床意义。

第四节　经方的研究

历经几十代人单方、复方方证经验的积累，推动了经方理论的发展。据《汉书·艺文志》的记载，经方发展至汉代时的主要理论是八纲，病位也只有表和里。而《伤寒论》的成书，有了重大变化，病位增加了半表半里。因而使八纲辨证发展为辨证，也标志着经方体系的形成。由经方的起源和发展形成史来看，可以给经方下一个明确的定义。经方是以八纲六经方证理论制定的医药学体系，其特点是先辨六经，继辨方证，求得方证对应，治愈疾病。其代表著作是《神农本草经》《汤液经法》，《伤寒论》是不同于《黄帝内经》的医学理论体系。再次强调，经方是指的一个理论体系，不是指的一个方药。

北宋治平二年（1065 年）《伤寒论》刻印出版。从此，《伤寒论》有了定型版本，后世称之为宋本。此出版问世后，促进了医家对《伤寒论》的深入研究，从而掀起了在我国医学史上研究《伤寒论》的第一个高潮。

由于宋朝的开拓性研究，对伤寒的范围进行了重新划分，使《伤寒论》方剂适应的证候得以扩大，使温病、热病、热毒、寒毒逐渐进入医者研究的范畴，在一定程度上促进了温病学说的兴起。总之，宋朝医家研究《伤寒论》的方法对前朝来说，是个很大发展，对后世医学来说，他们是开创研究《伤寒论》方法的先驱者，诚可谓前少古人，后多学者。该时期的主要医家及著作是韩祗和的《伤寒微旨论》、朱肱的《南阳活人书》、许叔微的《伤寒发微论》《伤寒百证歌》及《伤寒九十论》、庞安时的《伤寒总病论》等。

金元医学是中医发展史上成效卓著、影响深远的一个医学断代，其上承汉、唐、宋医学成就，下启明代、清代、民国医学各家，对中医学术的发展起到了极其重要的作用。《四库全书·总目提要》："儒之门户分于宋，医之门户分于金元　"这是综合上下几千年中国医学发展史而作出的高度评价。此时期新学迭出、百家争鸣，产生了著名的金元四大家即寒凉派的刘河间、补土派的李东垣、攻邪派的张子和与滋阴派的朱丹溪。这一时期的对《伤寒论》研究也颇具特色，金元医家开始运用《内经》的理论及在《内经》基础上发展起来的学术思想来分析和研究《伤寒论》的证治经验。不但从药物的性能与病机的关系中分析《伤寒论》中的具体治法，而且对伤寒的病因及治疗也提出了新的见解。《伤寒论》方剂的临床应用范围亦更加广泛，并衍化出了诸多治疗内科杂病的新方，为阐发仲景学说作出了重大贡献。金元时期研究伤寒之学盛行，首推金代之初的成无已。成氏对仲景学说大有研究治病每多奇验。他注解《伤寒论》开辟了研究仲景学说的注释途径并改变了学习《伤寒论》的风气。刘河间则强调"六经传受皆为热证"决定了河间治疗外感热病的具体方法。刘氏对于《伤寒论》的研究别出机杼，不落俗套；他认为"古圣阴阳为表里，唯仲圣深得其旨，厥后朱舷举论作《活人书》，当失仲景本意，将阴阳字释作寒热，此差之毫厘，失之千里。"并曰："人之伤于寒者则为病热，古今亦通谓之伤寒病……六经传授，自浅至深，皆是热证，非有阴寒之病。"

金元医家在《伤寒论》的很多研究方法与思路都是首创，给后人留下了宝贵的财富和启示，直接引发了明清伤寒研究的大争鸣。明代各家标新立异，互有新说，伤寒学派内部的学术论争由此而始日趋活跃，对后世产生极大的影响。据不完全统计，明代有67位学者共撰写68本伤寒著作，数量之多，质量之精，前所未有。这一时期的伤寒学派内部，主要是围绕着《伤寒论》的编次注释、研究方法、六经本质等。这一时期著名医家有陶华、方有执、张遂辰、王肯堂、张景岳等等。

在清末民初时期，以中医理论为主参以西医理论解释《伤寒论》者有张锡纯、曹颖甫等；纯以西医理论解释《伤寒论》者有祝味菊、陆渊雷、阎德润等；以传统方法串解《伤寒论》者有陈伯坛；重订校勘伤寒著作者有何廉臣等等。近代研究伤寒较有影响力者还包括曹颖甫、黄竹斋、陈伯坛、包识生、恽铁樵、陆渊雷、阎德润、余无言、章太炎等。清末研究伤寒学依旧沿袭明清的既有成果，至唐容川以“西学”对《伤寒论》进行“印证”，使得近代伤寒学研究有重大转折。

近代经方派的形成与近代实证主义思潮有密切的关系，经方派医家也大多有着鲜明的时代特性，如崇尚理性与科学精神。这也是近代经方派留下的重要文化遗产。民国祝味菊说：“术无中西，真理是尚。”医学遗产自然是对《伤寒论》研究的理论贡献以及运用经方的临床经验。这些都为以后的深入研究奠定了基础。清代曹颖甫说：“仲师之法，今古咸宜。”新中国大力开展的中西医结合事业，正是近代中医科学化所倡导的。现代吴咸中院士领衔的通里攻下法治疗急腹症研究，他们探索了大柴胡汤、大承气汤、大陷胸汤、大黄牡丹皮汤等古方在现代临床诊疗体系中的适应证和禁忌证，经方有了更强大的生命力。现代杨麦青等通过用经方成功治疗小儿麻疹、肺炎、流行性出血热等多种感染性疾病，在临床实践取得进展的基础上研究了《伤寒论》六经与“伤寒”的病理生理学实质，对于《伤寒论》与经方有了更为深刻的认识。《伤寒论》多学科研究及现代实验研究在20世纪也取得了诸多成果。

经方剂量的研究考证是无数度量衡专家和方剂学专家都为之不懈努力的研究课题，现主要列举如下几个研究结果：近代吴承洛撰写的《中国度量衡史》[1]，考证东汉1两等于13.92g。上海中医药大学教授、伤寒专家柯雪帆考证汉朝的1两等于15.625g；至20世纪80年代，纳入方剂学教材。考古专家丘光明考证为：1 两等于 13.75g。目前经方研究多遵照1两等于13.75g的结果，四舍五入后成为13.8g。如此计算麻黄汤中的麻黄是三两，那么应该是41.25g。而一般的方剂学则在括号里标注为6g。《中国药典》最新版的用量是2～10g（药典用量都是1日用量）。

第五节 李一明教授经方运用举隅

一、李一明教授运用经方治疗脾胃病病案举隅

案例一 患者关某，男，53岁，湖南人，2013年6月8日初诊。因左中腹部反复疼痛一年半，多方治疗无效来中医门诊就诊。腹痛反复发作，部位固定在左中腹部，无放射痛，每次疼痛3～6分钟，每天疼痛3～5次，伴口苦，睡眠欠佳，纳食可，无恶心呕吐，大便一日1次成形，上年3月行大肠内镜息肉切除术，腹部B超检查无特殊，当年5月肠镜检又发现有大肠多发息肉，腹部触诊无特殊，舌质淡红，苔薄黄，脉弦。中医诊断：腹痛；辨证：邪在少阳，气滞血瘀；治法：和解少阳，行气化瘀；方用：大柴胡汤化裁：苡仁、合欢皮各20g，炒枳壳、白芍、大枣各15g，柴胡、黄芩、法夏、桃仁、川芎、香附、陈皮各10g，熟大黄、炙甘草各5g，6剂，水煎服，日1剂，水煎2次，分2次内服。

二诊：6月18日复诊，诉腹痛明显减轻，但口苦、睡眠仍旧，故前方去香附、苡仁，加酸枣仁、茯神各30g，合欢皮加至30g，白芍加至20g，竹茹15g，再进6剂。

三诊：6月25日。腹痛进一步缓解，仅少许腹痛，口苦减轻，睡眠好转，上方去酸枣仁加赤芍10g，竹茹易为10g，再续服11剂，巩固疗效。

随访：半月后电话随访，腹痛症状消失，余口苦睡眠欠佳亦不再。

按： 大柴胡汤为仲景群方中开郁泻火之第一方，由小柴胡汤去人参、甘草，加大黄、枳实、芍药而成。大黄配枳实，已具承气之功，以泻阳明实热；芍药配大黄，酸苦涌泄为阴，又能于土中伐木，平肝胆之火逆；枳实配芍药，为枳实芍药散，能破气和血。最妙之处在于重用生姜，既能和胃止呕，又能以其辛散上行之性牵制大黄峻猛速下之力，所以具有载药上行以和胃气的作用。

腹痛（左中腹）一症，伴口苦，睡眠欠佳，正是《伤寒论》103条所言："心下急，郁郁微烦者"，故乃邪在少阳阳明，是合病，一年半持续疼痛，大便如常，腹部软，无内结燥实之证，久疼入络，乃气滞血瘀，治当和解少阳，行气化瘀，故予"大柴胡汤"，加行气化瘀之品，用桃仁、川芎、香附正是此意，用竹茹、赤芍以加强清泻少阳邪热之用，临床取效甚捷，患者感叹一年半多处就医无效，求本治疗，取效确切。

大柴胡汤既能开肝胆之郁，又能下阳明之实，既治气分，又调血分。临床上属于肝胆胃肠不和，气血凝滞不利的病症比较多见，因此，本方常用来治疗多种急腹症及其他一些消化道病变，如急性胆囊炎，胆石症，急性胰腺炎，溃疡病穿孔，急性阑尾炎或慢性阑尾炎急性发作等，只要脉证相符，功效卓著。临床经验证明，凡属气火交郁的实性病变，其腹胀或腹痛往往都比较急迫剧烈，此时就可用大柴胡汤治疗，尤其是疼痛偏于胁腹两侧者，效果更佳。

案例二 患者毕某，女，52岁，湖北籍贯，2014年4月15日初诊。反复胃脘胀痛两年半，伴胃脘部怕冷，受寒冷刺激则胃脘痛明显，饮食稍多则胃脘饱胀不消化感，胃脘部胀痛穿背部，睡眠尚可，大便一日一行，质地尚可，舌质淡红舌苔薄黄，脉滑，一年前胃镜示慢性胃炎伴糜烂，近一年多西药治疗两次，每次服药近1个月，治疗有效但过后复发，曾当地服中药近3个月效果不显，寻求中医治疗。患者消化能力差，胃脘胀痛，乃脾虚气滞；胃脘怕冷，受冷刺激胃痛加剧，乃久病致中阳不足，舌苔薄黄腻，脉细，是脾胃夹有湿热。故中医诊断：胃脘痛，辨证：脾虚气滞，中阳不足；治以健脾行气，温补中阳；方用：理中汤四合君子汤化裁治疗：薏米30g，党参、炒白术、蒲公英各20g，炒扁豆、茯苓、炒枳壳、鸡内金、炒稻芽各15g，陈皮、苏梗、姜厚朴、法夏、干姜、黄芩各10g，炙甘草5g，12剂，水煎服，1日1剂，煎2次服2次，指导饮食清淡易消化，禁酒辛辣刺激食物，避免过饱。

二诊：4月29日。服完中药，诸症减轻，有少许胃脘胀痛，消化能力增强，舌质淡红舌苔薄白，脉滑，易方如下：党参、薏米、炒白术各20g，炒白扁豆、茯苓、炒枳壳、鸡内金、炒稻芽、沙参各15g，陈皮、苏梗、姜厚朴、法夏、干姜、高良姜各 10g，甘草 5g，12 剂，水煎服，1 日 1 剂，煎 2 次服 2 次。

三诊：5 月 13 日。病人诸症消失，纳食增加，续上方 10 剂。

随访：至 2014 年 6 月 16 日随访，胃脘痛未复发，饮食正常。

按：理中汤出于《伤寒论》："霍乱，头痛发热，身疼痛……寒多不用水者。大病瘥后，喜唾，久不了了，胸上有寒。胸痹，心中痞气，气结在胸，胸满，胁下逆抢心，人参汤亦主之"。本方为温中健脾的代表方剂，功能振脾阳，助运化，擅治脾胃虚寒所致的吐泻胀痛。盖脾胃居中，职司运化，若脾阳素虚，或过食生冷，寒湿内侵，脾阳受遏，则健运失职，升降不调而致上吐下泻；寒邪内盛，阳气不伸故为腹满而痛。方用干姜温中祛寒，为主药，邪去则正自复；人参补气健脾，为辅药，正复则邪易除；脾恶湿，急食苦以燥之，故又佐以苦温之白术，健脾燥湿；脾欲缓，急食甘以缓之，故使以甘平之甘草，缓急止痛，并调和诸药。如是则中焦得温，寒邪去而腹痛自除，脾胃健运，升降复而吐泻亦止矣。胃脘胀痛，纳食消化欠佳，自有脾虚，胃痛穿背胀痛，气滞所致，久病必虚，且是中阳虚，还稍有湿热，虚实并见，但虚为主。本病治疗关键为健脾行气，但温中与行气孰轻孰重与疗效息息相关，温中始用干姜 10g，复诊恐温中药力不够加高良姜，行气用陈皮、厚朴、炒枳壳和苏梗，佐以清热化湿。

理中汤与四君子汤配合治疗胃痛，对于脾虚又中阳不足易获效，是治胃痛之一法。综上都是健脾解决纳运，行气解决气机，温中清胃，寒热并用，平衡中焦，不外求"和"，即是"治中焦如衡"。

案例三　患者沈某，女，60 岁，广东人，2022 年 11 月 10 日初诊。主诉：食后腹胀 1 年。患者食后自觉腹胀明显，饮食量不多，自觉肠鸣，食欲一般，睡眠欠佳，二便正常；舌质淡红，舌苔薄白，脉沉细。中医诊断：胃痞；辨证：脾虚湿阻；治法：健脾祛湿；方用：理中汤合六君子汤加减：炙黄芪 25g，六神曲 20g，党参片、麸炒白术、茯苓、法半夏、白芍、北沙参、炒鸡内金、炒麦芽、姜厚朴、麸炒枳实各 15g，陈皮砂仁、防风、大腹皮各 10g，炙甘草 5g，6 剂，水煎服，1 日 1 剂，煎 2 次，服 2 次。指导饮食清淡易消化，禁酒辛辣刺激食物，避免过饱。

二诊：11 月 17 日。自诉服药后效果欠佳，诸症仍在，舌脉同前。予调方如下（4 剂，煎服法同前）：党参片、麸炒白术、茯苓、法半夏、白芍、北沙参、炒鸡内金、炒麦芽、姜厚朴、麸炒枳实各 15g；陈皮、砂仁、防风、干姜各 10g，炙黄芪 30g；六神曲 20g；高良姜、炙甘草各 5g。

三诊：11 月 22 日。诉腹胀明显改善，仍有肠鸣，二便正常。舌淡红，苔薄白，脉沉细。拟方如下（前方去白芍。6 剂，煎服法同前）：党参片、麸炒白术、茯苓、法半夏、北沙参、炒鸡内金、炒麦芽、姜厚朴、麸炒枳实各 15g；陈皮砂仁、防风、干姜各 10g，炙黄芪 30g；六神曲 20g；高良姜、炙甘草各 5g。

四诊：11 月 29 日。腹胀基本消失，偶有肠鸣，舌质淡红，苔薄白，脉细。故守方 6 剂续服。服后病愈。

按：患者首服中药效果不显，考虑胃痞、腹胀，脾虚则运化失常，脾虚气滞，湿阻或有中阳不足，故改大腹皮加用干姜、高良姜温中。纳食消化欠佳者，自有脾虚，且是中阳虚，还伴有湿阻，虚实并见，但虚为主。本病治疗关键在于温中与行气的份量掌握，温中始用干姜 10g，复诊恐温中药力不够加高良姜 5g，行气用陈皮、厚朴、炒枳实等，佐以助胃运化（炒鸡内金 15g、炒麦芽 15g 等）。理中汤与六君子汤配合治疗胃痞，对于脾虚又中阳不足易获效，是治胃痞之一法。

李一明教授常言，“治中焦如衡”贯穿脾胃病中医治疗。坚持“治中焦如衡，非平不安”，虽是清吴瑭治温病法则，但对所有脾胃病，都可以“衡”作为治中焦脾胃病的基本治则，围绕脾与胃在功能上是“纳运相配，燥湿相济，升降相因”达到的一种平衡，临床上治脾胃病常以达到这种平衡为目的，具体采取健脾胃益中气去湿解决纳运湿（四君子和香砂六君子为基本方）、调理中焦气机解决升降（行气、疏肝和降气）、多用“和”法求衡（柴胡疏肝散、四逆散、半夏泻心汤、小柴胡汤）、证辨寒热虚实求衡（理中汤、清胃散、沙参麦门冬汤）、重视通便降浊气求降。

理中汤是张仲景为治疗“霍乱，头痛发热，身疼痛，寒多不用水者”以及“大病瘥后，喜唾，久不了了，胸上有寒”之症而设。由于本方立法温中补虚，健脾助运，体现了治疗中焦虚寒证候的基本原则，故被后世医家加减用于多种脾胃虚寒症候及由脾胃虚寒为病机而致的多种临床症候群的治疗，临床运用非常广泛，是中医临床中最实用且速效的经典方之一。

二、李一明教授运用经方治疗肺病病案举隅

案例一　患者张某，女，46岁，湖南人，2023年1月6日初诊。新型冠状病毒感染后咳嗽1个月；自觉恶风，汗出，头汗、腋汗较多，偶有胸痛，腰背疼痛，睡眠不安，夜间咳嗽，小便正常，大便常常先硬后溏。舌尖红，苔薄白，脉缓。中医诊断：咳嗽；辨证：营卫不调。治法：调和营卫，降气止咳。选用桂枝加厚朴杏子汤合玉屏风散加减：黄芪30g，厚朴20g，煅龙骨、煅牡蛎各15g，桂枝、白芍、生姜、麸炒白术、防风、砂仁、木香、肉豆蔻、杏仁10g，炙甘草5g，6剂，水煎服，1日1剂，煎2次，服2次。

二诊：1月13日。自诉服药后咳嗽明显改善，出汗、恶风、胸痛等明显好转，予守方6剂巩固后诸症痊愈。

按：《伤寒论》第18条："喘家作，桂枝汤，加厚朴杏子佳"，是素有喘疾之人，肺受风寒侵袭在先，或因治疗得当，或因调理得法，而使宿疾暂伏。若起居不慎，触冒风寒，则使寒邪内外相合，新感引动宿疾，肺寒气逆，遂使哮喘发作。既云"新感"，必是风寒表证明显，如鼻塞清涕，恶风自汗，舌苔白薄而润等。第43条曰："太阳病，下之微喘者，表未解故也，桂枝加厚朴杏子汤主之"。本条仍为肺寒气逆致喘，病因病机与上条基本相同，唯发病过程有异，即病者并无咳喘之宿疾，而是感受外寒之后，或因误治，风寒迫肺而喘。

新型冠状病毒感染后咳嗽之病，病程迁延已有1个月，若用西药治疗，恐收效甚微。李教授古方今用，以伤寒古方，治今时杂病。患者仍有流涕鼻塞，恶寒多汗，经言："有一分恶寒便有一分表证"，此乃有风寒在肌表不除之症，因咳喘均为肺系疾患，故治喘之方，常可治疗咳嗽；注意药量和比例，往往效如桴鼓。方中煅龙牡可重镇安神，广木香、砂仁、肉豆蔻可温阳健脾止泻。

案例二 患者于某，女，36岁，广东人，2023年3月13日初诊。反复咳嗽2个月。患者2个月前感染新型冠状病毒后反复咳嗽，胸片检查正常，自诉服抗生素及中成药无效，咯痰少，色白黏，不易咯出，口干苦，夜间咳剧，影响睡眠，咽喉不利，纳谷不香，时有嗳气，喜叹息，舌红，苔白腻微黄，脉弦滑。中医诊断：咳嗽；辨证：少阳郁火，兼夹脾湿；治法：和解少阳，燥湿健脾。方用：小柴胡汤合平胃散加减：茯苓、炒薏苡仁、芦根各20g，柴胡、黄芩、姜半夏、白术、苍术、厚朴、陈皮、焦神曲、牛蒡子各10g，6剂，水煎服，1日1剂，煎2次服2次。

二诊：3月20日。咳嗽明显减轻，诸症明显改善，舌淡红，苔白腻，脉滑，守方7剂而愈。

按：该患者感受新冠病毒，正气不足，抗毒无力，导致久咳不愈，邪从太阳内犯少阳，正如《伤寒论》所云："血弱气尽，腠理开，邪气因入"；亦可情志内伤，如现代社会工作紧张，压力过重，导致少阳火郁，复感外邪，内外相引而生。李一明教授认为，少阳郁火，兼夹脾湿，是临床上较为常见的一种中医证型。临证必有口苦、咽干、脉弦等少阳郁火症候，还有咳白痰、恶心呕吐、心下痞满，或大便溏、口黏不爽、舌苔白腻等脾湿表现，治疗可选择小柴胡汤合平胃散，也就是柴平汤。平胃散出自《太平惠民和剂局方》，由苍术、厚朴、陈皮、甘草组成。此方的功能是燥湿运脾，行气导滞，平胃中之腐，消脘腹之胀满。合小柴胡汤则既能清郁火，又可燥脾湿，火消则金免受灼，湿去则肺气复清。既然外感久咳与邪入少阳密切相关，从脏腑而言涉及胆与三焦，故治疗当和解少阳，疏利三焦。

小柴胡汤为少阳之主方，方中柴胡疏解少阳经中邪热，黄芩清泻少阳胆腑邪热，柴胡、黄芩合用，经腑同治，使气郁得达，火郁得发；半夏配生姜，和胃降逆，散饮祛痰；人参、甘草、大枣相配，扶中益气，助正抗邪，该方辛开、苦降、甘调，历来被视为和解少阳之经典方剂。《伤寒论》明言："阳明病，胁下硬满，不大便而呕，舌上白苔者，可与小柴胡汤，上焦得通，津液得下，胃气因和，身濈然汗出而解。"张令韶注释说："不大便者，下焦不通，津液不得下也；呕者，中焦不治，胃气不和也；舌上白苔者，上焦不通，火郁于上也，可与小柴胡汤，调和三焦之气，上焦得通而白苔去，津液得下而大便利，胃气因和而呕止，三焦通畅，气机旋转，汗出而解也。”可见小柴胡汤具有疏利三焦之功。小柴胡汤既能和解又兼疏利，以此治疗咳嗽切合外感久咳、邪入少阳之病机，因此诸如胡希恕、陈瑞春、刘渡舟、黄煌等伤寒大家都有应用小柴胡汤治疗咳嗽的治验心得。

三、李一明教授运用经方治疗失眠病案举隅

案例一　患者蒋某，女，58岁，广东人，2023年2月7日初诊。反复睡眠差两年半，伴胃脘部胀满，饮食稍多则胃脘饱胀不消化感，情绪易低落，胃口尚可，二便正常，舌质淡红，舌苔薄黄，脉弦滑。四诊合参，中医诊断：失眠病；辨证：肝郁脾虚；治法：调肝健脾；方用：小柴胡汤化裁治疗：炒酸枣仁25g，茯苓、薏苡仁各15g，北柴胡、黄芩、半夏、苍术、白术、厚朴、陈皮、焦神曲各10g，甘草5g，6剂，水煎服，1日1剂，煎2次，服2次，指导饮食清淡易消化，禁酒辛辣刺激食物，避免过饱。

随访：2月14日电话随诊，睡眠、腹胀、心情均已好转。

按：中医认为睡眠与昼夜交替、阴阳运行关系密切。如《灵枢·口问》云：“阳气尽阴气盛，则目瞑；阴气尽而阳气盛，则寤矣。”《灵枢·卫气行》云：“阳主昼，阴主夜。故卫气之行，一日一夜五十周于身，昼日行于阳二十五周，夜行于阴二十五周，周于五脏。”该患者失眠，邪在半表半里，处于少阳经。半表半里，我们简单理解，就是阴阳相交接的地方。法当调肝健脾，和解少阳，和解半表半里之邪，才能恢复阴阳二气的协调与平衡。因此，小柴胡汤，通过和解少阳，来起到调和阴阳、安神助眠的神奇功效。

小柴胡汤被称为少阳枢机之剂，是和解表里之总方，由柴胡、黄芩、人参、半夏、甘草、生姜、大枣组成。柴胡气味轻清，苦味最薄，能疏少阳之郁滞，《神农本草经》云：“柴胡味苦平，主心腹，去肠胃中结气，饮食积聚，寒热邪气，推陈致新”。可见柴胡作用于心腹肠胃，贯穿于三焦之间为君药；黄芩苦寒，气味较重，能清胸腹蕴热以除烦满；柴芩合用能解少阳半表半里之邪；半夏、生姜调理胃气，降逆止呕；人参、甘草、大枣益气和中、扶正祛邪，并助运少阳枢机。陈修

园云："少阳为枢，而所以运此枢者，胃也。小柴胡汤之参枣，是补胃中之正气以转枢。"

李一明教授临证常言病无常形，医无常方，药无常品，应抓住同病异治，异病同治之精髓，活血活用；小柴胡汤寒温并用，辛开苦降，升降协调，具有疏利三焦、调达上下、宣通内外、和畅气机的作用。针对邪在少阳，枢机不利，肝脾不调型失眠，灵活运用，调和肝脾，和畅枢机，解郁调达，以复卫气出阳入阴之路，临床屡获良效。

案例二 患者陈某，女，52岁，广东人，2023年4月9日初诊。反复失眠1年。伴有多梦、头晕，时有心悸、健忘，自觉神疲乏力、四肢倦怠等，舌质淡红、苔薄白、脉细弱。考虑诊断：失眠。证属：心脾两虚。治法：补益心脾、宁心安神，方用归脾汤合酸枣仁汤加减：黄芪30g，制远志、木香、川芎、知母各10g，茯神、炒酸枣仁、煅龙骨、煅牡蛎各20g，党参、白术、当归、龙眼肉各15g，甘草5g，6剂，水煎服，1日1剂，煎2次，服2次，指导饮食清淡易消化，禁酒辛辣刺激食物，避免过饱。

随访：4月16日电话随诊，睡眠、疲倦、乏力等均已明显缓解。

按： 失眠多因饮食失节、七情所伤、劳倦过度、病后体虚所致，病位在心，与五脏相关。辨治失眠时应结合《黄帝内经》以阴阳为纲，阴阳失调是失眠的基本病机。李一明教授常以酸枣仁汤为基础方从心论治、兼顾五脏辨证治疗失眠，可滋阴养血、清热除烦，对肝血不足引起的虚烦失眠常有良效。

中医经典方酸枣仁汤，最早称为酸枣汤，出自东汉张仲景《金匮要略·血痹虚劳病脉证并治》，原文如下："虚劳虚烦不得眠，酸枣汤主之。"原方用于"虚劳病"，是一种慢性消耗性疾病，表现出心烦、失眠等症状，仲景认为本病为心肝血虚，虚热内扰所致。方中黄芪、党参、白术、甘草益气健脾；远志、炒酸枣仁、龙眼肉、茯神健脾养心安神，《名医别录》谓酸枣仁"主心烦不得眠，脐上下痛，血转，久泄，虚汗，烦渴……"；当归养血补血；木香理气醒脾，使补而不滞；少量川芎调肝血而疏肝气；知母、煅龙骨、煅牡蛎滋阴清热、重镇安神，且引火出。

李一明教授常言中医就是要传承精华，守正创新。归脾汤原载宋·严用和《济生方》，但方中无当归、远志，至明代薛己补此二味，使养血宁神之效尤彰；随着后世医家的临床实践，不断有所扩充，原治思虑过度，劳伤心脾、健忘、怔忡之症。归脾汤合酸枣仁汤加减就是中医的融汇创新之一；以临证为依归，以实践为准绳；病证相寓相参，经方精准施治。

四、李一明教授运用经方治疗月经不调病案举隅

案例一　患者严某，女，35岁，广东深圳人，2022年6月9日初诊。反复痛经1年，伴月经量少，小腹喜温喜按，手足冰凉，畏寒、乏力、头晕，胃口尚可，二便正常，舌质暗红，舌苔薄白，脉弦。四诊合参，中医诊断：痛经病，辨证：寒凝、气滞、血瘀；治法：温经散寒、行气化瘀；方用：温经汤加减治疗。处方：桂枝20g，川芎、白芍、大枣、牡丹皮、麦冬、路路通各15g，当归、人参片、陈皮、桃仁、肉桂各10g，吴茱萸、醋五味子、干姜、法半夏、红花、炙甘草各5g，7剂，水煎服，1日1剂，煎2次服2次。

二诊：6月30日。诉诸症减轻，然睡眠较浅，时有心悸，舌质暗红，舌苔薄白，脉细弦。处方：守方加茯神30g、麦冬 15g；7剂，煎服法同前。

三诊：7月7日。诉服药后无特殊，舌质暗红，舌苔薄白，脉细弦。守方续服7剂。

四诊：8月4日。诉痛经、月经量少、睡眠、畏寒、乏力、头晕等明显好转，但自觉近期脱发严重，舌质红，舌苔薄白，脉细。守方，去五加皮加盐菟丝子10g、金樱子肉10g，7剂，煎服法同前。

随访：未再发痛经。

按：痛经是指妇女经期或其前后出现周期性小腹冷痛，或兼腰骶酸痛，甚者剧痛晕厥，影响工作及生活品质的疾病。温经汤出自《金匮要略》，用于调治冲任虚寒、瘀血阻滞证，原方由吴茱萸、半夏、当归、人参、桂枝、芍药、阿胶、牡丹皮、川芎、生姜、甘草、麦冬12味药组成。

原方用药精简，配伍得当，温清消补并举，温而不燥，肝脾兼调，为妇科调经之要方。

该患者症见经行腹痛，小腹、手足冰凉，喜温喜按，平素畏寒，结合舌脉，舌质暗红，舌苔薄白，脉弦，辨证为寒凝、气滞、血瘀。《金匮要略论注》云："以归、芍、芎调血，萸、桂以温其血分之气而行其瘀。肺为气主，麦冬、阿胶以补其本。土以统血，参、甘以补其虚，丹皮以去标热。然下利已久，脾气有伤，故以姜、半正脾气。"若寒象较重可以加炒小茴，助吴茱萸增温、散寒、止痛，兼理气和胃。

李一明教授注重研习《伤寒论》《金匮要略》，宗其理法。温经汤一直被奉为妇科调经祖方，凡证属冲任虚寒、气血瘀滞，见小腹凉、畏寒、喜暖等症的痛经患者，均可在辨证论治的基础上加以应用，数千年的临床实践及当代医学基础研究皆证实其妇科效用。当然，临床辨证切中病机是最根本的前提，打蛇七寸，方药对证，疗效自能立竿见影。

案例二　患者刘某，女，40 岁，广东人，2023 年 4 月 9 日初诊。间断闭经 3 年余。3 年前出现闭经，最长闭经超半年，既往月经量多，痛经，有血块，白带偏多，无怕冷、怕热，大便偏稀。舌淡红，苔白，脉缓。中医诊断：闭经；辨证：肝郁血虚；治法：调肝养血。方以当归芍药散加味：白术 30g，当归、茯苓各 15g，赤芍、川芎、泽泻、乌药各 10g，6 剂。水煎服，日 1 剂，早晚分服。

二诊：2023 年 5 月 8 日。诉月经仍未至，大便较前好转，余症同前。舌淡红，苔白，脉缓，嘱患者守前方继服 6 剂。

三诊：2023 年 5 月 19 日。诉 5 月 27 日月经至，月经量较多，血块多，大便偶有不成形。舌淡红，苔薄白，脉缓。处方：茯苓、益母草各 20g，当归、苍术各 15g，柴胡、赤芍、栀子各 10g，炙甘草 5g，6 剂，水煎服，1 日 1 剂，早晚分服。

四诊：2023 年 6 月 8 日。诉此次月经已结束，大便基本成形，食冷易腹泻；自觉周身较前舒畅；舌淡红，苔白，脉缓。处方：党参 15g，高良姜、苍术、益智仁、补骨脂、香附各 10g，炙甘草 5g，6 剂，水煎服，日 1 剂，早晚分服。

随访：诉服药后，大便正常，嘱其停药。1 年后因他病就诊，诉月经已正常。

按：当归芍药散出自《金匮要略》，分别在《金匮要略·妇人妊娠病脉证并治》提到“妇人怀妊，腹中㽲痛，当归芍药散主之。”以及《金匮要略·妇人杂病脉证治》指出“妇人腹中诸疾痛，当归芍药散主之。”《金匮要略·水气病脉证并治第十四》指出：“问曰：病有血分水分，何也？师曰：经水前断，后病水，名曰血分，此病难治。先病水后经水断，名曰水分，此病易治，何以故，去水，其经自下。”

当归芍药散主用芍药，其量最大，抑肝止痛。当归、川芎，调理气血；再用白术，健脾扶土。茯苓、泽泻，利水渗湿。使用本方当抓住肝郁脾虚，气滞湿阻之病机关键，凡符合本病机之病证，皆可使用。结合本案病例，患者闭经前表现为大便不成形、白带增多等水湿症状，三诊月经至，改用逍遥散，加强疏肝健脾作用，待月经结束后，给予温脾补肾顾本而收工。

李一明教授治学之道，上遵《内经》、《难经》，取意神韵；下研《伤寒》、《金匮》，宗其理法；研习古籍，经典永流传；研究者各有所得，运用者各取所需。当归芍药散原方由当归、芍药、茯苓、白术、泽泻和川芎六味中药组成，全方养血柔肝、益气健脾、活血除湿，原为治疗肝郁血虚、脾虚湿滞之妇人腹痛而设。

五、李一明教授运用经方治疗肿瘤病案举隅

案例一　患者李某，女，46 岁，广西人，2022 年 8 月 1 日初诊。右侧乳腺癌术后 1 年余，右上肢水肿 6 个月。患者于 1 年余前在某三甲医院行“左侧乳腺癌根治术”，术后行常规化疗及放射治疗，6 个月前出现左上肢肿胀疼痛，进行性加重，在外院经西药糖皮质激素等治疗无效，遂求中医诊治。患者左上肢肿胀疼痛，麻木，上举困难，不能举过头顶，查舌脉：舌质暗淡，苔薄黄，脉弦细。中医诊断：水肿；辨证：瘀血阻络、水湿内停；治法：通络逐瘀、利水消肿；方用当归芍药散加味：桑枝 30g，泽泻 25g，赤芍、白芍各 20g，白术、茯苓各 15g，五加皮、甘草泡地龙、泽兰、当归、川芎各 10g，蜈蚣 5g，10 剂，水煎服，早

晚分服。

二诊：2022 年 8 月 14 日。患者诉左上肢肿胀消除大半，疼痛亦明显缓解，仍觉左上肢麻木不适，原方加蚕沙 9g、木瓜 15g，10 剂，服法同前。

三诊：2022 年 8 月 31 日。患者诉左上肢肿胀疼痛、麻木诸症基本消失，继以原方加减调治以巩固疗效。

按： 乳腺癌术后患侧上肢水肿，是由于西医外科行腋窝淋巴结清扫术致腋窝淋巴管网受到破坏，造成淋巴液回流不畅，加之放疗导致局部组织纤维化压迫，形成回流障碍而引起的软组织非凹陷性水肿。轻者随着侧支循环的建立可自行缓解，严重者可导致上肢功能障碍、活动受限，对术后患者的生活质量造成严重的影响。在治疗方面，现代医学尚无特效方法，除予西医静滴扩管药物、局部按摩外，常以弹力袜或低弹性绷带加压包扎等物理方案防止水肿加重，收效甚微，难以从根本上解决问题。

该患者左上肢水肿继发于右侧乳腺癌术后，由于在手术过程中损伤了脉络，血不利则为水，瘀血与水湿互结停留于患侧上肢而造成疼痛、麻木、肿胀。故治疗当以逐瘀通络、利水消肿为法。当归芍药散"血水同治"，与本案方证对应，更加五加皮通络祛湿，重用桑枝以枝走肢通络，泽兰、地龙、蜈蚣活血逐瘀。二诊针对患者左上肢麻木之症加蚕沙、木瓜以舒筋活络。诸药合用，共奏逐瘀通络、利水消肿之效。

李一明教授常言中医与西医应当摒除门户之见，中西对照、套方应付？非也。重西参中、选方陪衬？谬也。中医大家当以临证为依归，以实践为准绳。

案例二 患者刘某，男，65 岁，湖南人，2020 年 6 月 26 日初诊。结肠癌术后 2 年余，大便不通 1 周。患者于 2 年余前在深圳某三甲医院行"结肠肿物切除"术。术后病理：回盲部中低分化腺癌，侵犯肠壁全层伴广泛坏死，淋巴结转移 2/8。1 月前患者无诱因出现腹胀、腹痛明显，自觉周身乏力，全腹胀痛，吸气时明显，时有呕吐，畏寒，四肢发凉，自汗，纳差，眠差，小便正常，大便 1 周未行，自述家中自行灌肠后排出少量质硬粪便，舌紫暗，苔白腻，脉沉细。就诊当日医院腹平片：结肠不完全性肠梗阻。中医诊断：肠结；辨证：中阳虚衰，气滞血瘀；治法：温中补虚，行气化瘀；方用：四逆散合大建中汤加减。处方：太子参，茯苓各 30g，赤芍、黄精各 15g，柴胡、枳壳、鸡血藤、当归、川椒、女贞子、仙灵脾、浙贝母、熟大黄各 10g，干姜、炙甘草各 5g，共 7 剂。每日 1 剂，水煎，早晚饭后半小时温服。

二诊：2020 年 7 月 2 日。复查腹平片显示不全梗阻较前吸收，患者胃脘疼痛较前好转，呕吐基本消失，纳食、体力状况较前好转，但大便仍较干，需使用开塞露，小便可，眠可。舌紫暗，苔白腻边有齿痕，脉沉细。守方再予 7 剂。煎服法同前。

三诊：2020 年 7 月 10 日。患者自诉腹部胀痛基本消失，大便情况较前好转，可解黄褐色便，质软量少，饮食及体力状态进一步恢复。舌紫暗，苔白腻边有齿痕，脉沉细。守方调整，去炙甘草改用猪苓 10g 进一步健脾化湿；加醋三棱、醋莪术各 15g 加强活血化瘀散结，再予 14 剂。

四诊：2020 年 7 月 26 日。患者自诉现可自主排便，1 次/天，基本可正常饮食。舌紫暗，苔薄白，脉沉细。当日医院腹平片提示结肠梗阻基本消失。调整方药：去浙贝母改用土茯苓 15g，去干姜改用盐杜仲 30g，加强化痰散结抗肿瘤之功效，再予 10 剂。

五诊：2020 年 8 月 7 日。患者未再犯肠梗阻，大便较前好转，基本 1～2 日一行，余症状均见好转。

按：肠梗阻在中医学中属于“关格”“肠结”等病范畴，患者结肠癌术后初诊以“痛、吐、胀、闭”为主症，且畏寒肢冷结合舌脉辨证为中阳虚衰，气滞血瘀。六腑以通为用，以降为顺，选用“四逆散联合大建中汤加减”，以温中补虚、行气通闭。

《伤寒论》318 条：少阴病，四逆，其人或咳，或悸，或小便不利，或腹中痛，或泄利下重者，四逆散主之。四逆散方中含有枳实芍药散和芍药甘草汤，枳实芍药散“主痈脓”，芍药甘草汤缓拘挛，可有效缓解患者腹痛及肠腑痉挛。该患者“腹痛呕吐，畏寒肢凉”，为中焦虚寒，阴寒内盛凝滞，肠腑失运，表现出的“盛候”，实为“至虚”之象。大建中汤出自《金匮要略》中的“腹满寒疝宿食病脉证治第十”篇，原文记载为“心胸中大寒痛，呕不能饮食，腹中寒，上冲皮起，出见有头足，上下痛而不可触近，大建中汤主之”。大建中汤方中以川椒行气散寒止痛，下气除痹；干姜温中止呕。加用熟大黄、乌药荡涤肠腑、通闭除胀。肠梗阻过程中肠壁扩张日久致血运异常，用药过程中需注重活血化瘀，故可加用鸡血藤、当归养血活血，益气通脉，且兼具当归建中之意，补虚活血止痛。同时此患者术后且多次梗阻，就诊时正气虚衰，应用太子参、茯苓、女贞子、仙灵脾、黄精补肾健脾，加大补虚救本力量。中焦停运，化湿生痰，故用浙贝母化痰散结，饴糖恐加重痰湿故舍弃。诸药合用，切中病机，连用多剂收获良效。三诊后患者肠梗阻情况好转但脾虚不运，痰湿不化，故加用猪苓健脾化湿，加醋三棱、醋莪术活血化瘀通腑；四诊后患者梗阻基本解除，正气渐复，治疗需不忘抑瘤抗邪，故选用土茯苓、盐杜仲化痰散结抗肿瘤。

李一明教授临证多年，结构严谨、选药精炼、配伍有度、煎服得法；亦强调“治未病”理念，而不全性肠梗阻常易反复发作，通腑后仍需嘱患者饮食起居注意事项，避免食用高能量食品，注意保暖，且继续调整用药以资养护。

案例三 患者张某，男，60岁，湖北人，2022年7月16日初诊。发现肺癌伴多发转移6个月余。患者6个月前因咳嗽咳痰加重，至深圳某区级医院就诊发现肺癌，病理类型为未分化小细胞癌，后完善PET/CT检查提示淋巴结、骨等多发转移，当地医院建议化疗，化疗1疗程后因不耐受，拒绝再行，遂为求中医诊治。患者形体消瘦，面色黧黑，神倦乏力，自觉口中无味，纳差，畏寒，大便稀溏，舌淡，苔薄，脉沉细弱。中医诊断：肺癌；辨证：阴阳气血亏虚；治法：调补阴阳气血，扶正消瘤；方用：薯蓣丸加减。处方：山药、红枣各30g，熟地黄、柴胡、防风、神曲各15g，人参、白术、茯苓、川芎、白芍、当归、麦冬、天冬、干姜、杏仁、阿胶（烊化）各10g，肉桂、桔梗、炙甘草各5g，共10剂，水煎服，分早晚，少量多次温服。

二诊：2022年7月27日。10剂后，患者精神明显好转，胃纳改善，大便好转，畏寒减轻。守方15剂，煎服法同前。

三诊：2022年8月16日。患者诉诸症改善，继续守方1个月续服。

四诊：2022年9月18日。患者治疗2个月后，自诉复查病灶稳定，肿瘤指标较前明显下降，诸症皆有好转。继续予薯蓣丸加减，少佐枸杞子 15g 补益脾肾以收全功。

按：在我国古代没有癌症、恶性肿瘤此类的病名，但根据恶性肿瘤的中晚期及放化疗后的临床表现，可推断为此乃张仲景书中的"虚劳病"。癌症属于慢性消耗性疾病，患者大病，身体羸弱、体质虚损，急需顾护正气强壮体质。薯蓣丸出自张仲景《金匮要略》的"血痹虚劳病脉证并治第六"，其经典条文为"虚劳诸不足，风气百疾，薯蓣丸主之"。薯蓣丸由四君子汤、四物汤、炙甘草汤、桂枝汤、柴胡桂枝干姜汤、桂枝茯苓丸合方加减化裁而成。

《备急千金要方》用薯蓣丸治疗头目眩晕、心中烦郁、惊悸癫狂诸症。《太平惠民和剂局方卷五》载有"大山芋丸"药物组成与《金匮要略》薯蓣丸似同，主治诸虚百损、五劳七伤等虚劳疾病。

李一明教授认为，中晚期癌症患者在经过西医学日益更新、多种多样的"肃杀性"治疗后，常会出现各式各样不同的兼证，因此治疗应从整体出发，不失一隅，综合辨证，法于有法，化于无法。薯蓣丸能补虚理劳，使患者正气渐复，并且提高机体抗病力及修复能力。脾胃是后天之本，气血营卫生化之源，气血阴阳诸不足，必须脾胃健运，饮食增加，才能得以恢复。因虚劳病气血阴阳俱虚，抵抗力弱，外协容易侵入人体致病。对于此种虚劳病的治疗，治疗时不能单纯地补其虚，亦不能单纯祛邪，而应邪证兼顾而偏重扶正，寓祛邪于扶正之中。故方中除了重用补脾胃、养血滋阴药外，更是用桂枝、防风、柴胡疏散外邪；再以桔梗、杏仁下气开郁。凡虚劳夹有风邪，不可专补、专散者，此方可效法。

参考文献

[1] 吴承洛. 中国度量衡史［M］. 北京：商务印书馆，1993.

（卓超林　张广路　金　宇）

第五章　重视中医方的合用

第一节　中医方的合用

方剂是中医在辨证审机，确立治法的基础上，按照组方原则，通过选择合适药物，酌定适当剂量，规定适宜剂型及用法等一系列过程，最后完成的药物治疗处方。方剂是中医运用中药防治疾病的主要形式，是中医药辨证论治体系的重要组成部分。

方剂又称“医方”“药方”，俗称“方子”。方，有法、术之意。《隋书·经籍志》：“医方者，所以除疾疢，保性命之术也。”剂，古作齐，指调和。《汉书·艺文志》：“调百药齐和之所宜。”早期的方剂含有医方、医术、调剂等义。

方剂最初可能是临床医家有效案例的直接记载。人们在长期临床实践中，通过反复验证，不断完善，逐渐认识到某些药味的配合使用与某些病证有着固定的疗效关系，这些有着特定适应病证的有效配方即是方剂，通常也被称为“成方”。历代医家创制的大量成方是中医临床防治疾病的有效工具。方剂是中医临床防治疾病的主要形式和手段，“剂型”和“组方”是方剂的两个重要方面，共同决定着方剂的有效性、安全性和稳定性，剂型对疗效起着重要作用。

方剂按照产生的时代和历史地位作用的不同，又分为经方与时方。

一、经方与时方探源

（一）经方探源

经方是“经典之方”，是指汉代张仲景《伤寒论》与《金匮要略》中所记载之方剂。关于经方的解释，最经典的当如《汉书·艺文志》里的解释：“经方十一家，二百七十四卷。经方者，本草石之寒温，量疾病之浅深，假药味之滋，因气感之宜，辨五苦六辛，致水火之齐，以通闭解结，反之于平。”其余诸家仍有颇多解释，兹认为，汉书艺文志里对于经方的解释是符合原意的。

有人认为经方医学是辨病论治、以方对证的一种医学体系。张仲景所著的《伤寒论》与《金匮要略》是经方医学的代表性著作，经方医学讲求辨证准确、用药精炼，科学性是经方医学的特点。其理论有三：一是方剂是复杂成分药物；二是方剂的复杂成分在体内运动、变化和发挥作用符合药理学的基本规律；三是方剂的运用有一定指征，也有人认为经方医学是中国传统医学中一个学术个性十分鲜明的学术分支，强调方证相应，重视药物及其配伍的研究，重视临床医学的研究，以擅用经方大剂为临床特色，作为传统医学的一个学术分支，主要是指医圣张仲景在《伤寒杂病论》中所创立的临床医学体系[1]。

经方的药物比较简单，大多在5味到10味药左右，配伍精当，气势恢宏，对于症状一药一症，不多不少，其加减又千变万化。每个方都有相应的症状，其核心理论就是方证对应，其中《伤寒论》以六经为纲为辨证过程，以方证为目的，论述了所有疾病发生的基本脉证规律与治则方药，是中医辨证治疗学的总论，而《金匮要略》是以杂病为纲以方证为目，属于各论。

经方强调方与证的严格对应。譬如麻黄汤证与桂枝汤证在“无汗，脉浮紧”与“汗出，脉浮缓”上的症状区别。如“太阳病，项背强，无汗恶风，葛根汤主之”与“太阳病，项背强，反汗出恶风者，桂枝加葛根汤主之。”之间的细微差别。《金匮要略》中有“发热而呕者，小柴胡汤主之”等。

综上所述，经方是中医药学中的重要组成部分，具有悠久的历史和深厚的文化底蕴。后世中医学家常以经方作为母方，按辨证论治的原则而化裁出一系列的方剂。它以张仲景的方剂为代表，经过长期的临床实践检验，证明了其疗效的可靠性和实用性。所以在现代中医药学的发展中，经方仍然具有重要的学术价值和临床应用价值。

（二）时方探源

时方是与经方相对而言的，一般多指汉代张仲景以后历代医家所制的方剂，多以唐宋时期所创制并使用流传下来的方剂为主。时方在经方基础上有很大发展，补充和完善了前人未备而又有临床疗效的方剂，丰富了方剂学内容。

时方，理论基础来源于《黄帝内经》，以阴阳五行、脏腑、经络、五运六气为指导的辨证思想。张元素创造“药物归经”正式开启了时方时代，这一流派从唐宋开始流传最广，一直都是历代中医的主体，辨证思路是根据患者的症状，分析气血阴阳，脏腑虚实，判断病机，确定治法，比较重视每一个疾病的病因病机病理。

方剂的发展是随着时代的进步而不断发展的，如仲景时代“勤求古训，博采众方”，当时的众方同后世的时方，其实是一样的，只不过经过时代和临床的检验而不断打磨，从一个粗浅的简单的处方，最终成为了一个卓有实效的，可以用中医理论来归类和分析应用的方剂，进而在临床使用中又有其实实在在的疗效，而成为了时方，所以这就是经方和时方的差别，虽然金元四大家在学术上分“苦寒、攻下、温补、滋阴”四派，但在“古今异轨”或“古方不能治今病”方面，却一致认同。

二、方的合用

（一）方合用的产生

在医圣张仲景的原著中，就有了两方合用的先例，首见载于《伤寒论》。自宋迄今，言经方者，皆指张仲景之方。因其配伍严谨，药精力宏，屡起沉疴而倍受广大医家推崇。时至当日，鉴于疾病谱的不断扩张以及诸多在仲景时代未曾遇见的复杂疑难病症的出现，如何深入挖掘并发挥传统经方的治疗潜力，以及如何有效拓宽经方的临床应用领域，已成为一个亟须解决且至关重要的议题。临床诊治的过程中，理法方药是一有机整体，最终还需落实到方药，两个不同经方的合用，是临床上合方使用的一种特殊形式。在《伤寒论》中就有合方的情况，即治疗表郁轻证的桂枝麻黄各半汤、桂枝二麻黄一汤、桂枝二越婢一汤以及柴胡桂枝汤等。仲景经方合用，主要基于临床病情选择合方使用。正如仲景在自序中写道："虽未能尽愈诸疾，庶可以见病知源。若能寻余所集，思过半矣。"这充分道出了仲景原意[2]。

自仲景创制合方后，后世医家经方合用承前启后，如晋唐时期孙思邈的桃仁汤即为桃核承气汤合抵当汤，用于治疗妇人月水不通。宋金元时期，刘完素将仲景大小承气汤与调胃承气汤合而为一，名三一承气汤，攻下里热，广泛应用于多种里证（《宣明论方》记载，本方组成为：大黄：半两（去皮），芒硝：半两，枳实：半两，厚朴：半两（去皮），甘草：一两）。明清时期，吴鞠通创制宣白承气汤（麻杏石甘汤合承气汤），治疗阳明腑实兼有痰热阻肺、肺气不降者（《温病条辨》原文中提到："喘促不宁，痰涎壅滞，右寸实大，肺气不降者，宣白承气汤主之……"）。近现代医家经方合用尤为常见，经方大师刘渡舟不仅推崇经方与经方合用，并倡导经方与时方合用，有详论经方与时方合用的《古今接轨论》传世（《古今接轨论》记载：刘渡舟教授在一次门诊中，遇到使用芍药甘草汤治疗"脚挛急"效果不佳的患者。在原方基础上加入羚羊角粉和钩藤后，患者仅服 3 剂，脚挛急症状即得到显著改善）。经方：芍药甘草汤，出自《伤寒论》，是治疗"脚挛急"的经典名方。其组成为芍药和甘草，具有养血平肝、缓急解痉的功效。时方：羚羊钩藤汤，羚羊角与钩藤有清肝祛风、舒筋凉血的功效。通过结合古代经典方剂和现代或后世医家所创的时方，可以更好地适应复杂多变的病情，提高临床疗效。同时，这也体现了中医方剂学的创新和发展，为中医治疗复杂疾病提供了更多有效的方案。

经方和时方都是因"证"而立，故从临床出发，病证结合，把时方与经方进行巧妙的结合，不是方剂的简单拼凑，而是将理法融入其中，更加针对病机的一种举措，比如柴越合方，小柴胡汤疏通和解三焦之气，越鞠丸疗“六郁”，同后世常用的逍遥丸相比，前者偏于清解疏泄，兼以消导病理产物，后者方中有归、芍、苓、术，整体上为补中兼疏，二者有较为明显的区别，所以才有经方与时方合方使用的必要。所以既对经方有深刻的认识，又对时方有扎实的功夫，入手从经典开始，把经方的“法”提升延展开来，用经方的“法”统领经方和时方的使用，使方不论今古，剂不分经时，皆可灵活化用，当单用则单用，当合方则合方，以提高临床疗效为最终目的，这也是中医药学发展中不断创新的历程[3]。

方剂是在辨证立法的基础上选药配伍而成，是临床治疗疾病的主要手段。历代医家创制了许多卓有成效的方剂，但经验告诉我们“有成方无成病”，正如《医宗金鉴·凡例》所说：“方者一定之法，法者不定之方也。古人之方，即古人之法寓焉。立一方必有一方之精意存于其中，不求其精意而徒执其方，是执方而昧法也。”故临证时应“师其法而不泥其方”，须根据具体病情，对成方进行加减化裁，以传统的中药学知识为基础，根据兼夹证对主方药物进行适当增删来增强疗效。

《伤寒论》被历代医家奉为中医经典，是习医者的必读书。书中 112 方，选药精当、配伍严谨，具有很强的实用性，屡用屡效。然而，症状千变万化，证亦多相兼杂，故经方应该灵活应用。如单用某一个经方难以满足要求，可经方合用，使适用证扩大且疗效倍增。中医学在漫长的发展过程中，由最初的单方、验方逐渐积累发展演变，形成了系统而完备的理论体系。

所谓方的合用，是指将两种或两种以上的方剂（包括经方和时方）按照一定的原则和方法组合在一起使用，以达到治疗疾病的目的。中医治疗疾病的基本原则是辨证论治，体现的是整体观念，通过对疾病及患者进行整体调治，达到药到病除的效果。经典成方的临床疗效确切且药物配伍严谨，至今仍是临床治疗疾病的主要工具，是祖国医学整体观和辨证论治的集中体现。但临证病情变化多样，对于病机复杂的病证，应根据多环节病机的主次轻重，选择两个以上具有某些相同功效的成方联合应用，并酌情调整各方之间的量比，或适当进行药味及药量的加减[4]。因此，成方合用的目的就在于突破一病一证一方制，使原方剂中的相关药组及药物间产生新的配伍关系，既增强原有疗效，又取长补短，从而产生新的综合治疗效果。从某种意义上说，合用经方更能权衡病证，既不失辨证的精准性，又能顾及病症的复杂性和全面性。临证中通过经方与经方的合用、经方与时方的合用、时方与时方的合用，在增加诊疗效果和扩大应用范围上具有显著的临床意义。

（二）方合用的原则

方证相合——仲景临证最核心的原则在于方证对应，即有是证用是方。《伤寒杂病论》的辨证思维丰富多彩，其重要特色之一是创立了“方证一体”的辨证体系。当有两个或者两个以上主证并存，那么经方合用就势在必行。如柴胡桂枝汤由小柴胡汤和桂枝汤合用而成，主治既有“发热，微恶寒”的桂枝汤证，又有“微呕，心下支结”的小柴胡汤证，所以将二方相合治疗太阳少阳合病。方证相合是中医临床治疗中一个至关重要的原则，它要求医生在准确判断病证的基础上，选择与之相对应的方剂进行治疗。通过方证相合，具有针对性和有效性，减少副作用，符合中医“辨证论治”的思想。

由此可见，方证是仲景辨治要素之一，亦为医家习用。有经验的仲景学者每能从头绪繁杂的病证中辨出若干个方证，而与之合方，如胡希恕教授即为此中老手，其在《中国百年百名中医临床家·胡希恕》一书中就有众多医案可以参阅（如四逆散、当归芍药散合方加薏苡仁的方剂治疗慢性阑尾炎：针对气血不畅和湿热内蕴的病机，而薏苡仁具有排脓作用，适用于慢性阑尾炎化脓不明显的病情。又如二加龙骨牡蛎汤治疗神经衰弱：二加龙骨牡蛎汤具有安神定志、滋阴降火的功效，适用于神经衰弱伴有的心烦失眠等症状）。我们可以看到胡希恕先生在治疗过程中充分贯彻了方证相合的原则。他根据患者的具体病证，选择与之相对应的方剂进行治疗，并通过药物的配伍和加减调整，确保方剂与病证的高度契合。这种精准的治疗原则和方法，显著提高了治疗的效果和效率[5]。

病机相合——仲景强调要辨证论治，而辨证论治的灵魂又在于方药与病机相符合。临床上的病症表现千变万化，但不同的症状表现可能反映的是相同的病机。在复杂的疾病中必须详察证候，透过表面现象，把握病机，抓住主证。全部证候均与六经吻合，迳用勿疑；部分证候相同、病机契合，亦可用伤寒方；病因病机相同、证候不同，亦可用之；应把着眼点放到病机和主证上来。关键在于审明病机，明确方义，抓住主证。

医生需要对患者的整体病情进行详细的病机分析。这包括通过望、闻、问、切四诊方法，全面了解患者的症状、体征、舌象、脉象等信息，根据这些信息，医生可以判断患者的主要病机。以治疗慢性过敏性鼻炎为例，医生可以选择桂枝汤作为基础方，然后根据辨证配合麻黄附子细辛汤、小青龙汤、小柴胡汤等经方加减治疗。在这个案例中，桂枝汤具有调和营卫、解肌发表的功效，适用于外感风寒的病机，而麻黄附子细辛汤、小青龙汤、小柴胡汤等则分别针对不同的病机进行加减治疗，如麻黄附子细辛汤可以温阳散寒、小青龙汤可以解表散寒、小柴胡汤可以和解少阳等。通过这样的方剂合用，可以确保治疗方案与患者的具体病机高度契合，从而提高治疗效果。

谨守病机，各司其属，相合是临床上广大医者普遍应用的一种合方法，而先师仲景也早已给了范例，如桂枝麻黄各半汤的主治症为“发热，恶寒，热多寒少，如疟状，其人不呕，清便欲自可，面有热色，身必痒”。这些症状反映出既有太阳表邪郁而未解，又有营卫不和的情况，病机是太阳邪衰正复，郁热在表不能自解。将麻黄汤和桂枝汤合而用之，既可以疏达肌表，又可以调和营卫，则病愈。

辨病辨证相合——辨病辨证相合是中医临床实践中一个重要的治疗原则，它要求医生在诊断和治疗疾病时，既要辨明疾病的本质（即“病”），又要根据患者的具体病情和体质状况（即“证”）来制定治疗方案。辨病：指通过四诊（望、闻、问、切）收集患者的症状和体征，结合现代医学检查手段，明确疾病的名称、性质、病因、病理等，为治疗提供依据。辨证：指根据患者的具体病情和体质状况，分析病因、病机、病位、病势等，确定证候类型，为治疗提供方向。

一般认为中医长于辨证论治，一病多型多方施治，这在当今中医教科书中就可体现。而事实上中医历来也十分强调专病专方治疗，如《金匮要略》中治疟、治痢、治黄、治虫的诸方剂历经千载反复验证，其效不减，可谓是专病专方之成熟经验。

在现代科技不断发展的今天，中医也应赋予新的内涵，比如中医的病名多以症状命名，有时几个疾病症状基本相似，有时表面症状又不能反映病情的真实情况，更有疾病过程隐匿症状不明显之时，这些都是中医病名诊断的局限。在此情况下结合西医病名进行辨病辨证则更为实用，借鉴采用西医的诊断技术和检测方法以弥补中医望、闻、问、切四诊辨证之不足，利用现代医学的辨病指标，弥补传统的辨病与辨证方法之不足，将辨证与辨病有机结合。

该模式是指将西医辨病和中医辨证相结合来选方用药。辨病选方，指通过总结某一疾病的病机演变规律，确定其最基本的证型，可以针对疾病的主要矛盾，选择相应的经方作为治疗此病的基本方。通过辨病，可以明确疾病的本质；通过辨证，可以了解患者的具体病情和体质状况。两者相结合，能够更准确地把握疾病的本质和患者的具体情况，为治疗提供更有针对性的方案。辨清病因，可选择出一个基础方，辨证不同，可以合用另一个方剂，所以通过辨病辨证相结合，方剂合用的方式多种多样，需要根据患者的具体病情和病机特点进行灵活选择和应用。在实际应用中，医生需要全面考虑病情、病机、药物特性等因素，确保所选方剂与患者情况高度契合，以达到最佳的治疗效果。

（三）方合用的思路

合方是严谨的，应有理有据，切忌散漫随意。是否合方，需要医者从病因病机、治疗方法两方面考虑，合方后药物的增损需从主方、主药角度斟酌。

1. 关注病因病机演变

事物无时无刻不在运动、发展、变化，病因病机亦是如此。无论外感病证还是内伤病证，其形成、发展过程都是邪正斗争的表现，是人体经络、脏腑生理功能在某种程度上受到破坏，进而形成气血不和、阴阳失调的异常局面。外感病邪可相兼并见，侵袭人体后有热化、寒化的演变；内伤病邪累及相应脏腑，变生痰饮、瘀血、结石等次生病因。因此，在疾病的不同阶段，病因也是在不断演变的，针对病因的方药亦应随之变化。伤寒六经传变有循经传、越经传、直中三阴等不同，可致并病、合病、由经传腑等结果，其病性、病位是恒动的；内伤疾病亦是如此。病机决定治法，故梅国强国医大师尤其重视病机的演变，在扩大伤寒经方临床运用途径中有 4 条是紧紧围绕病机的，即“突出主证，参以病机”“谨守病机，不拘证候”“根据部位，参以病机”“循其经脉，参以病机”。

因此，病机变化，针对病性、病位的方药亦应随之变化[6]。

2. 重视治疗方法相对应

“方从法出”“以法统方”，至今仍然是指导临床遣药组方的基本原则，然而由于具体药物、配伍关系、药量大小、煎服法以及与病证、体质、年龄、气候等因素有关，临床组方又十分灵活，多方合用虽然也遵从君、臣、佐、使的基本原则，但它有与一般组方不同的某些特点，且今人用之越发灵活，早已超出古时本意，不断创新发展，这一现象似乎说明临床实践已走在理论之前，理论性总结已处迫切之势。多方合用一般属于复方、重方范畴，属于组方的灵活性，从个性讲是一种特殊的组方法或是高级组方法，就是把多个方子组合在一起，成为一个新的方子，合方应源于治法需要。

病因病机的演变，导致治法需要随之变化，常见如下三种情况。

（1）同法相须，即同一种治法的相须为用。如《伤寒论》中麻黄汤与桂枝汤按不同比例合方成麻黄桂枝各半汤、桂枝二麻黄一汤，便是汗法的同法相须；四君子汤与四物汤合方成八珍汤，便是补法的同法相须，梅老将四妙散与四土汤合用即消法的同法相须。

（2）异法交互，即两种不同治法的交互使用。如《医宗金鉴》玉烛散由四物汤与调胃承气汤合方而成，是补下并行。前述真武汤与麻杏甘石汤的合用即温清并用；梅老常用桂枝汤合玉屏风散、桂枝汤合温胆汤治疗汗证三，皆属异法交互。

（3）多法杂糅，即 3 种甚至 3 种以上的治法同时使用。《金匮要略》温经汤由胶艾汤（四物汤）、麦门冬汤、吴茱萸汤、桂枝汤、小半夏汤、当归四逆汤等合方而成，乃温、清、消、补四法并用，临证灵活变化，被广泛用于治疗妇科月经病、痛经、带下、不孕症等，被称作妇科调经之祖剂。

3. 把握主方主药关键

合方使用容易造成药味庞杂，特别是数方合用，医者需要把握主方、主药。徐大椿《兰台轨范》载：“一病必有主方，一方必有主药”，把握主方需权衡主病主证，把握主药需明确该方的精髓。

（1）主方治疗主要病证。主要病证是患者最感痛苦、最需首要解决的主要矛盾。如因脾气虚弱日久气血生化乏源所致气血两虚证，气虚为主为先，自是以补脾胃之气的四君子汤为主方，辅之以补气生血的当归补血汤，再加用补养安神药，此即归脾汤之要义。

（2）主药体现方剂灵魂。以小柴胡汤为例，该方重在和解，柴胡与黄芩外透内清，疏利气机，是和解少阳的关键药对，但凡用小柴胡汤，柴胡、黄芩必不可少。半夏于此方中颇有深意，张锡纯谓："半夏生当夏半，乃阴阳交换之时，实为阳入阴之候，故能通阴阳合表里。"揣度少阳证，邪在半表半里，和其表里是根本。于方中用半夏通阴阳合表里，兼行三焦水气、降逆和胃，助柴胡、黄芩和解少阳，此三药是小柴胡汤的精髓，凡无正气虚损、呕逆不甚，临证用此三药作为小柴胡汤的主药合他方即可。

综上，临床选方主张经方与时方兼收并蓄，师古而不泥古，遵循张仲景"有是证，用是方"的辨证准则，有选择的合方，切忌随意。

第二节　中医临床合方治病越来越普遍

一、现代人生活方式的改变，疾病更复杂，中医临床需要合方

随着生活条件的日益优越，加之现代生活的快节奏、高压力所致的诸多不良生活习惯，导致出现了许多新的疾病。环境因素、精神因素和不良生活习惯已成为现代社会最重要的致病因素，这种多因素的交错刺激与侵蚀，进而出现证候复杂的疾病。

现代生活方式的挑战：现代生活的快节奏和高压力确实导致了许多不良的生活习惯，如缺乏运动、不规律的饮食、睡眠不足等。这些习惯直接影响了人体的健康，使得现代人更容易患上各种疾病。

环境因素的影响：环境因素的改变，包括空气污染、水质下降、辐射暴露等，都对人体健康产生了负面影响。这些因素不仅增加了患病的几率，还可能使疾病变得更加复杂和难以治疗。

食品安全问题：现代食品工业的发展带来了许多便利，但同时也带来了食品安全问题。食品添加剂、农药残留、重金属超标等问题都可能对人体健康造成损害。

传染病的变异：随着全球化的推进，人员和物资的流动日益频繁，使得传染病的传播速度和范围都大大增加。同时，病原体的变异也使得许多传染病变得更加难以控制和治疗。

治疗手段的局限性：由于现代疾病的复杂性，单一的治疗手段或药物往往难以奏效。此外，滥用药物导致的耐药体质也使得治疗变得更加困难。因此，综合治疗、个体化治疗等新的治疗理念逐渐受到重视。

综上，由于引起疾病发生变化的因素变多了，疾病谱发生改变，疾病更复杂了，临床治疗上不能只考虑单一病证，因此中医需要采用多方合用的策略来应对这些复杂的疾病。

二、人口老龄化，疾病更复杂，中医临床需要合方

（一）人均寿命增长，患病显著增加

由于医疗条件落后、卫生环境差以及战争、疾病频发，古代人的平均寿命普遍较短。秦国的男性在 17 岁后需要登记服役，直到 60 岁才免除服役，能够参与国家兵役的成年男性比例在 20%～30%，所以，先秦时期人口的平均寿命不足 50 岁，这意味着能够进入老年阶段的人口比例相对较少[7]。

随着新中国成立以来的社会进步和经济发展，我国的人均寿命从 1949 年的 35 岁提高到 2021 年的 78.2 岁，72 年的时间里增长 43 岁，实现了平均每 10 年增长约 6 岁的速度，创造了人类史上人口数量最多、增长速度最快的人类寿命的提升典范，成为近 70 年来世界人均寿命提升最快的国家之一。我国第七次人口普查的数据显示，60 岁以上的人口占比 18.70%，人口老龄化程度正在进一步加深。最新研究发现，预计到 2035 年，我国平均预期寿命将达到 81.3 岁，其中女性为 85.1 岁，男性为 78.1 岁，该项研究由中国疾病预防控制中心慢性病中心周脉耕团队发起，成果由南京理工大学循证社会科学与健康研究中心柏如海、拜争刚团队等

在《柳叶刀》期刊发布[8]。

将古代和现代老年人口结构进行对比，发现当今社会人均寿命显著增长，并且随着医疗水平的不断进步，人均寿命还会呈现持续增长的态势，寿命延长，患病增加，患病多样化复杂化，单一方剂很难包罗所有病证，所以需要合方治疗。

（二）人口老龄化，老年病及退行性疾病的增加

随着人口老龄化的加剧，老年病及退行性疾病的发病率逐渐上升，这对临床治疗提出了更高的要求。由于老年病及退行性疾病具有病程长、病情复杂、多系统受累等特点，这些疾病的治疗需要综合考虑多个因素，包括病因、病机、病理变化等。由于不同疾病有不同的病症，因此多方合用成为治疗老年病及退行性疾病的一种常用方法，通过多方合用达到治疗疾病的目的。

由于具体疾病和患者情况各异，中药方剂合用的具体案例也较为丰富。例如，在治疗老年骨质疏松症时，可以选用补肾壮骨、活血通络的中药方剂进行合用；在治疗老年心血管疾病时，可以选用活血化瘀、益气养阴的中药方剂进行合用。这些中药方剂合用可以在多个环节上发挥作用，从而更全面地治疗疾病。

总之，随着人口老龄化的加剧和老年病及退行性疾病的增加，中药方剂合用成为一种重要的治疗策略。在临床实践中，需要根据患者的具体情况进行辨证施治、遵循配伍原则、调整药物剂量等步骤，通过综合分析患者的病因、病机、病理变化等因素，选择合适的中药方剂进行组合，以确保治疗的安全性和有效性。

三、西医诊断水平的提高，疾病早发现早诊断，中医临床需要合方

随着生命科学与计算机科学、物理、化学等学科的融合交叉，颠覆性技术逐渐发展并具备了高通量、个性化、易操作等特征。这些技术极大地促进了现代医学科技的发展，使疾病的诊疗模式逐渐发生革命性的变化。以人工智能、生物 3D 打印、基因编辑、诱导多能干细胞、合成

生物学等为代表的研究和技术，推动了生命科学领域的深刻变革，医学领域内的颠覆性技术不仅会改变疾病的诊疗、人类健康促进和医学研究的思维方式，还有助于推动生物医药等国家战略性新兴产业的发展。

当疾病被早期发现时，其病情可能相对较轻，但也可能存在多种病理变化。此时，单一的方剂治疗可能无法全面覆盖病情，因此临床上需要使用合方。合方是用于治疗其他并存的疾病、治疗伴随症状或用于预防某些潜在的风险，合方需要注意药物之间相互作用的因素，因此，在使用合方时，医生需要仔细评估患者的整体情况，确保药物之间的协同效应最大化。

疾病的诊断更加明确，多种疾病合证，便需要多方协同治疗，效果更佳，单一方剂已经很难解决多种疾病复合存在的病症，所以，现代医疗技术的进步，让疾病诊断更加明确，较早发现更多早期病变，也让中医有了更多的治疗目标，多方合用孕育而生。

第三节　李一明教授中医方合用的多种情形

一、按疾病中医诊断合用方：多种病多方合用、多种证多方合用

多种病多方合用。患者患有多种疾病，尤其老年人往往面临着“一体多病”的情况较常见，如何实现高效协同治疗，这时候需要打破以往“头痛医头、脚痛医脚”的看病模式，要将各个疾病整体思考，以整体理念为指导，来确定多方合用的治疗方案，提高治疗效果。我们常说的“老年慢性病”，包括在老年人中常见的心血管疾病、脑血管疾病、糖尿病、慢性心功能不全、慢性肾功能不全等，长期吸烟的老人会出现慢性阻塞性的肺病、反复的肺部感染等等。这些疾病不但严重影响着老年人的寿命，更重要的是影响老年人的生存质量。

李一明教授针对患者所患多种不同疾病，制定多方合用的治疗方案，依据每个病种的辨证用药，又兼顾中医的整体辨证观，将单病和多病相融合，将两种及两种以上方剂相结合，以达到治疗疾病的目的。此外，

还要考虑患者服用多种西药的问题，将中西医更好地结合在一起，达到预期的疗效。

多种证多方合用。李一明教授认为，由于疾病的病程和性质复杂多变，往往寒热交错，虚实并见，一时一身而数证相兼，只凭单方难以照顾全面，故须将多种药物合方适当配合，利用其相互间的协同或拮抗作用，提高疗效或减少不良反应，以适应复杂病情的治疗。临床实践中会根据患者的具体病情和证候特点，制定多种证的个性化的治疗方案。例如，对于同时存在虚证和寒证的患者，可以选择四君子汤与桂枝汤合用；对于同时存在热证和湿证的患者，可以选择白虎汤与龙胆泻肝汤合用。又如，营卫不和表虚证，气虚明显，可选用桂枝汤合玉屏风散，此合方能够同时调和营卫和增强气虚患者的抵抗力，对于因气虚导致的怕冷、易感风邪等症状有较好疗效。桂枝汤合二陈汤能够同时增强患者抵抗力和燥湿化痰，对于因痰湿导致的痰多、咳嗽等症状有较好疗效。小柴胡汤合桂枝加葛根汤能够同时和解少阳和调和营卫，对于少阳太阳病头痛的患者有较好疗效。桂枝加厚朴杏子汤合半夏厚朴汤能够同时调和营卫、宣肺降气和燥湿化痰，对于哮喘伴有痰多、胸闷等症状的患者有较好疗效。

案例 患者邹某，女，78 岁，2023 年 3 月 17 日初诊。主诉：劳累后突发眩晕，胸闷乏力 1 天。患者诉昨日 21：00 左右突然出现眩晕，心慌乏力，恶心无呕吐，四肢畏冷，步履不稳，既往有冠状动脉粥样硬化性心脏病史 12 年，高血压病史 10 年（血压控制稳定），糖尿病病史 15 年，血糖控制良好（空腹血糖波动在 6～7mmol/L）。因子女均在外地工作，夫妻双方因年老而行动不便，故晚上未去医院急诊。第二天早上 8 时许由其老伴搀扶就诊于余。刻诊：神清，面色苍白，眩晕欲倒，心慌乏力，胸闷气短，畏寒肢冷，口淡不渴，大便稀溏，舌淡，苔白，边有齿痕，脉沉细无力。血压 170/80mmHg，ECG 提示：心率 57 次/分，左束支传导阻滞。因晨起后未服降压药，即令其口服氨氯地平片 1 片，半小时后测血压 155/75mmHg，但症状如前。西医诊断：冠状动脉粥样硬化性心脏病；高血压病；2 型糖尿病；眩晕、胸闷待排。中医诊断：眩晕、胸痹，证属心脾肾阳虚，治以回阳救逆，温阳利水法。处方：四逆汤、理中汤合真武汤加减。茯苓30g、淡附片15（先煎40分钟），炒白术15g、薤白12g、麸炒白芍12g、生晒参10g、蜜甘草10g、干姜10g、肉桂5g，7剂，煎药机急煎，每包200ml，每日3包，加热口服。

二诊：3月24日。患者诉上次服7剂药后眩晕、胸闷无再发，大便成行，1次/日。血压稳定，精神胃纳状况均好。续服上方5剂。

按：伤寒论虽无“眩晕”之名，但有“头眩”“冒眩”之称。眩晕是指自身或周围物体的旋转、倾斜的平衡失稳的感觉，是一种运动错觉。本例患者素有心脑血管疾病，突然出现眩晕、胸闷，情况较急；根据患者手足不温，口淡不渴，脉沉细无力辨为阳虚；脾阳不足不能运化水湿，则大便稀溏；心阳不振，痰浊内阻，则胸闷气短，心慌乏力；舌淡苔白边齿痕乃阳虚水饮内停之征，阳虚久必及肾，此乃心脾肾三阳俱虚也。本已阳虚，遇劳则清阳不升，浊阴不降发作眩晕。方以四逆汤合理中汤，又含四逆加人参汤意，以取益气回阳救逆；又因病变，证机有痰湿，故与真武汤合方。笔者临证发现，真武汤其主治证并非局限于水气泛溢，也能主治痰湿阻滞心胸，加薤白通阳宽胸行气，肉桂温补心阳。三方合用，心、脾、肾三阳并补，水饮痰浊得以消减，清阳升而浊阴自降。

二、不同时段轮流服用不同方

许多医家经过多年的经验积累，摸索出不同时间段轮流服用不同处方来治疗疾病的方法，例如晨起服用“健脾丸”，晚上服用“六味地黄丸”，脾肾同治，早餐起床，先行醒脾，夜晚阴伤，行滋阴补肾，在中医理论中，肾为“先天之本”，脾为“后天之本”，两者相互依存，相互促进。当肾阴不足时，往往会影响脾的运化功能；而脾虚时，也会影响肾精的化生。因此，对于肾阴不足合并脾虚食积的患者，采取脾肾同治的治疗策略是合理的。通过晨起服用健脾丸以健脾消食，晚上服用六味地黄丸以滋阴补肾，可以达到脾肾同治的目的。这便是不同时段轮流服用不同处方的妙用，李一明教授认为通过在不同的时间段服用，可以更好地发挥各自的药效。

早晨适合服用温补类药物，如果存在肾阳虚、脾胃虚寒等现象，体内的寒气或是湿气比较旺盛，就可以在早晨服用温补类的中药材进行调理，例如鹿茸、附子以及黄芪、白芍、枸杞子、冬虫夏草等药物，促进体内寒气的排出。中午适合服用发汗解表类药物，如果患有风寒感冒等疾病，或是机体存在脾虚气陷的现象，就可以在中午之前服用中药调理。常见的发汗解表类的药物有：麻黄、生姜等。而针对脾虚气陷的现象，可以使用益气升阳类的药物进行治疗，例如使用补中益气汤等药物。夜间适合服用滋阴类药物，若是存在肾阴虚的现象，例如因为阴虚而产生了腰膝酸软、盗汗等症状，就可以在夜间服用六味地黄丸、左归丸等中成药进行治疗。此类药物都属于滋阴类的药物。睡前适合服用安神类药物，如果出现了失眠、焦虑不安、多梦等现象，就可以遵医嘱在睡前服用一些安神类的药物进行调理，例如酸枣仁、远志、夜交藤等中药材，也可以服用朱砂安神丸等中成药。服用后可以缓解身心的疲劳感，稳定情绪，从而提高睡眠质量，改善失眠的症状。

案例　患者任某，男，52 岁。主诉：胆区剧痛 5 天。患者胆区疼痛 5 天，自服消炎利胆片后症状未减，伴有胸闷、心悸、气短。急查 B 超示：胆囊炎，心电图示：快速心房纤颤，否认既往有冠心病史。舌质红，苔薄黄，脉结代。西医诊断：胆-心综合征。中医诊断：胁痛，辨证属肝气郁结，治则：疏肝解郁。处方：柴胡疏肝散加味：陈皮 15g、柴胡 10g、川芎 10g、香附 10g、枳壳 10g、薤白 10g、黄芩 6g、芍药 10g、法半夏 10g、延胡索 10g、炙甘草 10g，6 剂，炼为丸剂。患者服入即吐，呕吐物腥臭，内夹杂未化完谷，腹满拘急。审患者体质羸瘦，知其中州本虚，柴胡、黄芩能伤中败胃，故难以受纳。后改选择丸剂服用，药效缓和，早晨服用保和丸，中午晚上服用炙甘草汤，第一天晚上得矢气并泻下一次，第二天胁痛大减。

按：保和丸加减后可消导食积，并调补中虚，兼畅中行气，此谓“通则不痛”，肝胆疏泄功能正常后，脾胃调和，不再伤胃，再用炙甘草汤，则使心脏疾患自愈，故心电图转为窦性心律，房颤消失，诚如《薛氏医案》谓：“肝气通则心气和，肝气滞则心气乏。”

三、按经方与时方的不同合用方

（一）经方与经方的合用

经方合方，就是将两首或者两首以上的经方相合为用。经方合方是方剂应用的特殊形式。这里的“经方”特指汉朝张仲景所著《伤寒杂病论》（后世分为《伤寒论》及《金匮要略》二书）所记载之方剂。方剂的联合应用思路源于仲景，经历代医家的提倡，凭其独有的疗效，逐渐受到人们的重视。一般都会以下面三个方面的形式出现在《伤寒杂病论》中：第一，使用经方的原方，如某方“主”之，“宜”某方，“与”或“不可与”等等。第二，在原来经方的基础上进行随证加减，如小柴胡汤、小青龙汤原方后的随证加减。第三，方与方之间的合用建立新的处方，如《伤寒论》中的柴胡桂枝汤、桂枝麻黄各半汤、桂枝二越婢一汤等等。

经方合方应用的目的是适应更为复杂的病证。临证时当遵循有是证用是方，但当病情错综复杂时，往往会表现两个或两个以上的证型的聚合，如既有寒热错杂，又有虚瘀并存或痰湿内阻等等，此时单一经方已经不能切合复杂病情证机的需要，那么就应果断地进行两个或两个以上合方的加减应用，这样才能解决病机相符，方证相合，而获得良好疗效的有利途径。通过两个或三个经方的合方应用，使方中药物联结成一个有机整体，大大的增强了各自的疗效。

临床实际情况是复杂病证远多于单一病证。故合方应用的机会也远多于单一用方的机会。经方大师们的医案非常直白地告诉了我们开篇时提到的问题，经方当然是可以合用，并且应该合用的，问题的关键在于辨证准确，然后，选方时首先要考虑经方，有是证用是方，有是证用是药，这样才是真正的经典思维，才是经方使用的正确方式。

案例一 患者张某，女，40岁，2022年8月7日于医院门诊就诊。主诉：尿频尿急伴发热2天。患者2天前出现尿频尿痛并发热，至医院妇科门诊就诊，诊断为泌尿系统感染，既往有2次子宫切除术，查体温最高达39.5℃，午后加重，根据细菌培养结果给予抗生素联合抗感染治疗，效果不佳，仍发热，当日测体温 38.7℃左右，遂来中医门诊就诊。刻诊：患者发热，微恶寒，汗出，颈项部不适，胸闷、腹胀、乏力、尿频、尿急，小便不利，舌质淡胖、舌苔薄腻、舌下脉络曲张，脉沉。西医诊断：泌尿系感染，中医诊断：淋证，辨证从六经辨证：太阳经腑合病，太少合病，即外有太阳经病，太阳蓄水证、太阳蓄血证，内有少阴寒化证。治则：温阳利尿通淋，处方：制附子（先煎）30g、茯苓 20g、白术 20g、猪苓 15g、泽泻 15g、桂枝 10g、白芍 10g、丹皮 10g、桃仁 10g、炙甘草 9g、大枣 12 枚、生姜 5 片。水煎服，每次服用 200ml，1 日 3 次，服药第 2 天，已不再发热；服药 3 天停药，随访 3 个月未再发热。

按：此病例病情复杂，因宫颈癌先后 2 次手术，加之肿瘤进展，出现直肠膀胱瘘，泌尿系统反复感染。西医根据细菌培养选用抗生素治疗月余，效果不佳。中医结合患者四诊信息，运用六经辨证，辨为太阳经腑合病、太少合病。选方时根据仲景经方合用的抓主症原则、抓主病原则、抓体质原则、抓病机原则选用桂枝汤、五苓散、桂枝茯苓丸、真武汤合用，如此表里同治、寒热并用、补泻兼施，效如桴鼓。患者发热、微恶寒、汗出、颈项部不适，从经方合用的抓主症原则，考虑太阳中风证，予桂枝汤；胸闷、腹胀、乏力、舌质淡胖、脉沉，从经方合用的抓主症、抓病机原则，考虑真武汤证；尿频、尿急、小便不利，从经方合用的抓主症原则，考虑五苓散证；又患者有 2 次手术史，且舌下脉络曲张，从经方合用的抓主病、抓体质、抓病机原则，考虑太阳蓄血证，予桂枝茯苓丸。于是宗仲景合方思想予桂枝汤合真武汤合五苓散合桂枝茯苓丸。表面上看似杂乱无章，实则有条不紊，很好地体现了仲景经方合用原则。

案例二　患者刘某，男，70 岁，于 2023 年 5 月 25 日初诊。主诉：糖尿病并发肺部感染药后汗出不止 1 周。患者既往有糖尿病史 20 年，长期口服降血糖药物，症状严重时注射胰岛素治疗，因血糖控制不理想曾 5 次住院治疗，平时体质非常虚弱。15 天前患者不明原因下出现发热（体温高致 39.0℃），肢体酸痛，颈部不舒，气急咳嗽，胸部咳时隐痛，血常规：白细胞计数 10.8×10^9/L，中性粒细胞比例 0.7，淋巴细胞 0.3；胸片提示：左下肺小叶斑片样病灶。诊断为：糖尿病并发肺部感染。给予抗生素、激素输液治疗，给双氯芬酸钠口服退热，因热度持续反复不退，间断给予退热药共3次，并继续输液治疗一周。药后热度虽退，但患者一直汗出不止，西医思无良策，遂来求治中医。刻诊：面白虚浮，汗出浸衣，枕后发根潮湿，患者诉因出汗不止一天要换几次衣服，神疲乏力，颈背部畏冷酸痛，手足冰冷，稍感气急，少量咳嗽，咳白色稀痰，小便量少，大便隔日一行偏软，舌质淡，舌体胖大，苔白滑腻，脉沉细弱。西医诊断：2型糖尿病并发肺部感染，中医诊断：阳虚漏汗证（太阳、少阴合病），治则：温阳解表，益气固脱。方药：桂枝汤合附子汤加减：生黄芪30g、煅牡蛎30g、桂枝15g、苦杏仁15g、炒白术15g、炮附子10g、防风10g、生姜10g、甘草6g、白豆蔻6g、砂仁6g，5剂，水煎服，每日3次。患者其女为医院护士，第二天来院告知父亲服药后汗出明显减少。

二诊：2023年6月2日。服药至第3天出汗完全停止，精神转佳，仍有少量咳嗽，少量白色清晰痰液，已无气急。拟玉屏风散合苓甘五味姜辛夏杏汤加减：生黄芪30g、茯苓20g、炒白术15g、姜半夏12g、苦杏仁12g、款冬花12g、防风10g、甘草6g、干姜6g、五味子6g、北细辛5g，5剂水煎服，日1剂，每日3次。药后诸症悉除。

按：《伤寒论》第20条曰："太阳病发汗，遂漏不止，其人恶风，小便难，四肢微急，难以屈伸者，桂枝加附子汤主之。"该条与本案症状吻合，本例患者患糖尿病多年，素体虚弱，因并发肺部感染而用抗生素、激素及退热药多次，更损其阳而导致汗出过多。可见，导致漏汗的产生是发汗太过，阳气不能固摄津液，导致津液外泄。桂枝加附子汤，不仅能够温补阳气，而且还能通过补阳而达到摄阴止汗的目的。本方以辛温解肌，益营敛汗，固表扶阳为主。合用玉屏风散更增其益气固表止汗之功，煅牡蛎收敛止汗，因其有苔腻现象，以白豆蔻、砂仁芳香化湿，醒脾和胃。二诊出汗全止，唯留少量咳嗽，少量白色清晰痰液，此寒痰未解也，以苓甘五味姜辛夏杏汤温肺化痰，以玉屏风散益气固表，方证相应，故收效甚捷。

（二）时方与时方的合用

时方与时方的合用是中医临床实践中常见的一种治疗方法，它基于中医的辨证论治原则，将两种或多种时方（即后世医家根据临床经验总结的方剂）组合使用，以达到更好的治疗效果。中医方剂学源远流长，时方作为后世医家根据临床经验不断总结和创新的结果，具有广泛的适应性和灵活性。时方与时方的合用，不仅丰富了中医的治疗手段，还提高了临床疗效，特别是对于复杂多变的疾病，往往能够取得单一方剂难以达到的治疗效果[9]。

从汉唐到明清，绝大部分的中医典籍，均属时方体系，如《华佗神医秘传》、钱乙《小儿药证直诀》、张元素《医学启源》、张景岳《景岳全书》、陈士铎《辨证录》等。这一流派的临证思维特点是，根据患者的临床症状，判断其气血阴阳盛衰，脏腑虚实等，辨出其相应的病机，进而确定治法，拟定方药。时方中的泻白散、左金丸、导赤散、龙胆泻肝汤等方名即已显示其思维特征。时方在临床上强调对每一疾病病因病机的认识，近代的中医更重视辨病治疗，甚至结合西医的病理药理来指导用药。

临床上，时方与时方的合用屡见不鲜，如补中益气汤合二陈汤、六味地黄丸合逍遥散等。这些合方往往能够针对患者的多种症状进行综合治疗，提高治疗效果。例如，补中益气汤主要用于治疗脾胃虚弱、中气下陷等证，而二陈汤则主要用于治疗痰湿内阻等证。当患者出现脾胃虚弱同时伴有痰湿内盛的症状时，可以将补中益气汤与二陈汤合用，以达到健脾益气、燥湿化痰的目的。

时方与时方的合用是中医临床实践中一种重要的治疗方法，它基于中医的辨证论治原则，将两种或多种时方组合使用，以达到更好的治疗效果。然而，在合用过程中需要注意药物配伍、剂量调整以及观察反应等问题，以确保治疗的安全性和有效性。同时，随着中医临床实践的不断发展和创新，时方与时方的合用也将不断得到完善和推广。

案例　患者韦某，46 岁，于 2023 年 9 月 20 日初诊。主诉：反复胃脘疼痛 5 年余，加重 1 周。患者于 2018 年 3 月起，因胃脘疼痛、反复未愈而到某地区医院作钡餐及胃镜检查，诊断为胃底部溃疡合并十二指肠球部炎症。经中西医结合治疗虽有所好转，但因其从事水文工作，经常转辗异处而中断治疗，又因本人好饮冰啤酒，近半月胃痛又作。刻诊：胃脘隐隐作痛，两胁攻撑作胀，痛处固定，嗳气泛酸，口苦纳呆，肠鸣，大便稀烂，身倦乏力，舌质红，舌苔薄黄，脉弦细。西医诊断：胃底部溃疡合并十二指肠球部炎症，中医诊断：胃脘痛，证属湿滞脾胃，治则燥湿运脾，行气和胃，方药：平胃散合金铃子散加味：瓦楞子 30g、川楝子 10g、延胡索 10g、苍术 10g、厚朴 10g、半夏 10g、陈皮 5g、甘草 6g，每日 1 剂，水煎分 2 次口服。嘱服药期间忌食生冷和酸辣之品。服上药 5 剂后胃脘疼痛减轻，已无反酸，大便趋于正常，但口苦微干，食后饱胀较甚，仍守上方加藿香以增强理气之功。

二诊：9 月 27 日。诉胃痛缓解，大便仍稀烂，方加山药 30g、炒扁豆 10g，后按本法继续治疗 2 个多月，于 2022 年 12 月作钡透及胃镜复查，示胃底部溃疡已愈合，病获痊愈。

按：本例工作性质的特殊性，饮食无规律，致胃失和降，加上常年地处湿处，导致湿阻脾胃而致病，用《简要济众方》中所载“平胃散”燥湿运脾，《严氏济生方》所载“金铃子散”理气止痛，加半夏降胃气，加瓦楞子以制胃酸，用陈皮、藿香以加强理气之功。全方以经方配时方的形式，组方合理，切中病机，故疗效确切。笔者临床还常用二陈汤合平胃散等治疗消化系统慢性疾病，均获满意效果。

（三）经方与时方合用

经方与时方作为中医方剂学的两大重要组成部分，各具特色，并在临床实践中发挥着重要作用。经方，源于古代经典著作，历经千年验证，其疗效确切，用药精炼；而时方，则是后世医家根据临床经验总结创新的方剂，具有广泛的适应性和灵活性。将经方与时方合用，是中医临床实践中的一种常见且富有成效的治疗方法。

当患者病情复杂，单一方剂难以全面覆盖时，经方与时方的合用可以提供更全面的治疗。例如，患者同时患有脾胃虚寒和湿热内蕴，可以合用理中丸（经方）和三仁汤（时方）进行治疗。不同患者的体质存在差异，对药物的反应也不同。经方与时方的合用可以根据患者的体质特点进行个性化调整，提高治疗效果。例如，对于阳虚体质的患者，可以在经方的基础上加用温阳的时方药物。疾病在发展过程中可能会出现病情变化，需要调整治疗方案。经方与时方的合用可以根据疾病的变化进行灵活调整，使治疗更加贴合病情。例如，在感冒初期可以使用经方麻黄汤发汗解表，若病情发展为咳嗽痰多，则可以加用时方二陈汤燥湿化痰。

合用时，可以在经方的基础上，根据患者的具体病情，加减时方中的某些药物，以达到更好的治疗效果。也可以将经方与时方作为两个独立的方剂并列使用，共同作用于患者的疾病，这种方式适用于患者病情复杂，需要多方面调理的情况。也可将经方与时方中的药物进行化裁，重新组合成一个新的方剂。这种方式需要医家具备深厚的中医理论基础和丰富的临床经验。

经方与时方的合用是中医临床实践中的一种重要且灵活的治疗方法。通过合理的合用方式和针对性的治疗策略，可以更好地适应患者的个体差异和病情变化，提高治疗效果。然而，这也需要医家具备深厚的中医理论基础和丰富的临床经验，以确保合用的安全性和有效性。

案例一　患者周某，女，41 岁，于 2023 年 5 月 12 日初诊，主诉：恶风寒 2 年余，以身体左侧为甚。当时气温已是 27℃，患者仍身穿棉袄毛衣两件，戴棉帽裹围巾，蜷缩恶寒。曾更医多人，有用附子汤者，有用通脉四逆者，有用附桂八味者，皆乏效，后有用桂枝汤治疗后症状有所缓解，诊见其舌质淡嫩，苔薄白，脉浮缓而弱，脉证合参，诊为虚人外感，遂以桂枝汤合玉屏风散治之处方。中医诊断感冒，证属气阳里虚，外感风寒，治则疏散风寒，益气固表，方药：桂枝汤合玉屏风散，处方：生黄芪 15g、桂枝 10g、炒白术 10g、白芍 10g、防风 10g、秦艽 10g、川芎 6g、生姜 3 片、大枣 3 枚、炙甘草 5g。服 3 剂则帽除，5 剂后脱棉袄。7 剂后，已不甚恶风寒。

二诊：5 月 19 日。去秦艽再进 7 剂，恶风寒进一步改善，守方共进 30 余剂，一如常人。

随访：电话随访至 1 年，未复发，饮食起居均正常。

按：桂枝汤与玉屏风散，同属固表祛邪之剂，但前者用桂枝、芍药，均入血分，能通心脉，故调和营卫而重在和营；后者用防风、黄芪，纯走气分，专入肺经，故益气固表而重在助卫。若合而用之，则不仅合“肺主气属卫，心主血属营”之理，有一营一卫之制，而且前方之姜、枣益胃与后方之白术健脾相伍，使营卫能自中达上，由内而外，全面贯通而恢复卫外抗邪的正常机能。因此，虚人外感而营卫俱虚者，非此合方不可。

案例二 患者王某，男，45岁，于2023年10月15日就诊。主诉：双手指及双踝、趾关节肿胀疼痛反复发作2年，变形1年。患者就诊时症见双手指关节红肿、灼热、疼痛，难以屈伸，早晨强硬达2～3小时，指关节变形呈梭状。右足趾关节红肿疼痛不能落地，须扶杖而行，舌质偏红，苔黄厚腻，根部黄褐，脉弦滑数。查：血沉40mm/h，抗链O阴性，抗核抗体（+），摄手指掌关节X线片示：指骨骨端肥大，骨质疏松。西医诊断：类风湿关节炎，中医诊断尪痹，证属湿热痹阻。治以清热祛湿，疏风通络，方药：芍药甘草汤合四妙丸加味投之。处方：薏苡仁20g，赤、白芍各15g，伸筋藤15g，川牛膝15g，炙甘草10g，黄柏10g，苍术10g，秦艽10g，独活10g，海桐皮10g，豨莶草10g。服3剂后疼痛明显减轻，肿胀减退，晨僵缩短至半小时，守方再进7剂。

二诊：10月22日。症见：疼痛基本缓解，肿胀消失，行走活动自如，晨僵已不甚明显，舌苔亦基本退净，遂在原方中调整清热燥湿药，加用益肾壮骨之品，半月后已基本控制，血沉降至11mm/h。

随访：电话随访6个月，未复发，饮食正常。

按：芍药甘草汤为仲景和营定痛之剂，四妙散为东垣清热除湿之方，两者看似风马牛不相及，但合而用之，于湿热筋痹，却有相得益彰之妙。湿热下注，壅阻关节，则生痿痹。时方用苍术、薏苡仁除湿利水，用黄柏、牛膝清热行血，四味妙合，用治下肢红肿热痛之湿热痹证，堪称良方。但若湿热久蕴不攘而殃及筋脉者，则会因“大筋緛短，小筋弛长”而致肢节挛急、疼痛而难以屈伸等顽固病证。此时，若能合用芍药甘草汤酸甘化阴之法，确能起到柔筋止痉、和营定痛的作用。因此，治疗湿热伤筋之痹，须两方相配，才能达到清热除湿与舒筋定痛、果标本兼顾的治疗效果。

参考文献

［1］李宇铭. 经方的理论特点［J］. 环球中医药，2012，5（1）：29-32.

［2］刘晓丽，温兴韬，黄煌. 经方与时方思维特点的比较［J］. 中医杂志，2012，53（12）：965-966.

［3］刘韧，杨洪涛．经方与时方临床应用体会［J］．国医论坛，2008，（3）：17-19.
［4］叶品良，张丰华，陈西平．论“成方合用”思维方法在方剂教学中的意义［J］．成都中医药大学学报（教育科学版），2010，12（S1）：38-39.
［5］唐黎明，张丽．方剂临床应用分析［J］．中国医药导报，2010，7（19）：98-99.
［6］叶品良，张丰华，陈西平．论“成方合用”思维方法在方剂教学中的意义［J］．成都中医药大学学报（教育科学版），2010，12（S1）：38-39.
［7］王春花．唐代老年人口研究［D］．山东大学，2011.
［8］晏月平，黄美璇，郑伊然．中国人口年龄结构变迁及趋势研究［J］．东岳论丛，2021，42（1）：148-163.
［9］叶品良，韩楠，贾尚美，等．论“成方合用”思维方法的运用价值［J］．陕西中医学院学报，2010，33（6）：13-14.

（彭飞鼎　岳双冰　林广锋　潘力弢）

第六章 在中医诊治疾病中重视瘀血

中医学重视气、血、津液的正常运行，认为气停滞不行则为气滞，血停滞不行则为血瘀，津液停滞不行则为痰湿。内到脏腑，外达筋骨皮肉，均是如此。所以在中医诊治疾病中，十分重视气血津液辨证。

血瘀或称瘀血，一般认为，血瘀是因，瘀血是果。凡离经之血，积存于体内；或血行不畅，停滞于经脉、肢体或脏腑内的血液，均称为瘀血。瘀血，是疾病产生过程中所形成的病理产物，也是引起疾病的重要因素。血瘀学说，起始于《黄帝内经》，奠基于张仲景，发展于清代。在中医文献中，瘀血又称为“恶血”“衃血”“蓄血”“留血”“污血”“脉不通”等。

第一节 瘀血的形成

血液的正常运行，主要与心、肝、脾、肺等脏腑的功能，气的推动与固摄作用，脉道的通利，以及寒热等内外环境因素密切相关。凡能影响血液正常运行，引起血液运行不畅，或致血离经脉而瘀积的内外因素，均可导致瘀血的形成。

现代医学认为，各种致病因子所造成的全身或局部组织器官的缺血、缺氧、血瘀、血液循环障碍、血液流变性及黏滞性异常，而导致各组织器官水肿、炎症渗出、血栓形成、组织变性、结缔组织增生等一系列病理变化，都概括在血瘀证的病理实质之中。

一、血出致瘀

各种外伤，如跌打损伤、金刃所伤、手术创伤等，致使脉管破损而出血，成为离经之血；或其他原因，如脾不统血、肝不藏血而致出血，以及妇女经行不畅、流产等，如果所出之血未能排出体外或及时消散，留积于体内，则成为瘀血。

二、气滞致瘀

气行则血行，气滞则血瘀。若情志郁结，气机不利，或痰饮等积滞体内，阻遏脉络，均会引起血液运行不畅，从而导致血液在身体组织中瘀积，成为瘀血。《血证论·吐血》记载：“气为血之帅，血随之而运行；血为气之守，气得之而静谧。气结则血凝，气虚则血脱，气迫则血走。”

三、因虚致瘀

气是推动和调控血液运行的动力，气虚则运血无力。气血分阴阳，气属阳，血属阴；阳虚则脉道失于温通而滞涩，阴虚则脉道失于柔润而干涩。津血同源互化，津液亏虚，则血脉充盈不利。因此，气血与津液的亏损，亦能引起血液运行不畅，导致血液在身体组织中停积而成为瘀血。

四、血寒致瘀

血得温则行，得寒则凝。若外感寒邪，侵入血脉；或阴寒内盛，血脉挛缩，则血液凝滞而运行不畅，导致血液在身体组织中瘀积不散，形成瘀血。这一理论，早在《黄帝内经》就已形成，如《灵枢·痈疽》记载：“寒邪客于经络之中则血泣，血泣则不通。”历代医家，对这一理论基本认同，《诸病源候论》记载：“寒则血结，温则血消。”《医林改错·积块》描述：“血受寒则凝结成块。”

五、血热致瘀

外感火热邪气，或体内阳盛化火，内入于血，煎熬血中津液，血热互结，致血液黏稠而运行不畅；或热灼脉络，迫血妄行导致血溢脉外，血液停滞于体内不散，而成瘀血。《金匮要略》中记载："热之为过，血为之凝滞。"《医林改错·积块》中描述："血受热则煎熬成块。"

第二节 瘀血致病的特点

瘀血形成之后，停积于体内而不散，不仅失去血液的濡养作用，而且会导致新的病变发生。瘀血的致病特点，主要表现在以下几个方面。

一、瘀血致病的病机特点

（一）易于阻滞气机

血为气之母，血能载气。瘀血一旦形成，必定会影响或加重气机郁滞，所以"血瘀必兼气滞"。而气为血之帅，气机郁滞，又可以导致局部或全身的血液运行不畅。从而出现血瘀气滞、气滞血瘀的恶性循环。如局部外伤，血脉破损，血出致瘀，可使受伤部位的气机郁滞，出现局部青紫、肿胀、疼痛等症。

（二）影响血脉运行

瘀血为血液运行失常的病理产物，在瘀血形成之后，无论其瘀滞于脉内，还是留积于脉外，均可影响心、肝、脉等脏腑的功能，导致局部或全身的血液运行失常，如瘀血阻滞于心，心脉痹阻，气血运行不畅，可致胸痹心痛；瘀血留滞于肝，可致肝脏脉络阻滞，气血运行障碍，故有"恶血归肝"之说；瘀血阻滞于脉，损伤脉络，血溢脉外，可致出血、色紫暗有块等；瘀血阻滞经脉，气血运行不利，形体官窍因脉络瘀阻，可出现口唇、爪甲青紫，皮肤瘀斑，舌有瘀点、瘀斑，脉涩不畅等。

（三）影响新血生成

瘀血为病理性产物，已失去了对机体的濡养滋润作用。瘀血留滞在体内，特别是瘀血日久不散，则会影响气血的运行，致脏腑失于濡养，功能失常，就会影响新血生成，此所谓“瘀血不去，新血不生”。故久瘀之人，常可出现失去濡养的临床特征，如肌肤甲错、毛发不荣等。《血证论·男女异同论》描述：“瘀血不行，则新血断无生理……盖瘀血去则新血易生，新血生而瘀血自去。”揭示了瘀血与新血生成之间的辨证关系。

二、血瘀证症状表现

瘀血致病，症状繁多。瘀血一旦停滞于身体某个部位，多难于消散，故瘀血致病，具有病位固定的特征，瘀血停滞的部位不同，形成原因不一，兼邪不同，其病理表现各异。如瘀阻于心，血行不畅则胸闷心痛；瘀阻于肝，气机郁滞，血行不畅，经脉瘀滞，可见胁痛、癥积肿块；瘀阻于肺，宣降失调，或致肺络损伤，可见胸痛、气促、咯血；瘀阻于胞宫，经行不畅，可见痛经、闭经、经色紫暗、有块；瘀阻于肢体肌肤，可见肿痛青紫；瘀阻于脑，脑络不通，可致突然昏倒，不省人事，或留有严重的后遗症，如痴呆、语言謇涩等。此外，瘀血阻滞日久，也可化热。所以说瘀血致病，病证繁多。其主要病症特点可大致归纳如下：

1. 疼痛

瘀血所致疼痛，一般为刺痛，痛处固定不移，拒按，夜间痛势更甚。

2. 肿块

瘀血积于皮下或体内则可见肿块，肿块部位多固定不移。如体表血肿，表现为局部青紫，肿胀隆起；若瘀积在体内，称为癥积，表现为扪之质硬，坚固难移。

3. 出血

部分瘀血为病，可表现出血之象，通常血色紫暗，或夹有瘀血块，出血量少而血流不畅。

4. 皮肤黏膜颜色紫暗

内有瘀血，皮肤黏膜表现紫暗色，一是面色晦暗或暗黑，口唇、爪甲青紫；肌肤甲错，或有瘀斑青紫等；二是舌质紫暗，或舌体有瘀斑、瘀点，舌下静脉青紫迂曲等。

5. 脉证

涩脉是瘀血证的主要脉象，“血积经隧，则脉涩不利”。涩脉的特点，描述为如“轻刀刮竹”，往来艰涩，迟滞不畅。

第三节　瘀血病证诊断

一、血瘀证的诊断标准

血瘀证是一个重要的中医临床证候，全身各种疾病中都有血瘀证型。传统中医学关于血瘀证的诊断，主要根据临床症状和体征。随着现代医学的发展，疾病的诊断，日趋标准化和精准化，关于血瘀证和活血化瘀治法的研究越来越深入，确立了血瘀证的诊断标准，和血瘀证量化标准。

中国中西医结合学会活血化瘀专业委员会在 1982 年 12 月召开的全国活血化瘀专业委员会第一次学术会议上，议定了血瘀证诊断标准试行。2016 年，中国中西医结合学会活血化瘀专业委员会第五次修订了血瘀证的诊断标准，称为“实用血瘀证诊断标准”[1]。该诊断标准经过了可靠性和真实性检验，对临床实践和科学研究具有指导作用。具体如下：

（一）主要标准

（1）舌质紫暗或有瘀斑、瘀点；
（2）面部、口唇、齿龈、眼周及指（趾）端青紫或暗黑；
（3）不同部位（如舌下、结膜、眼底、口腔黏膜、腹壁、下肢、消化道等）静脉曲张或毛细血管异常扩张；

（4）离经之血（出血后引起的脏器、组织、皮下或浆膜腔内瘀血、积血）；

（5）间歇性跛行；

（6）腹部压痛抵抗感；

（7）闭经或月经暗黑有块；

（8）影像学显示血管闭塞或中重度狭窄（≥50%，行介入治疗或外科手术后不满足该条件者除外）血栓形成、梗塞或栓塞，或脏器缺血的客观证据。

（二）次要标准

（1）固定性疼痛，或刺痛、绞痛，或疼痛入夜尤甚；

（2）肢体麻木或偏瘫；

（3）痛经；

（4）肌肤甲错（皮肤粗糙、肥厚、鳞屑增多）；

（5）精神狂躁或善忘；

（6）脉涩或结代，或无脉；

（7）脏器肿大、新生物、炎性或非炎性包块、组织增生；

（8）影像学等检查显示有血管狭窄；

（9）血液流变性、凝血、纤溶、微循环等理化检测异常，提示血液循环瘀滞；

（10）近 1 个月有外伤、手术或人工流产。

凡符合主要标准 1 条，或次要标准 2 条，即可诊断血瘀证。

按主要标准每条 2 分，次要标准每条 1 分，可作为血瘀证量化诊断标准。

二、血瘀证兼证诊断标准

血瘀证是一个重要的中医证候，在临床中大多数疾病同时有多种证候表现，单纯的血瘀证比较少，血瘀证候常常与其他证候同时并存。不同疾病的各种血瘀证候的表现不同。在中医历代典籍中，没有统一的描述。中国中西医结合学会活血化瘀专业委员会，在2012年通过专家论证，第九次全国中西医结合血瘀证及活血化瘀研究学术大会，确立了六个类型血瘀兼证的诊断标准[2]，详细如下：

1. 气虚血瘀证

临床表现：神疲乏力，气短，少气懒言，汗出。舌体胖大有齿痕，舌质淡暗，苔薄白，脉细涩，或脉结代。

2. 血虚血瘀证

临床表现：口唇、指甲、黏膜颜色淡白，面色萎黄无华，头晕，心悸，失眠。舌淡，脉细涩，或脉数。

3. 气滞血瘀证

临床表现：胸胁、脘腹胀闷或疼痛，乳房胀痛，小腹胀痛、刺痛，心烦易怒。舌质暗红，脉弦。

4. 寒凝血瘀证

临床表现：畏寒肢冷，四肢厥冷，遇冷加重，面色苍白。舌淡暗，苔白，脉沉，或脉紧，或脉迟，或脉弦。

5. 痰浊血瘀证

临床表现：痰涎，胸脘满闷，眩晕，嗜睡。舌暗，苔白腻，脉短滑，或脉弦，或脉沉滑。

6. 热毒血瘀证

临床表现：发热，尿黄赤，口臭、口苦、口干，便秘。舌暗红，苔黄厚，或苔腻，苔薄黄，脉数，或脉滑。

第四节 血瘀病证治疗

《素问·阴阳应象大论》中提到“血实者宜决之”，《素问·至真要大论》中指出，“疏其血气，令其条达”。即是通过活血化瘀的方法，使血气通畅，消除瘀血。唐容川《血证论·瘀血》:“既有瘀血，便有血瘀之证。”不同病的瘀血证有不同的病因病机，所以瘀血病的治疗不是单一的活血化瘀。血瘀证的治疗，经历千年，积累了丰富的经验。血瘀证的治则，总以去瘀为要。

一、血瘀证的治疗原则

（一）重视气血

气和血，是构成人体生命活动的物质基础。气为阳，血为阴，阴阳互根，在中医理论中，气和血存在着互生互用的关系。气为血之帅，气能生血，气能行血，气能摄血；而血为气之母，血对气有濡养和运载功能。《素问·调经论》:“气血不和，百病乃变化而生。”气虚可以导致血虚，血虚可以导致气虚；气滞可以导致血瘀，血瘀可导致气滞。气血相互影响，所以在治疗血瘀证时，需要顾及气，治疗上有补气、行气、调气等方法。

（二）辨证治瘀

瘀血是一种病理产物，引起瘀血的病因病机，有气滞血停而血瘀，有气虚血停而血瘀，有血瘀而血行瘀滞，有寒滞血凝而血瘀，有血受热煎熬成块而血瘀，有热迫血妄行离经而成瘀，或外伤血积而成瘀等。所以要辨证使用化瘀治法，常见的血瘀证治法如下。

1. 温通化瘀法

寒凝血瘀，是瘀血形成的主要病机。《素问·调经论》云:“寒独留，则血凝泣，凝则脉不通”，且“血气者，喜温而恶寒，寒则泣不能流，温则消而去之。”所以血气宜温通，治疗寒凝血瘀，采用温通化瘀法。临床适用于阴寒或阳虚寒伴血瘀证的疾病，如周围血管病、风湿性关节炎、冠心病、痛经等属寒凝血瘀证者。温通化瘀法，代表方剂，如：温经汤、生化汤，具有温性的化瘀药物有：五灵脂、红花、乳香、莪术、姜黄、桂枝等。

2. 泻热通瘀法

张仲景提出："瘀热在里，因血热凝结，当用泻热通瘀法。"热邪可使血液运行失常，导致血瘀；而血瘀又可成为热邪滋生的内环境，两者相互作用，形成热瘀互结的病理特点。泻热通瘀法通过清热解毒、活血化瘀，达到治疗的目的，泻热通瘀法，适用于热毒瘀结或瘀滞日久化热病证。泻热逐瘀法的代表方剂，桃核承气汤、大黄牡丹汤等，清热化瘀的药物有：大黄、丹皮、赤芍、生地等。

3. 行气化瘀法

行气化瘀法的病机主要是针对气滞血瘀的症状。气为血帅，血随气行，气滞则血瘀，又血瘀时，气必滞，相互影响，形成气滞血瘀。这种状态常见于疡科疾病，急性炎症早期出现的气滞血瘀症状，以及各种肿瘤、气瘿、乳癖等病情与情绪变化有密切联系的疾病。《丹溪心法》强调，久病必瘀，"久病要开郁""治病先调气""活血用行气，治气用行血"，行气药能加强活血药的作用。行气化瘀法的代表方剂，如复元活血汤、血府逐瘀汤、丹参饮等，行气化瘀的常用药物有：川芎、郁金、姜黄、延胡索等。

4. 益气活血法

心主血脉，血脉正常循行，依赖心气心阳的鼓动。当心气、心阳虚衰，无力鼓动血脉时，血行失畅，气虚血瘀，五脏失养。《景岳全书》指出："气虚而血滞"，"气弱而不利"，多见于久病或体虚气弱伴血瘀证者，这类病证当用益气活血法，通过补充心气、心阳，以及活血化瘀，达到气旺则血行，活血而不伤正的效果。益气活血法的代表方剂，如补阳还五汤，黄芪桂枝五物汤。益气活血的常用药物如：黄芪、川芎、当归等。

5. 养血活血法

《血证论》云："血有虚而滞者，宜补之活之"。瘀血不祛，新血不生，是唐容川重要的血瘀治疗原则，强调通过祛除瘀血，恢复血液的正常循环和新陈代谢，以此促进疾病的康复。养血活血方法则是实现祛瘀生新思想的具体治疗手段之一，养血活血方法就是在补充新血的同时，通过改善血液循环，帮助清除瘀血，恢复脏腑的正常生理功能，使气血得以化生。多采用养血与活血化瘀药合用，代表方剂，如桃红四物汤。养血活血药物可选用当归、鸡血藤、丹参等。

6. 滋阴化瘀法

阴虚可以导致血液运行不畅，形成瘀血；而瘀血又可进一步损伤阴液，体内阴液不足，进而出现虚火上炎症状，即阴虚生内热。《景岳全书》中提到："血有虚而微热者，宜凉补之，以生地、麦冬、沙参、芍药……"。滋阴化瘀法适用于既有血瘀又有阴血耗伤，虚热不退的病证。如临床可用于肺结核咳血、动脉炎、肿瘤见阴虚血瘀发热者。滋阴化瘀法的代表方剂可选一贯煎、鳖甲煎丸等。常用药物如：生地、玄参、麦冬、知母等。

7. 止血化瘀法

瘀血不仅指血液在脉络中停滞，还有离经之血，瘀血不去，血不循经，出血不易止。止血化瘀法，通过活血化瘀的方法来疏通血脉，排除瘀血，从而达到止血的目的，适用于出血性疾病，如脑出血、消化道溃疡出血、经血、手术出血等。代表方剂如：花蕊石散、失笑散等。常用止血化瘀药物有：三七、蒲黄、花蕊石等。

8. 祛痰化瘀法

痰浊湿邪，易阻滞气机，阻碍血液的正常运行，致经脉不利，形成血瘀，血瘀又使得痰浊难以化解。《丹溪心法》提出了"痰夹瘀血"的发病学说，并用活血消痰，软坚散结法来治疗。痰瘀互结证，临床可见于冠心病心绞痛、脑卒中、慢性支气管炎等。代表方剂如：瓜蒌薤白白酒汤。化痰利湿祛瘀药物，如瓜蒌、皂刺、益母草、泽兰等。

9. 通下化瘀法

通下化瘀法多用于阳明里实证伴血瘀证，或血瘀证兼有腑气不通者，这种病证在急腹症中多见。临床常见于急性不全性肠梗阻、急性胰腺炎、急性阑尾炎等。代表方剂，如桃核承气汤、下瘀血汤、抵挡汤等，通里攻下与泻热化瘀合用。

10. 软坚破瘀法

《景岳全书》提出："血有蓄而结者，宜破之逐之"。在《女科经纶》中提到"善治癥瘕者，调其气而破其血"的治法，指出"癥为血积，非攻不能破，瘕为气聚，非行不能散。"这表明了对于瘀血所形成的坚硬结块，需要通过调气和破血的方法来治疗。本法适用于血瘀重证或癥瘕，如肝硬化、乳腺纤维瘤、子宫肌瘤等。选用软坚散结和活血化瘀药物合用的方剂，如鳖甲煎丸、化癥汤。

（三）辨部位治瘀

不同部位的血瘀，其症状和治疗方法也不尽相同，如头痛、胸痹、痛经、跌打损伤等。而中药特有的性味归经属性，使不同部分的瘀血，可以针对性地选择特定的药物和特定方剂。

清代王清任在《医林改错》中，分别针对不同部位的瘀血证立方。如瘀阻头面的病证，如头痛昏晕、耳聋年久、头发脱落等，立通窍活血汤；针对胸中瘀血证，立血府逐瘀汤，临床可用于冠心病心绞痛、胸部挫伤，还可以治疗瘀血阻滞胃络的胃炎病等；针对上腹部的血瘀证，用膈下逐瘀汤，临床可用于慢性肝炎、缩窄性心包炎、腹部癥块等；寒凝血瘀下腹引起的病证，立少腹逐瘀汤，在妇科病及肠道病中有广泛的应用，如痛经、月经不调、盆腔炎、阑尾炎等；腰腿、四肢关节疼痛属血瘀证者，可选身痛逐瘀汤。

（四）辨轻重程度治瘀

活血化瘀药物的性味，多为辛、苦、温，部分动物类药味咸。辛味能散、能行，苦味则通泄，咸味则软坚散结。温性则有温经通脉的作用。不同药性的活血药，活血化瘀药力不一样，临床上可根据血瘀轻重程度来选择药物。根据活血化瘀药物作用的强弱和临床应用的不同，分为以下几类：

（1）和血类药物：这类药物具有养血和活血的作用，适用于血虚血瘀相结合的病证。常用的和血类药物包括当归、丹参、赤芍、丹皮、鸡血藤等。

（2）活血类药物：这类药物主要具有活血化瘀的作用，适用于瘀血阻滞所致的各种疼痛。常用的活血类药物包括川芎、红花、郁金、三七、大黄、益母草、元胡、乳香、没药等。

（3）破血类药物：这类药物具有较强的破血消癥攻坚作用，适用于瘀血内阻所致的癥瘕积聚等病证。常用的破血类药物包括三棱、莪术、水蛭、虻虫、土鳖虫等。

二、活血化瘀常用方剂

（一）血府逐瘀汤

来源：王清任《医林改错》。

组成：桃仁四钱，红花三钱，当归三钱，生地黄三钱，川芎一钱半，赤芍二钱，牛膝三钱，桔梗一钱半，柴胡一钱，枳壳二钱，甘草一钱。

功用：活血化瘀，行气止痛。

主治：胸中血瘀，血行不畅。疾病包括胸中血瘀所致的胸痛、头痛，这些痛症往往日久不愈、痛如针刺且有定处。此外，血府逐瘀汤还可用于治疗呃逆日久不止、内热烦闷、心悸失眠、急躁易怒、入暮潮热、唇暗或两目暗黑等症状。舌质暗红、舌上有瘀斑或瘀点、脉涩或弦紧也是其主治的体征。

药理作用：主要具有改善血液流变性、抑制血小板聚集、改善微循环，还具有抗炎、保护心肌细胞、增强免疫功能、调节血脂降低同型半胱氨酸预防动脉硬化、促进血管新生等作用[3, 4]。

临床应用：血府逐瘀汤被广泛用于治疗冠心病心绞痛、风湿性心脏病、胸部挫伤；脑震荡后遗症、中风后遗症之头晕头痛；精神抑郁；急性胃炎、慢性胃炎等。

（二）桃红四物汤

来源：清《医宗金鉴》。

组成：桃仁二钱，红花二钱，当归三钱，熟地黄三钱，川芎二钱，白芍三钱。

功用：活血调经。

主治：治疗血瘀引起的经量过少、闭经、痛经，或经行不畅而有血块，色紫暗，或月经过多、淋漓不净，经期延长，崩漏，经行发热，尖锐湿疣等症状。

药理作用：具有改善血液循环、降低血黏度、抗凝血，抗炎、止痛、调节血脂、血糖代谢及内分泌等作用[5, 6]。

临床应用：可用于治疗妇科疾病如月经不调、痛经等。在临床应用中，根据患者具体症状，还可以对桃红四物汤进行适当加减，以增强疗效。若患者出现小腹胀痛，可以加入路路通、红藤、忍冬藤以活血通络；若有小腹冷痛，可以加入肉桂、小茴香以温经止痛；若伴随神疲乏力，可以加入党参、白术、黄芪以健脾益气。桃红四物汤在治疗黄褐斑时会加入白芷、桑叶等药物，以增强其引经和祛斑的效果。

（三）桃核承气汤

来源：张仲景《伤寒论》。

组成：桃核 50 个，大黄四两，桂枝二两，炙甘草二两，芒硝二两。

功用：破血下瘀。

主治：下焦蓄血。少腹急结，小便自利，谵语烦渴，至夜发热，甚则其人如狂。

药理作用：具有改善血液循环、促进血管扩张、降低血黏度等作用，有助于改善微循环障碍和缓解瘀血引起的症状。桃核承气汤由于其益气养阴、活血化瘀、润肠通下作用，可以改善胰岛细胞功能，有降血糖的作用；还能利胆，降低 AST、ALT，对肝脏有保护作用。此外，桃核承气汤还可能对内分泌系统有一定的调节作用，从而在治疗妇科疾病方面发挥作用。

临床应用：主要用于治疗瘀血阻滞引起的经期过长、月经后期、闭经、痛经、产后癃闭、盆腔结缔组织炎、陈旧性异位妊娠包块、胎死腹中、交接疼痛，以及瘀热引起的经行精神异常，还包括湿热瘀毒引起的绒毛膜癌、葡萄胎等疾病。

（四）少腹逐瘀汤

来源：王清任《医林改错》。

组成：小茴香七粒，干姜二分，延胡索一钱，当归三钱，川芎一钱，官桂一钱，赤芍二钱，蒲黄三钱，五灵脂二钱。

功用：活血祛瘀，温经止痛。

主治：活血化瘀和络止痛，适用于治疗因血瘀所引起的疼痛症状，如腹部术后疼痛、跌仆损伤疼痛、下焦蓄血、胁下积块等症状。

药理作用：少腹逐瘀汤中的药物具有促进血液循环、改善微循环、消炎止痛等作用。例如，当归、川芎、赤芍等药物能够养血调经、活血化瘀，对于治疗妇科瘀血内阻的疾病如痛经、月经不调等有一定的疗效。小茴香、肉桂、干姜等药物则具有温里散寒的作用，能够温经止痛，适用于寒凝血瘀所致的疼痛症状。

临床应用：少腹逐瘀汤可以根据不同的病情加减药物。例如，若患者腹部术后疼痛，可以加入泽兰、红花、桃仁等药物；若为跌仆损伤引起的疼痛，可以加入丹参、王不留行或服用三七粉、云南白药、血竭等药物。

（五）通窍活血汤

来源：王清任《医林改错》。

组成：赤芍一钱，川芎一钱，桃仁三钱，红花三钱，老葱三根，红枣七个，麝香五厘，黄酒半斤。

功用：活血通窍，祛瘀开闭。

主治：瘀阻头面引起的头痛，以及耳聋、脱发、面色青紫等症状。在妇科方面，它主要用于治疗经行头痛之瘀阻头面证，症状表现为经期或行经前后头痛昏晕，经色紫暗夹块，量少或排出不畅，小腹胀痛拒按；舌质紫暗或有瘀点，苔薄等。

药理作用：通窍活血汤具有抑制血小板聚集、预防血栓形成、保护神经细胞及心肌细胞、保护缺血性脑损伤及改善心肌缺血、抑制脑血管痉挛等作用。通窍活血汤中的麝香含有麝香酮等成分，能兴奋中枢神经系统、呼吸中枢及心血管系统，具有一定的抗菌和促进腺体分泌及兴奋子宫等作用。这些作用有助于活血通络，从而改善血液循环，缓解由瘀血引起的症状，特别是脑和心脏的瘀血。

临床应用：通窍活血汤在中医临床上主要用于治疗由瘀血引起的头痛、耳聋等症状，以及心血管病、妇科瘀血相关疾病，如高血压头痛、经行头痛，还被用于治疗白癜风、面部色素沉着等疾病。

（六）膈下逐瘀汤

来源：王清任《医林改错》。

组成：五灵脂、当归、桃仁、红花、甘草各三钱，川芎、丹皮、赤芍、乌药各二钱，玄胡、香附、枳壳各一钱半。

功用：活血祛瘀，行气止痛。

主治：气滞血瘀性痛经、闭经、癥瘕等病证。

药理作用：具有抑制血小板聚集、预防血栓形成的作用，能够改善血液循环，减少血液黏稠度，以及保肝护肝、镇静镇痛等作用。

临床应用：膈下逐瘀汤主要应用于治疗冠心病、肝脏疾病，及妇科疾病，如气滞血瘀性心绞痛、肝硬化、肝癌，及痛经、闭经、癥瘕等病证。还被现代医学发展应用于治疗慢性肝炎、卟啉病、缩窄性心包炎、异位妊娠、肠结核以及腹部癥块等病证。

（七）温经汤

来源：《金匮要略》。

组成：吴茱萸三两、当归三两、芍药二两、川芎二两、人参二两、桂枝二两、阿胶二两、牡丹皮二两、生姜二两、甘草二两、半夏半升、麦冬一升。

功用：温经散寒，养血祛瘀。

主治：冲任虚寒、瘀阻胞宫证等妇科疾病。

药理作用：温经汤作用于下丘脑-垂体-卵巢性腺轴，促进黄体生成素的分泌、调节生长激素分泌、降低催乳素，对内分泌异常具有双向调节作用。它还能改善血液流变，降低血黏度，改善末梢血液循环和子宫及周围组织的生理效应，促进新陈代谢和造血，具有镇痛、增强机体抗寒冷能力等作用。

临床应用：它适用于治疗由冲任虚寒和瘀血阻滞引起的漏下不止、

月经不调、经行腹痛、闭经、不孕等病证。

（八）失笑散

来源：宋《太平惠民和剂局方》。

组成：蒲黄、五灵脂等份。

功用：活血祛瘀，散结止痛。

主治：瘀血停滞。

药理作用：主要具有镇静、镇痛作用，降低血黏度、促进凝血作用，还具有降压、调脂、抗动脉硬化、增强宫缩等作用。

临床应用：多于治疗妇科疾病，特别是与血瘀相关的症状。如用于治疗瘀阻胞宫引起的产后心腹疼痛，以及瘀血阻滞，新血难安引起的月经过多、崩漏、痛经等症状。

（九）补阳还五汤

来源：《医林改错》。

组成：黄芪四两、赤芍一钱半、川芎一钱、当归尾二钱、地龙一钱、桃仁一钱、红花一钱。

功用：补气活血通络。

主治：中风后遗症之气虚血瘀证。

药理作用：具有抑制血小板聚集及血栓形成，减少血液黏稠度、改善血液循环，扩张脑血管、增加脑血流量及增加冠脉流量，及降压、抗炎、强心、调血脂，提高机体免疫功能、缓解疼痛等作用。

临床应用：补阳还五汤主要用于治疗脑血管疾病的恢复期和后遗症期，还可用于治疗因气虚血瘀而引起的其他疾患，如胸痹（冠心病）、眩晕（高血压、颈椎病、脑供血不足）、痹病（腰椎病、肢体关节疼痛）等。

（十）桂枝茯苓丸

来源：《金匮要略》。

组成：桂枝、茯苓、牡丹、桃仁、芍药各等份。

功用：活血化瘀，缓消癥块。

主治：瘀阻胞宫证，包括妇人素有癥块，妊娠漏下不止，或胎动不安，血色紫黑晦暗，腹痛拒按，或经闭腹痛，或产后恶露不尽而腹痛拒按等症状。患者的舌质可能呈紫暗或有瘀点，脉沉涩。

药理作用：调节血液流变、改善血液的“黏、浓、凝、聚”的作用，并抑制血小板凝集、抑制血栓形成；具有镇痛、抗炎作用；对子宫平滑肌有兴奋与抑制的双向调节作用；还有调节内分泌、调节免疫的作用。

临床应用：用于治疗子宫肌瘤、卵巢囊肿等妇科病症，还能对月经不调、不孕等生殖问题有所帮助。尤其对于未生育者，及早治疗可以避免病程日久导致的粘连问题，增加治疗的效果。

第五节　李一明教授在疾病诊治中重视瘀血

活血化瘀法，在内外科、妇儿科、五官科、皮肤科等各系统疾病中有广泛应用。李一明教授强调，应将西医的辨病与中医辨证相结合，采用活血化瘀法治疗各种疾病，尤其在心血管疾病、脑血管疾病、胃脘痛、咳嗽、痹证等，取得了满意效果。下面将介绍李一明教授用活血化瘀法治疗上述疾病的主要经验和用药心得。

一、胸痹心痛

冠心病，即冠状动脉硬化性心脏病，是冠状动脉壁形成粥样斑块，导致冠脉管腔狭窄或梗阻，影响冠状动脉血液循环障碍，造成心肌缺血缺氧。出现胸骨后或心前区压榨样疼痛或闷痛等主要临床症状，并可向左肩臂、颈等放射。中医关于本病的最早记录见于《内经》。《灵枢·五邪》：“邪在心，则病心痛”；《素问·脏气法时论》详述其症状“心病者，胸中痛，胁支满，胁下痛，膺背肩胛间痛，两臂内痛。”《素问·缪刺论》对称此病为“猝心痛”或“厥心痛”，将心痛严重者，并可迅速导致死亡者，称为“真心痛”；汉代张仲景所著《金匮要略》中正式提出“胸痹”病名，并指出了病机“阳微阴弦，即胸痹而痛”，立方“栝蒌薤白白酒汤、栝蒌薤白半夏汤、栝蒌薤白桂枝汤”等方药治疗。清代王清任认为血瘀是胸痹病的主要病因，《医林改错》中以“血府逐瘀”治疗。

随着现代医学研究的发展，认为心血管病多与“瘀”相关，无论因病致瘀，或因瘀致病，从“瘀”论治是贯穿心血管病的始终。引起血瘀的病因及机制有多种多样，故可采用的化瘀方法也有很多，如益气化瘀法、理气化瘀法、清热化瘀法、利水化瘀法、活血化瘀法、补血化瘀法、化痰祛瘀法、开窍化瘀法等。

关于冠心病心绞痛血瘀证机制的现代医学研究，主要是结合现代理化指标，进行客观化研究，围绕辨证相关因素、微观表征及证候的客观化研究等。如：冠状动脉病变的程度，以冠脉造影为客观指标，冠脉狭窄 Gensini 积分与血瘀证积分相关性分析，呈正相关。冠状动脉硬化、血管内膜损伤、平滑肌细胞增殖等微观表征提示了瘀血的存在事实。心功能减退，以心脏彩超的左心室功能测定量化，与中医“心气虚”呈正相关，揭示心气虚，血运不畅是血瘀形成的机制。血液流变学改变，特别是血黏度增高，作为“血瘀证”的客观诊断指标。

李一明教授认为，引起胸痹的可以为寒凝、气滞、痰浊及瘀血，但其核心病机总为心脉痹阻，活血化瘀法在心血管疾病的治疗中有着重要的作用。通常会使用如桃仁、红花、丹参、川芎等具有活血化瘀作用的中药，改善血液循环，缓解胸闷、心悸等症状。

现代药理学对活血化瘀药物作了深入研究。如从丹参中已分离的化学成分有 100 多种，其中丹参酮 IIA，主要心血管药效为：扩张冠状动脉血管，清除氧自由基，逆转心肌肥厚，改善心脏功能等，还能抑制血小板聚集、抗凝、改善微循环，阻止细胞内钙超载、脂质过氧化物损害，动脉粥样硬化时炎症递质的表达，从而防治动脉粥样硬化等。其中成药产品，有丹参酮注射液、丹参注射液，及复方丹参滴丸、丹参片等。川芎的心血管药效：防治心肌缺血再灌注损伤，保护血管内皮细胞，调节钙钠离子通道，抗炎等作用。其中成药制剂有川芎嗪注射液、速效救心丸等。红花的心血管药效：扩血管、抗凝、抗血栓形成，增加冠脉血流量，改善心肌能量代谢，调脂、抗氧化、抗动脉硬化等作用等等。

案例 患者邹某，女，58 岁，于 2023 年 10 月 10 日初诊。患者反复于劳累后出现心前区阵发性胸闷痛 1 个月，持续 1～2 分钟，休息后可缓解，伴心慌，有左颈肩部疼痛，无下肢水肿；含服硝酸甘油，胸闷痛症状能迅速缓解。刻下症：慢跑活动可诱发胸闷痛，体力活动受限，形体较胖，纳食可，大小便正常。舌质淡紫暗，有瘀斑，苔白滑，脉沉涩。属痰湿与瘀血互结，心脉痹阻之证，祛瘀化痰，通脉止痛为主，治疗以血府逐瘀汤加减：桃仁 10g、红花 5g、赤芍 10g、川芎 10g、川牛膝 10g、桔梗 10g、陈皮 10g、法半夏 15g、瓜蒌皮 15g、葛根 30g、薏苡仁 15g、甘草 5g，7 剂，水煎服，日 1 剂，分两次服。

二诊：2023 年 10 月 17 日。患者诉胸闷痛缓解约十去其七，无颈肩部疼痛，偶有心慌不适。舌质淡暗有瘀斑，苔白腻，脉细涩。原方去葛根，加桂枝 15g，继服 7 剂。2 个月后，患者因其他疾病再来就医，诉未再发胸闷胸痛。

按：冠状动脉粥样硬化性冠心病，中医属“胸痹心痛”，在中医辨证有多种类型，但总以心脉瘀阻为基本病机。本例心绞痛，除心脉血瘀证，还兼夹有痰湿证。肥人多痰，而且现代人们生活水平提高，肥甘厚腻饮食普遍存在，导致中焦脾胃受损，脾失健运，痰湿内生，影响气血运行，胸中瘀阻，引起胸闷、心痛发作。处方以血府逐瘀汤为主祛瘀通脉，行气止痛。方中去枳实，换瓜蒌皮，增强宽胸理气作用，患者伴颈肩痛，加葛根舒筋活络止痛。二诊时，患者症状明显减轻，无颈肩不适，改用桂枝，通心络止痛。方证对应，取得良好的效果。

二、中风

中风以突然昏仆、半身不遂、口舌歪斜、言语不利等为主要症状的一类疾病，病轻者可无昏仆而只见口舌歪斜或伴半身不遂，严重者可能会有生命危险。本病因发病急骤“若暴风之急速”，有昏仆、抽搐，与“风善行而数变”的特征相似，古代医家类比而称此类疾病为“中风”。本病在不同的阶段，还有不同的名称，如在初发病的卒中昏迷阶段，《内经》中有“仆击”“薄厥”“大厥”的称谓，在半身不遂的后遗症阶段，有《内经》中称为“偏枯”。关于中风病的病因，在《素问 · 通评虚实论》记录：“仆击偏枯，肥贵人则膏粱之疾也”，明确指出了过食肥甘厚腻的肥胖之人好发中风。关于病机的认识，《灵枢》认为是“虚邪偏客于身半”，汉张仲景也认为是内虚邪中，并将中风详细分为“中经”“中络”“中脏腑”，《金匮要略 · 中风历节病脉证并治》记录“夫风之为病，当半身不遂。寸口脉浮而紧，紧为寒，浮为虚，……浮者血虚，络脉空虚，贼邪不泻，或左或右，邪气反缓，正气即急，正气引邪，㖞僻不遂。邪在于络，肌肤不仁；邪在于经，即重不胜；邪入于腑，即不识人；邪入于脏，舌即难言，口吐涎。”治疗主要以疏风散邪，扶助正气为主，以小续命汤、大秦艽汤为代表方。明清时期的医家认为本病与外风无关，提出“内伤积损”，清代叶天士提出“内风”之说，阐述其发病机制为“精血衰耗，水不涵木，肝阳偏亢，内风时起”，中风的治疗，有滋阴息风、治火、治痰及治虚等各有偏重。而清代王清任，以气血虚立论，以补阳还五汤治疗，是现代临床常用的方剂。

李一明教授认为，中风的病因是多因素的，但病机都与瘀血相关，活血化瘀法是预防和治疗脑血管疾病的重要治法。

中风在西医学中的对应疾病为“急性脑血管病”，包括缺血性脑卒中和出血性脑卒中。不管是出血性还是缺血性脑卒中，都属于“中风病”，病机都与风、火、痰、虚、瘀有关，属本虚标实之证。现代医学认为，各种致病因素所造成的全身或局部组织或器官的缺血、缺氧，血液流变性和黏滞性异常，都可以概括在病理实质中，脑出血和脑缺血所致的颅内血肿、脑水肿、脑缺血以及由此产生的病理产物堆积，都是有中医瘀血的存在。中医血瘀证同时包括了血液运行不畅和离经之血，所以血瘀证，是缺血性脑卒中和出血性脑卒中的共同发病机制。血瘀证与动脉硬化和血管内皮损伤都有密切关系，血瘀证贯穿着脑卒中发生发展的始终。现代研究表明，活血化瘀法，可以改善出血病灶周围血液循环，减轻脑水肿，促进侧支循环的建立和开放。活血化瘀对动脉粥样硬化炎性操作有干预效应，对血液流变及血脂有调节作用，对脑缺血再灌注损伤有保护作用。有研究报道[7]，补阳还五汤能促进脑源性神经营养因子和神经生长因子在中枢神经系统的表达，而保护神经元。

案例　患者姚某，男，85 岁，2014 年 4 月 24 日初诊。中风后遗症 5 年余，左侧身体瘫软不能动，伴肢体麻木，发凉，言语謇涩不利，面色晦暗。舌质淡紫，苔白腻，脉沉细。辨证属气虚血瘀，络脉瘀滞。治法以益气活血、化瘀通络。处方：补阳还五汤加减：黄芪 30g、党参 20g、赤芍 5g、当归 10g、红花 3g、地龙 5g、土鳖虫 3g、丹参 5g、桑寄生 15g、怀牛膝 10g、桂枝 10g、白芍 10g、炒山楂 10g、莱菔子 5g，5 剂，水煎服，日 1 剂。

二诊：患者服药期间，家属反馈，服药 3 剂后，患者症状较前改善，精神气色皆有好转，手臂有微动，但是大便不通，嘱在剩下的 2 剂中另加人参 10g、桃仁 5g、枳壳 5g、瓜蒌 5g 同前水煎服，日 1 剂。

三诊：2014 年 4 月 29 日。患者精神、言语、体力症状较前有明显改善，仍大便不通，干结，数日一次。调整方药：黄芪 30g、人参 10g、当归 10g、白芍 10g、桃仁 5g、丹参 10g、地龙 10g、炒山楂 10g、莱菔子 10g、枳壳 5g、火麻仁 10g、蜜大黄 5g、芒硝 6g（冲服）、葛根 10g、黄连 5g、干姜 3g、附子 3g，2 剂，水煎服，日 1 剂。

四诊：患者服 1 剂后，大便通，后去芒硝、蜜大黄，加桑寄生 10g、麦冬 10g、白芍 5g。

后续以首方为基础加减治疗 2 个月，取得良好治疗效果[8]。

按：中风的病期，可以分为急性期、恢复期、后遗症期三个阶段，中风急性期有中经络和中脏腑两类。中风的治则，以急则治其标，缓则治其本。在急性期则治其标，中风后遗症期，以治本为主，兼治其标。本例为中风后遗症期，患者肢体瘫软不能活动，为肝肾阴虚，气血不足，筋脉失养；肢体麻木，发凉，舌质淡紫，为阳气虚衰，瘀血阻络，大便不通，苔腻，为痰湿食积导致腑气不通。初诊以益气活血、化瘀通络、消食化痰为治法，患者精神、肢体活动有改善，但大便不通，二诊以治腑实不通为主，少加温阳，以少火生气，大便得通后，去大黄、芒硝，后继以此基础上调理。

三、胃脘痛

《灵枢·邪气脏脏病形》记录“胃病者，腹胀，胃脘当心而痛。”明确指出了本病的病位及症状。“不通则痛”是痛症的基本病机，多与气滞血瘀相关，胃为水谷之海，主受纳、腐熟水谷，胃主通降，胃气不降，则出现脘闷纳呆、胃脘疼痛或胀满等症状，胃病多迁延日久，久病入络，久病多瘀。胃病致瘀的常见病因有：因虚致瘀，脾胃气虚是一个重要原因。当脾胃功能不足时，气血生化乏源，又脾主统血，脾气虚弱，导致血行无力，病久入络，留而为瘀。因气致瘀，可因情志抑郁，气机郁滞，导致血行不畅，而形成血瘀。因寒致瘀，胃脘部感受寒邪，或阴寒内盛，寒则血凝，引起胃病血瘀。因津枯致瘀，胃为阳明燥土之腑，赖阴液滋润以维持其正常的生理功能，故喜润而恶燥，然胃为阳土，其病易成燥热之害，损伤胃中津液，津液为血液的组成部分，津枯则血行不畅而成瘀。因热结血瘀，热结气壅，气机不畅，壅塞成瘀，日久瘀热互结。胃病瘀血形成，使胃络阻滞不通而胃失所养，胃黏膜受损，日久出现胃黏膜萎废不用，影响胃受纳、和降功能，出现相关症状。

李一明教授认为，胃痛病兼有瘀血者，治疗上应着眼于胃痛病辨证基础上结合活血化瘀、通络和胃法，进行综合治疗调理，使瘀去新生，络通血行，气血津液能滋养于胃络。临床上常配合使用丹参饮、失笑散等方，常用活血化瘀药物有当归、赤芍、丹参、川芎、莪术、三棱、蒲黄、五灵脂等。

现代研究认为，慢性胃炎胃黏膜充血、水肿、炎性渗出、糜烂出血，及黏膜结节状隆起改变等局部表现，均是胃络瘀阻的外在表现。中医理论认为胃部气血运行不畅，聚结不散，瘀血内阻于胃络，胃黏膜失于濡养，就会出现上述表现。活血化瘀药物，可以改善胃黏膜的血液循环，从而改善组织营养供应，可以增强吞噬细胞的功能，促进局部炎症吸收，促进胃固有腺体再生，并能抑制体液免疫，增强细胞免疫，从而促进胃黏膜的恢复。

案例 患者庞某，男，69 岁。于 2023 年 9 月 26 日初诊。患者反复胃脘疼痛 40 余年，曾做胃镜检查，诊断为慢性浅表性胃炎伴糜烂，经抑酸、护胃药物间断治疗，病情反复。近 1 个月，症状加重，服西药效果差。刻下症：胃脘部持续性隐痛，入夜更甚，伴反酸，烧心，纳差，乏力，二便正常。舌质淡暗，苔薄白，脉细涩。属胃脘痛，辨证脾胃气虚，血瘀阻络，方药以陈夏六君子汤合失笑散加减：党参 15g、炒白术 15g、茯苓 20g、陈皮 10g、法半夏 15g、砂仁 10g、海螵蛸 15g、浙贝母 10g、煅瓦楞子 25g、薏苡仁 15g、蒲黄 10g、五灵脂 10g、延胡索 10g、炙甘草 5g，10 剂，水煎服，日 1 剂，服 2 次。

二诊：2023 年 10 月 10 日。患者诉服药胃痛减轻，纳食不多，乏力减轻。但诉药味腥苦涩，难以下咽，以上方去五灵脂，加神曲 15g、炒鸡内金 15g，续 14 剂。

三诊：2023 年 10 月 24 日。患者诉胃痛已缓解，稍有烧心，纳食可，二便正常，舌质淡红苔薄白脉弦。患者纳食可，减鸡内金，余同前方，续 14 剂。

按：患者病程日久，脾胃素虚，脾不健运，气血化生不足，中焦气机不畅，久病成瘀，胃失濡养，出现胃脘疼痛，胃不受纳，纳食不多，乏力等症状。治疗以健脾益气，化瘀止痛为法，以六君子汤合失笑散化裁，方中陈夏六君子汤健脾益气、燥湿和胃；陈皮、砂仁、延胡索理气和胃而止痛，蒲黄、五灵脂化瘀定痛；海螵蛸、煅瓦楞子、浙贝母制酸和胃止痛；神曲、鸡内金和胃消食。李一明教授强调，慢性胃痛多兼有血瘀，谓“胃病久发，必有聚瘀”，“久病入络”亦是，治疗时应该重视活血化瘀药的应用，有瘀血证者，常加失笑散，并强调可配合行气活血木香、延胡索、郁金等药物；久病防变，胃痛经久不愈者，当防恶性病变，注意及时行胃镜检查。

四、咳嗽

咳嗽，是因肺失宣降，肺气上逆，咳吐痰液，是肺系疾病的主要症状之一。《素问·宣明五气论》即指明咳嗽的病位在肺：“五气所病，肺为咳。”关于咳嗽病因的认识，《素问·咳论》指出，“五脏六腑，皆令人咳，非独肺也。”在咳嗽诸多的病因病机中，不可忽视瘀血致咳的重要性。肺主气，朝百脉，主宣发肃降，外感六淫邪气，邪气客肺，肺气失宣肃，邪气羁留，积而成饮成痰，使肺气不宣，气血不行，以致血停成瘀，瘀血与痰饮互结，阻于气道，可见咳嗽、喘息等症。邪实瘀阻日久，入里化热或情志不畅，郁而化火，火热伤津，气滞血瘀，气血瘀阻，久而成痿，所以瘀血证，多见于久病之肺胀、肺痿患者。然亦有久病体虚之人，肺主气，气为血之帅，气血不足，瘀血内生，复感外邪，邪伤肺卫，肺气上逆而作咳，故新咳之人，也可以有血瘀证。

现代医学认为，炎性因子影响到肺组织，患者肺支气管内皮细胞受损伤，毛细血管基底膜增厚，形成血栓或管腔纤维化，甚至闭塞，从而引起肺循环障碍。慢性阻塞性肺病患者，反复感染，痰液阻塞，使肺组织长期缺氧，刺激细胞增多，纤维蛋白原升高，血液黏稠度增高，血液处于高凝状态。肺纤维化本质上也是在炎性反应的基础上发展而来的，而慢性肺病患者本身正气亏虚，或气虚，或阳失温煦，或气机郁滞，易形成血瘀。各种致病因子可造成局部（肺）或全身组织的缺血缺氧、血液流变性异常或循环障碍，导致组织器官水肿、炎性渗出或血栓形成、组织变性或增生等病理变化，均有中医瘀血病机。

李一明教授强调，在慢性肺病或久病体虚患者的咳嗽治疗中，要重视瘀血的存在，发挥中医辨证论治的优势，在辨证指导下，有效配合使用活血化瘀药物。临床上常用的活血化瘀药物有当归、川芎、桃仁、红花、丹参、赤芍、三七、三棱、莪术、水蛭、地龙等。

案例　患者王某，男，62 岁。初诊日期：2023 年 10 月 10 日。主诉：咳嗽 30 余天。病史：患者 1 个月余前不慎受凉后，出现鼻塞流涕、打喷嚏，咽痛，咳嗽，咳黄色或白色痰，无伴发热、头痛等症状，在呼吸科就医，实验室检查：血象不高，肺炎支原体阴性，呼吸道病毒阴性。先后服用新康泰克、复方愈创木口服液、桉柠派软胶囊、莫西沙星等药物，效果欠佳。目前仍咳嗽气急，呈阵发性，咳痰色白，伴咽干，流涕，纳食、二便正常。舌质淡暗红，有瘀斑，舌苔薄白，脉细涩。西医诊断：急性支气管炎，中医是咳嗽病，证属风寒袭表，痰瘀阻肺，治以宣肺散寒，化痰散瘀止咳，方以射干麻黄汤合止嗽散加减：蜜麻黄 5g、射干 10g、紫菀 20g、陈皮 10g、法半夏 15g、荆芥 10g、浙贝母 10g、白前 10g、玄参 15g、蝉蜕 10g、瓜蒌 10g、炒莱菔子 15g、紫苏子 15g、桔梗 10g、杏仁 10g、丹参 20g、甘草 5g，6 剂，水煎服，日 1 剂，分 2 次服。

二诊：2023 年 10 月 24 日。患者诉服上方 6 剂后，咳嗽减轻约八成而停药，但近 2 天病情又有反复，咳嗽咳痰不多，黄白色痰。舌质淡暗红有瘀斑，苔薄白，脉细涩。上方加川芎 10g、地龙 15g，续 6 剂服后病愈。

按：患者不慎感受风寒外邪，邪犯肺卫，肺失宣肃，则咳嗽、流涕；肺主通调水道，为水之上源，肺气不宣，水饮内停，化生痰湿，痰瘀互结，壅阻肺气，出现气急咳嗽、咯痰；痰湿郁久化热，热熏灼咽喉，出现咽干。舌质淡暗红有瘀斑，苔薄白，脉细涩，四诊合参，属咳嗽风寒袭表，痰瘀阻肺证。治疗以射干麻黄汤加杏仁、苏子宣肺下气止咳；咳嗽痰多，或黄或白，考虑患者虽为寒咳，但地处南方，十月仍天气炎热，有化热之象，以止咳散加浙贝、瓜蒌、莱菔子等解表清热，化痰止咳，本例咳嗽虽为新病，但其舌淡暗红有瘀斑，有明显瘀证，初诊时加丹参活血化瘀，患者病折大半又反复，二诊时，再加川芎、地龙，增强了活血化瘀力量，患者再服 6 剂而愈。李一明教授强调，临床新病也可以有瘀，重在辨证，很多病症都可能兼瘀，只是程度不同，临证不要“漏证”，不要忽视瘀血，有兼瘀血证者，加上活血之品，提高临床疗效。

五、痹证

痹证是指气血运行不畅，经络受阻，导致肢体麻木、疼痛和活动受限的一类临床综合征。从《黄帝内经》开始，中医学家有比较统一的认识，认为痹证是因感受风寒湿三邪所致，风寒湿邪所伤部位，可以从皮、肤、脉、筋、骨、关节，深入内传于五脏六腑。痹证的治法，祛风散寒祛湿及益气养血、补益肝肾为主。清代叶天士提出痹久不愈者，久病入络，倡导用活血化瘀及虫类药物搜剔宣通络脉。王清任也认为病程较长的（久）痹证与血液循环不畅（即“血凝泣”）有密切联系，并推崇使用活血化瘀法来进行治疗。

在现代医学中，与痹证相对应的疾病，包括风湿性关节炎、类风湿关节炎、痛风、肩周炎、坐骨神经痛以及强直性脊柱炎等多种骨关节类和慢性退行性疾病，或自身免疫相关的系统性结缔组织和肌肉骨骼系统的慢性疾病。

李一明教授认为气血经络阻滞不通，是痹证的基本病机，活血化瘀法可以通过改善局部血液循环，疏通气血，通则不痛，故通常会使用如红花、川芎、当归等中药，配伍散寒祛风湿止痛药如川乌、草乌、独活、羌活、防风等，达到治疗目的。

案例 患者李某，女，48 岁。于 2023 年 3 月 28 日初诊。主诉：腰膝关节及左肩关节疼痛半年，加重 1 周。现病史：患者腰膝、左肩关节疼痛，劳累及受寒后疼痛加重，在西医骨关节科就医，诊断为：腰椎退行性变、膝关节退行性变、左肩周炎，予补钙、消炎镇痛药物治疗，效果欠佳。舌质淡暗红，苔薄白，脉沉。中医诊断痹证，辨证属肝肾亏虚，寒湿阻络，气血不通，治以补益肝肾、祛风散寒、养血通络止痛，用独活寄生汤加减：独活 10g、桑寄生 10g、秦艽 10g、防风 10g、杜仲 10g、续断 15g、牛膝 10g、当归 10g、熟地黄 10g、白芍 15g、党参 15g、茯苓 15g、川芎 10g、桂枝 15g、羌活 15g、桑枝 10g、炙甘草 5g，14 剂，水煎服，日 1 剂，日服 2 次。

二诊：2023 年 4 月 11 日。诉关节疼痛减轻，纳食可，二便调，睡眠欠佳。舌质暗红苔薄白脉细。上方去桑枝，加首乌藤 15g、茯神 30g、合欢皮 30g，续服上方 28 剂。

三诊：2023 年 5 月 9 日。诉腰痛、膝关节及肩关节疼痛基本缓解，稍有烦躁，纳食可，二便调。以上方加灯心草 3g、首乌藤 20g，再续服 28 剂，水煎服，日 1 剂，日服 2 次。

按：女子 48 岁，肝肾不足，气血亏虚，体虚易受邪，风寒湿三邪留着于筋骨，气血运行不畅，荣卫凝涩不通，出现腰膝酸痛，肩关节疼痛，肢体麻木。治以益肝肾、补气血，祛风除湿，温经通络，扶正以祛邪。以桑寄生、杜仲、牛膝、继断补肝肾祛风湿，当归、川芎、熟地、白芍养血又活血；桂枝、桑枝以枝达肢，通血脉止痹痛；羌活、独活、秦艽、防风祛风胜湿，除全身上下风寒湿邪；党参、茯苓健脾祛湿。复诊关节痹痛减轻，见烦躁、失眠，考虑肝肾阴虚，虚火扰心所致，继续补益肝肾，加灯心草清心火；首乌藤养心安神，通络祛风。

李一明教授强调，痹证的发生，正气亏虚是重要的内在因素，气血阻滞经脉不通，是基本病机。故治疗痹证，不仅要祛风散寒除湿，还需通经活络，灵活运用活血通络药物。

总之，活血化瘀法在临床上的应用非常广泛，对于心血管疾病、脑血管疾病、慢性疼痛、关节炎、肝硬化、肿瘤以及产后调理等方面都有很好的疗效。在使用活血化瘀法治疗时，应根据患者的具体情况进行个体化的药物选择和配伍，以达到最佳的治疗效果。

参考文献

[1] 中国中西医结合学会活血化瘀专业委员会. 实用血瘀证诊断标准[J]. 中国中西医结合杂志，2016，36（10）：1163.

[2] 杜金行，李腾飞，史载祥. 基于文献对血瘀证兼证诊断标准的研究［C］. 第九次全国中西医结合血瘀证及活血化瘀研究学术大会论文集. 2012：126-131.

[3] 顾小军. 血府逐瘀汤辅治老年冠心病心绞痛的临床效果及对患者血脂与血浆同型半胱氨酸水平的影响［J］. 临床合理用药，2024，17（7）：55-57.

[4] 傅春燕，刘永辉，曾立，等. 血府逐瘀汤化学成分、药理作用及临床应用研究进展［J］. 亚太传统医药，2024，20（5）：232-237.

[5] 孙右才，孙琦巍，李亚君. 桃红四物汤治疗青斑样血管炎的疗效及对血浆 *D*-二聚体、白细胞介素-6 水平的影响［J］. 中医研究，2023，36（5）：48-53.

[6] 薛玲，潘洋，郑伟. 浅析桃红四物汤的临床应用及研究进展［J］. 光明中医，2022，37（15）：2861-2864.

[7] 刘万里，董文毅，陈苏宁，等. BDNF、NGF 在大鼠局灶性脑缺血的表达变化及加减补阳还五汤对其影响的实验研究[J]. 世界中西医结合杂志，2010，5（1）：29-31.

[8] 蒲志孝，蒲永文. 蒲辅周家传中医录[M]. 北京：人民卫生出版社，2018：128-129.

（岳双冰　邹　燕　金　宇）

第七章 “木郁达之”论治思想在中医临床中的运用

第一节 “木郁达之”论治思想的渊源

“木郁达之”，出自《黄帝内经》。《尚书·洪范》云“木曰曲直”，“曲直”，实际上是指树木的生长形态，即是枝干曲直，向上向外周舒展，因而引申为具有生长、升发、条达舒畅等作用或性质的事物，均归属于木。木性可曲可直，枝叶条达，有升发的特性。肝喜条达而恶抑郁，有疏泄的功能，故以肝属木。《灵枢·热病》亦云：“木者，肝也。”郁，古字“鬱”，《说文解字》解释为“郁，木从者”，原指木丛、茂林，后延伸为聚、滞、塞等义；“达，行不相遇也”，后作通畅解。而《内经》中“达”字有九次出现，而其意不完全相同，但其意多为通晓、明达、畅达、豁达、条达之意。故木郁达之，字面意思即木气抑郁，不能舒畅条达，需使其运行疏通畅达而不郁积。

在中医学术领域中，“木郁”作为一个重要的概念，历代医家确实对其有着不同的见解和阐释。王冰首先为《内经》加以注释时，对“达之”二字独辟蹊径，云“达，谓吐也，令其条达也”，他认为通过吐法来疏泄郁结之气，使肝气得以条达顺畅。随着医学实践的深入，后世医家们不断将“木郁达之”的理论精髓与临床实际相结合，进行了广泛的探索与创新，逐渐形成了多样化的治疗策略和理论范式。这些创新不仅深化了对“木郁”病机的理解，还拓宽了其应用范围，尤其是成为治疗包括抑郁、焦虑、癔症等在内的多种情志类疾病的重要指导思想。至今，“木郁达之”的理念仍在中医临床中发挥着举足轻重的作用，是中医学基本治则之一。

第二节　历代医家对“木郁达之”论治思想的认识与运用

一、先秦两汉时期

“木郁”概念最早出现在《素问·六元正纪大论》：“帝曰：善。郁之甚者治之奈何？岐伯曰：木郁达之，……然调其气，过者折之，以其畏也，所谓泻之”，是在天人相应的宇宙观下，在五行学说和五运六气理论的背景下构建的，结合肝脏的生理病理特点及临床经验而确定的理论体系，这是中医“木郁”之理论导源。古人通过观察五行与五运来对应世间万物和现象。人与天地相参，与日月相应。岁运正常之年，疾病很少流行，而当运气太过或不及之年，气候发生异常变化，影响人体健康，则可导致疾病的发生。敷布和气，物以生荣，人体肝木条达，阳气舒畅，阴气布散[1]。

木气主运之年，若遇阳明燥金司天，则木气为燥金之气所制胜而郁遏不得行其令，该年就不能表现木气主运的一般气候特征。若抑郁过极，复气发作，即称之为“木郁之发”。《素问·六元正纪大论》云：“木郁之发，太虚埃昏，云物以扰，大风乃至，屋发折木，木有变。故民病胃脘当心而痛，上支两胁，鬲咽不通，食饮不下，甚则耳鸣眩转，目不识人，善暴僵仆。太虚苍埃，天山一色，或气浊色，黄黑郁若，横云不起雨，而乃发也，其气无常。长川草偃，柔叶呈阴，松吟高山，虎啸岩岫，怫之先兆也。”若木运不及，发燥，见到肝与其五行生克之脏相关的疾病，《素问·气交变大论》云：“岁木不及，燥乃大行……民病中清，胠胁痛，少腹痛，肠鸣、溏泄。”

同时《素问·六元正纪大论》依据五行、五运的太过不及，提出五郁，“木郁、火郁、土郁、金郁、水郁”。既指风热湿燥寒五气的郁发，又反映人体五脏之气的郁滞，所谓“天地有五运之郁，人身有五脏之应”。并提出五郁的治则：“木郁达之、火郁发之、土郁夺之、金郁泄之、水郁折之”，体现了中医学对“诸郁”最朴素的理解。后世医家在多本中医学著作中对五郁理论也进行了记载、运用及扩展发挥。

在《伤寒杂病论》中虽然没有提及木郁或肝郁之说，仅仅可见 5 条文中提及“郁”，但是不缺有关肝郁的相关论述。《增订通俗伤寒论》中伤寒夹郁，提及肝气内郁，郁闷不得发泄，再感受风寒，治疗时可略兼顾开郁理气。尤在泾《金匮要略心典》提及，奔豚之气发于肝邪，用奔豚汤是在于肝自病，气皆善上逆。在《金匮要略译释》也认为奔豚汤是肝郁奔豚，是因为情志因素刺激导致的肝气郁结、化热，随气冲上，上逆而发。另外也阐明了当归芍药散治疗妇人妊娠或经期，因血聚冲任、肝血不足则导致肝失条达；若有外邪侵入，肝气横逆，乘犯脾土，导致肝郁脾虚。所谓“气为血之帅”，肝虚气郁则血不行，形成血滞，导致腹中拘紧，绵绵而痛。以肝血不足作为肝郁的发病基础由此可见。中国汉医药学著作《本草述钩元》云“邪塞中焦，则升降不舒而气上逆，肝木郁于地下，则不能条达而胁痛，得其破散冲走之力，则诸症悉除”。

二、隋唐时期

王冰为《内经》进行注解时，他以汗吐下等攻邪手法解释五郁的治法，认为“达之”为吐法，他也提到攻邪后须调理正气，正如《内经》中提及“然调其气”。孙思邈在《备急千金要方》中提及肝的病名较为丰富，如肝劳、肝风、肝热、肝着、肝气虚实等，但是木郁、肝郁尚且未见。

三、宋金元时期

刘完素创火热论，刘氏认为风属木，而木能生火，在《素问病机气宜保命集·中风论》提出“凡肝木风疾者，以热为本”，认为肝病热证、实证为多，《素问玄机原病式》进一步提出“热气太甚，郁结壅滞，气血不能宣通，阴气暴绝”。以此为基础，刘氏为“达之”提出了另一个治疗指导，《素问要旨论》云：“及夫治病之要者，必明五气为病，郁之甚者，如法治之。故曰木郁达之，所谓吐令条达也，火郁发之，所谓汗令疏散也，土郁夺之，所谓下令无壅碍也，金郁泄之，所谓渗泄、解表、利小便也，水郁折之，所谓抑其冲逆也。通其五法，气乃平调，复视其虚实，而以调之，乃治病之大体也”。

张元素创河间派，提出了“风木厥阴，肝胆之气也”，明确地提出了木包括肝与胆，且为木郁理论铺垫了用药模式。张氏认为有肝虚、肝实之分，所以治疗上理应分补、泻之法，《医学启源》云：“又当明五气之郁，木郁达之，谓吐，令条达也”，“木性条达，郁遏之则其气不扬，辛以补之，所以达其气”。补气以辛为补，实际是以通为用。张氏基于肝的生理功能提出其治法，肝主疏泄、藏血，提出肝实则行气行血，虚则补气补血。他认为条达是木的特性，若逆其性，使之郁滞则为病，并且肝其表现在气血并用，这对肝郁用药具有指导性的意义。

李东垣宗于《内经》里“有胃气则生，无胃气则死”的学术思想，治疗中十分注意保护胃气，并且提出“脾胃内伤，百病内生”的脾胃学说。李氏认为治郁关键在于疏肝同调脾胃并重，恢复其气机的升降，脾升胃降则和。他亦善用风药治疗，既升脾胃清气又鼓动少阳春生之气；提出的升阳汤，以气运有序，则诸郁自解。《李东垣医学全书》中亦提及土壅木郁，指出饮食入胃，壅于膈上，阻碍厥阴肝木之升，则会引起木郁。《脾胃论》云“气口大于人迎三倍，食伤太阴，故曰木郁则达之，吐者是也”，李氏认为木郁可止于食伤，用吐法吐出有形之物，即可恢复木气，使元气舒畅。“达之”在此的含义是以吐法吐出有形之物，但是要注意脾胃虚而不足的情况下则需慎用吐法。李氏在《脾胃论》中也说明七情有碍于脾胃，饮食、劳役可为致病因素，其不仅损元气，也为日后肝郁理论由情志所伤上及他脏埋下伏笔。李杲认为，木郁当分两种：一者，肝木郁而未发，治当开通，以吐为法；一者，木郁业已开发，此肝木有余，必犯脾胃，此当调达脾胃，万不可再助肝木，以犯虚虚实实之诫。正如其《脾胃论》中所说：“《六元政纪论》云：木郁则达之者，盖木性当动荡轩举，是其本体，今乃郁于地中，无所施为，即是风失其性。人身有木郁之证者，当开通之，乃可用吐法，以助风木，是木郁则达之之义也。又说，木郁达之者，盖谓木初失其性，郁于地中，今既开发，行于天上，是发而不郁也，是木复其性也，有余也；有余则兼其所胜，脾土受邪，见之于木郁达之条下，不止此一验也。又厥阴司天，亦风木旺也，厥阴之胜，亦风木旺也，俱是脾胃受邪，见于上条，其说一同。或者不悟‘木郁达之’四字之义，反作‘木郁治之’，重实其实，脾胃又受木制，又复其木，正谓补有余而损不足也。既脾胃之气先已不足，岂不因此而重绝乎！”李氏发挥“木郁达之”思想，强调在治疗肝气郁结时，需结合脾胃状况灵活变通，通过疏肝与调理脾胃并重，恢复气机的升降平衡，尤其善用吐法去除有形之物以达木郁，但需注意脾胃虚者慎用。

朱丹溪认为“气血冲和，百病不生，一有怫郁，诸病生焉。故人身诸病，多生于郁”。(《丹溪心法·六郁》)从气机上阐述郁诸证的病因病机，首次强调气血壅塞是郁证发生的关键。他认为内伤外感均可以导致郁证发生,因为它能影响体内一切物质发生传导失常从而气血运行失常。承接李东垣的脾胃论，据此而产生了六郁的思想，并由其弟子戴思恭整理提出明确的六郁证治论述，即从“五郁”的基础上提出了“六郁”——气郁、湿郁、痰郁、热郁、血郁、食郁的理论，而以气郁为首，“气郁者，胸胁痛，脉沉迟”，并首创“越鞠丸”治疗六郁，其组成药虽五味能解六郁，既能行气活血、除湿化痰、消食清热。以香附为君药，专门用于解气郁，香附辛香入肝，能够疏肝解郁，调理气机，使肝气得以舒畅。这种治疗方法正是对“木郁达之”思想的发挥，即通过疏通肝气，达到治疗气郁及由此引发的其他郁滞的目的。同时，越鞠丸中的其他药物如川芎、苍术、神曲、栀子等，也分别针对血郁、湿郁、食郁、火郁等进行治疗，体现了朱丹溪全面治疗六郁的思想。

情志致郁学说，虽导源于《内经》，但明确提出者首推宋代陈言，他在《三因极一病证方论·三因论》中说：“七情，人之常性，动之则先自脏腑郁发，外形于肢体，为内所因”，所以陈氏论内因悉归七情，认为情志致病，多为郁极而发。古代医家亦多有相关论述，强调了情志因素在郁病发生中的重要地位。

四、明代时期

马莳在《黄帝内经素问注证发微》注释亦将人体之五郁归结为五脏之郁，其注重自然界的影响与人体的关系认为：“此言五郁，人身之郁也。或有天时之郁而成之者，或以五脏之郁而自成者。”天时之郁而成，多因于自然界气候的异常变化及其外来邪气对人体的影响，寓意木郁就是肝郁。论及治法时，云：“木郁者，肝病也，宜吐而达之。”

张景岳在《类经》中对“木郁”的论述较为精当。“凡木郁之病，风之属也。其脏应肝胆，其经在胁肋，其主在筋爪，其伤在脾胃、在血分”。在《类经·运气类·五郁之发之治》解释厥阴之脉，夹胃贯膈，当风木肝邪为病侵犯时，胃脘痛当心痛，膈咽不通，不思饮食，而风木坚疆，最伤胃气。张氏在《类经》中亦提出若木郁不生，则人病在肝，可遵循《素问·刺法论》曰：“当刺足厥阴之井。”张氏于《景岳全书》论述最详细，对木郁的概述为凡是气血不调而致病者，云：“凡诊郁证，但见气血不顺，而脉不平和者，皆郁也。”无论木郁是表证或里证；若经络通行无阻，即为木郁自散。他也提出治则需顾及虚邪、实邪之分，所以木郁达之也应有虚实之分。从而提出“气陷不举者，发即达也；气壅不开者，夺即达也；气秘不行者，泄亦达也；气乱不调，折亦达”。张景岳发挥“木郁达之”思想时，注重辨证施治，灵活变通，提出发散、攻夺、通泄、折逆等多种“达之”方法。

赵献可主张郁病当以治木郁为主，于《医贯·郁病论》提出：“予以一方治木郁，而诸郁皆因而愈”。“谓气郁而湿滞，湿滞而成热，热郁而成痰，痰滞而血不行，血滞而食不消化，此六者相因为病者也”。而五郁之中尤其重视木郁的多发性，认为五郁之中以木郁为先导，木郁可传变发展为火、土、金、水等郁。他说：木者生生之气，风木一郁，诸郁皆起，而木郁一解，诸郁皆解。指出“予以一方治其木郁，而诸郁皆因而愈，一方者何，逍遥散是也，方中唯柴胡薄荷二味最妙”，将其作为治疗郁证之首选方剂，可见赵氏治疗木郁运用疏肝理脾为法。赵献可提出“东方生木，火气附焉”的观点，所谓木郁则火郁，火郁则土郁，土郁则金郁，金郁则水郁，五行相生相因之理。之所以可以“以一法代五法”是因为五郁相因而成郁病。

五、清代时期

何梦瑶在《医碥》云：“按百病皆生于郁，与凡病皆属火，及风为百病之长，三句总只一理。盖郁未有不为火者也，火未有不由郁者也”“木郁者，肝气不舒也”，而木郁达之作为治疗方法，提出“达取通畅之义”，只要可使肝气通畅，不特指升提以达之、发汗以外达之或是泻下以达之，而不仅仅局限于吐法。

林珮琴在《类证治裁》虽然没有对“木郁”作专篇论治，但对木郁的见解在“郁证论治”“肝气肝火肝风论治”篇中有着充分体现，云：“肝木性升散，不受遏郁，郁则经气逆”，其症状有嗳、胀、呕吐、暴怒胁痛、胸满不食、飧泄、㿉疝，皆肝气横决的表现。林氏述木郁应为先导，从病机演变规律的角度出发，木郁日久可化火、化风。化火的症状表现为反酸、胁痛或狂或痿或厥或痞满或呃逆或失血，皆因肝火冲激。化风的症状表现为眩晕、舌麻、耳鸣、痉、痹证，皆因肝风内动。林氏亦遵循《内经》中的治肝之旨“肝苦急，急食甘以缓之；肝欲散，急食辛以散之”。用辛味之品补肝，用酸味之品泻肝，注重肝郁补肝血、调肝气，养肝为舒。其治疗上针对肝不同的郁滞而选用不同的方，如越鞠丸、逍遥散、左金丸、地黄饮子。

李用粹在《证治汇补》中提出治郁总则：“郁病虽多，皆因气不周流，法当顺气为先，开提为次”。他提出治郁，应先顺气开提，然后可根据不同的症状辅以降气、化痰、消积等治法。

沈金鳌在《杂病源流犀烛》中提及关于“郁”承继了朱丹溪的学术思想，提出凡是治疗郁，都忌讳酸敛滞腻，宜调气散结，和中健脾。从此可见，沈氏是倡导“凡郁皆在中焦”。至于“达”，沈氏选用清阳之性的药味，病邪在表则疏通其经，在里者疏通其脏，使气血通行便谓“达之”。这与张介宾所言不论表里，经络以通为用，是一致的。沈氏喜用芳香类药物，注重升降并用，宣畅气机，气机畅则郁自消。在《沈氏尊生书》中曰：“胃痛，邪干胃脘病也。唯肝气相乘为尤甚，以木性暴，且正克也。”道出病因病机为肝旺乘脾，胃气阻滞。所谓治肝可以安胃，素有“治胃病不理气非其治也”之说，因调畅肝气使之条达，胃则不受侮。

叶天士一生于临床实践医理，无暇于整理医理、医案，其弟子整理的《临证指南医案·郁》中云：“七情内起之郁，始而伤气，继必及血，终乃成劳。”“郁则气滞，气滞久则必化热，热郁则津液耗而不流”。因为郁而气滞，气机升降失度，初病伤气分，久病则入血分，延及郁劳沉疴；或郁久化热，耗伤津液，血脉郁滞不通，终积成瘀。对于肝郁在临床上不仅仅表现为肝郁，而是掺杂着对气血、脏腑的影响。叶氏一派之肝郁理论多半是从医案整理而来的，包括肝脾气血郁、肝胆郁热。肝犯胃气逆血郁、肝郁风火升、郁热伤肝阴、肝肾郁热等临床诊断，其涉及胃脘疾病、胁痛、麻木、舌强、腹痛、闭经等病。叶氏也提出“郁证全在病者能移情易性”，情志不畅为引起木郁重要病因，强调精神治疗亦能使气机通畅，缓解木郁。

周学海在《读医随笔》提及善于治疗郁者必善调肝，因为肝气不舒只是肝郁的本质表现，其包含的病证也扩展至全身的各种疾病。而当肝气一和，气机等畅，诸郁未有不可解。周氏亦道出：“凡脏腑十二经之气化，皆必借肝胆之气化以鼓舞之，始能调畅而不病。”治疗上采用风药如和煦的春风，可助肝胆升发少阳春生之气，使脏腑安和，生机旺盛。

陈士铎指出宣为治疗气郁、血郁之重要法则，可扬气散血，以使木郁条达，由此推知木郁可表现为血郁。《本草新编》云：“一论宣剂。岐伯夫子曰：宣可去壅，又曰：木郁达之，火郁发之，土郁夺之，金郁泄之，水郁折之，皆宣之之谓也。夫气郁则不能上通于咽喉头目口舌之间，血郁则不能上通于胸腹脾胃经络之内，……必宣之而木郁可条达矣，必宣之而火郁可启发矣，必宣之而金郁可疏泄矣，必宣之而水郁可曲折矣，必宣之而土郁可杀夺矣。”其在《外经微言》中亦提到通过解木郁来使火、土、金、水诸郁尽解的观点。

王清源在《医方简义》中提及“肝者，将军之官，谋虑出焉。其性刚，其体曲，其色青，其气旺，其变幻莫测也。如情志不舒，不得条达，则成郁症。……妇女最多是症，女人以肝为先天，唯肝用事，闺阃之中，所见甚稀所闻甚寡，独寤独寐者，更多郁结。助起肝阳，病情纷至，更难调理。间有一二情性柔顺，幽闲贞静，虽无大患，未免于郁。治之者宜分别刚柔阴阳，阴且柔者，药宜轻宜薄。阳而刚者，药宜破宜散。经云，木郁达之，火郁发之是也。”由此可知，木郁是肝木之病。王氏认为乙癸同源，母子相生，“阴血少，则肝不滋而枯”。肾精不足可致使肝血不足，肝木失养，失于条达，则易形成肝郁。因此，在治疗肝郁时，补肾可以滋养肝血，增强肝功能，促进肝气疏泄。

唐宗海在《血证论》中阐述气血关系，血证的病机及其疗法，极有心得，云：“肝属木，木气冲和条达，不致遏郁，则血脉得畅”。唐氏认为木郁是肝血郁。“设木郁为火，则血不和，火发为怒，则血横决。”

王旭高在《西溪书屋夜话录》中记载治肝三十法，说明肝病最复杂而治法最广，而其渊源也来自于同出异名的肝气、肝风、肝火之三说，更提出血虚、肝寒、肝虚等证治。在论治肝气中针对肝气郁结提出了疏肝理气、散肝的治法；对肝气横逆或上逆提出泻肝、抑肝的治法。王氏于此书中为临床提供了完善的治疗肝郁之理、法、方、药。王氏在《环溪草堂医案》云“佐柴胡以升春生之气，令木气敷荣，即《内经》木郁达之之义”。

程国彭在《医学心悟》云：“加味逍遥散，治肝经郁火，胸胁胀痛，或作寒热，甚至肝木生风，眩晕振摇，或咬牙发痉，一目斜视，一手一足搐搦，此皆肝气不和之证。经云：木郁达之是已。”肝经郁火、肝木生风，此为肝气不和之变也。肝主升发，以条达为和，今为不和，即失其条达之性，而郁在其中。

黄元御在《四圣心源》中对木郁的见解是较为详细的，基于《内经》气机升降，通过中气、四象、阴阳来表现。外感、内伤都可使人生病，所以人所生疾病本质上是一气周流出现了郁结，周流不畅，郁则为病，只是表现在不同层次的气化疾病，故而黄氏提出“凡病则郁”。气化之郁自然有五行分属，木郁的本质是厥阴木气，在脏为肝。而在中气枢纽运动中，脾土左旋，阳升于左，若气不升则郁陷。所以这里也阐述了肝木脾土的关系，“脾土左旋，肝木善达”。黄氏强调了木郁的产生是基于中气枢纽运动的不利，木气本是升发之气，若木气不升，则木越郁，气越盛，所以郁会有程度上的不同。正如《内经》中的胜复郁发之说，“郁怒而克脾土”“风动而生疏泄”，所以木郁的发生亦牵涉到水寒土湿、阳虚标热、疏泄冲击、藏血失司等问题。所以只是用“疏泄”来解释“达”

是不够严谨也过于片面的。

第三节　李一明教授对于“木郁达之”论治思想的认识

李一明教授临床善于从“肝”论治诸病。重视肝气条达，现代人生活复杂，七情所伤诸多，肝气郁结成患者基本病机，影响一身气机，李一明教授在临床中把疏肝调畅气机作为重要中医治法。

李教授认为肝藏血，主疏泄，为刚脏，体阴而用阳，主升主动，五行属木，木者性善条达，在志为怒，一有郁怒伤肝，则气机失疏，一旦疏泄失常，肝气郁滞，不仅引起肝之病变发生，还会影响其他脏腑，使脏腑经络气血的正常生理活动受到影响，导致多种病症，气血郁滞，则百病丛生，变证峰起。《三因极一病证方论·三因篇》亦云：“七情人之常性，动之则先自脏腑郁发，外形于形体。”情志不畅，肝气郁结，升降不利以致气滞，其滞或在形躯，或在脏腑。李教授总结归纳木郁之病共有四个特点：①病因以情志不遂为主；②病机以肝失调达，影响全身气机，引发脏腑功能失调，气血运行失调；③病位以肝为主；④临床表现以肝郁气滞证候为主。

李教授认为王冰“吐之令其条达”失之偏颇。如果“木郁”的病机是由于肺金盛所引起，则用泻肺气、举肝气的方法即可，不必用吐法；如果“木郁”由于脾胃浊气下流而少阳清气不升，则用益胃升阳之法即可，不必用吐法。“木郁达之”实则应以疏肝理气为主要治法，如明代孙一奎在《医旨绪余·论五郁》所云：“木郁者，肝郁也，达者，条达、通达之谓也。木性上升，拂逆不遂则郁，故凡胁痛耳鸣，眩运暴仆，目不认人，皆木郁症也，当条而达之，以畅其挺然不屈之常。如食塞胸中，而肝胆之气不升，故胸腹大痛，宣而吐之，以舒其木之气，是在上者因而越之也。木郁于下，胁疼日久，轻则以柴胡、川芎之类开而提之，亦条达之意也；重则用当归龙荟丸摧而伐之，孰非通达之意欤。”“盖柴胡、川芎，升发肝胆之清气者也。《经》曰：‘下者举之’，为其当升而不升，故用此辛甘苦平之味，于阴中提阳，以扶其直遂不屈之性，使之上升，以复其常，是清阳升而浊阴降也，正前所谓木郁则达之之意。”即采取条达之法，治疗因肝郁气滞所致之病证，主张“治宜青皮、川芎、吴萸”（《赤水玄珠》）等疏肝理气解郁药物。此法临床应用极为广泛，如近代张山雷在《脏腑药式补正》中云：“肝气乃病理之一大门，其调其肝。以治百病，胥有事半功倍之效”。《素问》指出：“肝欲散，急食辛以散之”又指出“肝苦急，急食甘以缓之”，基于此治则，各医家治法亦有多种变化，如叶天士认为，“过郁者，宜辛宜凉，乘势达之为妥”，又指出“用苦泻热而不损胃，用辛理气，而不破气，用滑濡燥涩而不滋腻”。张景岳在“论内经五郁之治”曰：“以人之脏腑，则木应肝胆，木主风邪，畏其滞抑，故宜达之。或表或里，但使经络通行，则木郁自散，是即谓之达也。”又云：“木郁之治，宜于达矣，若气陷不举，发即达也；气壅不开，夺即达也；气闭不行，泄亦达也；气乱不调，折亦达也”。“郁而太过者，宜裁之、抑之；郁而不及者，宜培之、助之。大抵诸病多兼郁，此所以至有不同也。”最后其总结为：“在表者当疏其经，在里者当疏其脏，但使气得通行皆谓之达。”明确指出“木郁达之”的含义是通过疏调理气的方法使肝脏恢复其疏泄条达的功能，创“柴胡疏肝散”治肝气犯胃之胁脘痛证。并强调“肝郁”须治分虚实，“第自古言郁者，但知解郁顺气，通作实邪论治，不无失矣。”“使不知培养真元而再加解散，其与鹭鸶脚上割股者何异？”（《景岳全书》）。顾世澄著《疡医大全》：“加味逍遥散治肝经郁火，致生瘰疬，并胸胁胀痛，或作寒热，甚至肝热生风，眩运振摇，或咬牙发痉诸证。经云：木郁达之是也”。钱潢谨守“木郁”病机，宗“木郁达之”宗旨，用开郁调气，通利气机之小柴胡汤，如《伤寒溯源集》谓：“夫小柴胡汤，乃升发少阳之要剂也。”“故立小柴胡汤以升发少阳之郁邪，使清阳达表而解散之，即所谓木郁达之之义也……虽后人之补中益气汤及逍遥散之类。其升发清阳开解郁结之义。亦皆不离小柴胡之旨也”。《太平惠民和剂局方》举“逍遥散”治肝郁脾虚证，云“治血虚劳倦，五心烦热，肢体疼痛，头目昏重，心忪颊赤，口燥咽干，发热盗汗，减食嗜卧，及血热相搏，月水不调，脐腹胀痛，寒热如疟。又疗室女血弱阴虚，荣卫不和，痰嗽潮热，肌体羸瘦，渐成骨蒸”。

李一明教授吸取前人之经验，认为木郁的病机是风淫所胜之郁与风木之脏肝胆之郁，风淫所胜由表而入，肝胆之郁或因他脏传来，或本脏自病。“达之”之法，不仅为王冰注释的“吐”，对于风邪由表而入者，以轻扬之剂散之，肝胆之郁者，疏气和血以散之。凡是使用疏泄畅达的方法使肝脏恢复其生理功能皆谓之“达”。“夫治民与自治，治彼与治此，治小与治大，治国与治家，未有逆而能治之也，夫唯顺而已矣。”（《灵枢・师传》）。因此，在用药中常选用具有春阳升发之气者，如柴胡之类，配之以枳壳、佛手、白芍、白术、陈皮、甘草等。柴胡、佛手、枳壳疏肝理气解郁，白芍、甘草柔肝缓急，白术健脾，陈皮和中，其义重在疏肝理气而兼和胃，不破不燥，不腻不损。部分医者认为木郁就是肝郁，都由情志内伤所致，治疗无非是疏肝理气。其实“木郁”含义甚广，包括肝之气血阴阳运行不畅，郁结不舒。疏肝理气为目前常用之法。此法以“木郁达之”为立论依据，可涵盖疏肝、清肝，柔肝及暖肝诸法，如寒凝肝郁，宜暖肝散寒；湿热肝郁，宜清化湿热；痰气郁结，宜理气消痰；血瘀肝郁，宜活血化瘀；气郁化火，宜清肝泻火；肝之阴血不足致郁，宜滋阴补血；肝之阳气亏虚致郁，宜益气温肝；肝气犯胃，宜疏肝和胃；肝气乘脾，宜疏肝健脾；肝胆气郁，宜疏利肝胆等内容。

肝气郁滞还可累及其他脏腑病变，如《临证指南医案・郁证》曰：“郁于肝经，可见胁痛，横窜络脉则胸痛，乳房胀痛，甚则引起肩、背、肢体疼痛。郁而气聚，也可见胸肠似阻，……脘闷不食，气瘕攻冲，筋脉不舒。”但在临床中可以疏肝理气为主，木郁已解，诸病皆瘥。当代名医赵金铎亦说“以一方逍遥散治木郁，而诸郁皆解”（《医话医论荟要》）。

针药结合的治疗方法历来被医家们重视，李教授在临床上同样注重针灸与方药的灵活使用，“知针知药，固是良医”。《黄帝内经》云：“必齐毒药攻其中，镵石针艾治其外。”初病、急病，可先针后药，“针刺导其先，汤药荡其后”；虚证可先药后针，《黄帝内经》云：“气血阴阳俱不足，勿取以针，和以甘药是也。”对于比较复杂或多系统疾病而言，可针药同用，或以针灸为主，或以药物为主。木郁达之，针灸取穴多以足厥阴肝经为主。《灵枢・经脉》云：“肝足厥阴之脉，起于大指丛毛之际，上循足附上廉，去内踝一寸，上踝八寸，交出太阴之后. 上腘内廉，循股阴，入毛中，环阴器，抵小腹，挟胃，属肝，络胆，上贯膈，布胁肋，循喉咙之后，上入颃颡，连目系，上出额，与督脉会于巅。其支者. 从目系下颊里．环唇内。”肝经循行自足贯颠，经过肝、胆、乳房、阴器、眼、喉等重要器官以及少腹、胸胁等部位，与人体情绪的变化，气血的循行包括肺气的出入、血液的流布，脾胃的运化，胆汁的排泄，肾精的泌出，女子月经的变化、乳汁的分泌，以及筋脉的活动，耳目的感觉等都有密切联系。“厥阴为阖”“少阳为枢”，在治疗常用取穴有肝俞、期门、太冲、三阴交、大敦、胆俞、风池、本神等。《针灸甲乙经》言“羸瘦，意恐惧，气不足……太冲主之”“三阴交主足下热……心悲，气逆腹满”，为针灸提供思路。《针灸问对》中亦有言“期门者……凡是木郁诸疾，莫不刺之，以其肝主病也”。

李教授认为：在快节奏、高压力的现代社会生活中，情志因素将越来越多地成为各种杂病的常见病因或诱因，“木郁达之”，情志治疗亦至关重要[2]，《素问・汤液醪醴论》曰：有些病人用良药、针石治疗了很久，但仍然“形弊血尽，而功不立者”，是因为“嗜欲无穷，而忧患不止”，“精神不进，志意不治，故病不可愈。”强调了心理治疗的重要性。“以识遣识，以理遣情”。正如《临证指南医案》所谓：“盖郁证全在病者能移情易性，医者构思灵巧，不重在攻补。”开导患者，使其心胸开阔、豁达大度；性情开朗，洒脱无拘；戒躁制怒，祛忧除悲，顺其性情。这是十分重要的。否则，“药达之”而“人不达之”亦是徒劳。因此，“移情易性”和“以情解情”，可谓“木郁达之”的不药之法、法外之法。李教授在临诊时，把心理治疗用于药物治疗之中，与药物治疗结合进行，从而收到了事半功倍之效果。

第四节　李一明教授对“木郁达之”论治思想的临床运用及医案

医案是中医学体系中不可或缺的重要组成部分，以其真实、朴实无华的记述不但为临床工作提供了可靠的借鉴资料，同时也充实了、发展了中医理论。“木郁达之”作为中医重要治则之一，在李一明教授医案中多有反应，现从中抽取有代表性的医案，对之进行分析，以求从临证角度加深对“木郁达之”的认识和学习。李一明教授有高深渊博的学识、严谨治学的态度、勇于创新的精神，将“木郁达之”的理论精髓灵活运用于临床实践，展现了中医治疗的独特魅力与卓越疗效。以下通过医案示例，来阐述李教授如何运用这一原则治疗不同疾病。

一、肺结节

中医学并无“肺结节”之名，可参照肺积、喘证、肺痹、咳嗽、癥瘕、积聚等。肺结节患者多是在体检胸部X线或胸部CT时发现肺结节，初期患者一般没有明显的呼吸系统症状，但部分患者会伴随有呼吸困难，胸痛，咳嗽等症状。《杂病源流犀烛》中论述：“邪积胸中，阻塞气道，气不得通，为痰，为血，皆邪正相搏，邪既胜，正不得制之，遂结成形而有块”，为中医研究肺结节提供了重要的理论支撑。基于此，不少医家倾向于在中医研究中采用“肺积”作为肺结节的常用病名，以强调其由邪气积聚、正气受遏、痰瘀互结而形成的病理特点。此外，《景岳全书·积聚论治》中记载：“盖积者，积垒之谓，由渐而成者也；聚者，聚散之谓，作止不常也”，阐释了“积聚”这一概念的内涵，即积为有形之邪逐渐累积而成，聚则可能时聚时散，变化无常。这一论述与肺结节的形成过程及临床表现有一定的契合度，提示我们在中医理论框架下，也可以将肺结节视为一种“积聚”之病，从而探索其治疗策略。

李教授认为肺结节是由气虚、气滞引起的“痰”“瘀”“毒”相互搏结，与肺、脾、肝、肾四脏功能失调密切相关，临床辨证以痰湿血瘀、肝气郁结、肺脾肾气虚等证型为主。其中，肝气郁结证肺结节的关键病机是肝气郁结，痰瘀凝络。周学海《读医随笔》云：“凡病之气结、血凝、痰饮、胕肿、鼓胀、痉厥、癫狂、积聚……血痹、虚损，皆肝气之不能舒畅所致也”，肝气郁滞为百病之由。《黄帝内经》中说：“内伤于忧怒，而积皆成矣”。《诸病源候论·气病诸候·结气候》指出：“结气病者，忧思所生也。心有所存，神有所止，气留而不行，故结于内”。从古代医籍可知，积之所成与七情内伤密切相关。《血证论·脏腑病机论》曰：“以肝属木，木气冲和调达，不致遏郁，则血脉畅通”，肝喜条达，恶抑郁，长期烦躁焦虑、抑郁不安使肝失条达，肝失疏泄则致气机失调，全身气机郁滞，血不能行，由气郁形成血郁。吴鞠通亦曰：“肝气久郁，痰瘀阻络”。痰瘀因肝气郁结，气机不畅，气血津液运行不畅，久而所致。气机不畅，肺首当其冲，气郁结于内而导致心情郁闷。肝气主升，肺降为顺，肝失疏泄，气机不畅，郁滞在内，影响肺的宣发肃降，肺气失宣，治节失司，津液输布失常，凝聚为痰，且痰浊内阻，亦使血行不畅，瘀血内生。现代生活节奏快，人们的压力大，焦虑抑郁的发生率越来越高，焦虑、抑郁情绪与肺结节发生密切相关，而且大部分肺结节患者表现出以焦虑、抑郁为主的精神状态。部分患者是以体检的方式发现的肺结节，且长期存在易怒、情绪不宁、遇事易焦虑不安，喜叹息、忧思忧虑、急躁的性格特点，部分肝郁体质的病人常易发生或合并乳腺结节、甲状腺结节、子宫肌瘤等积聚类疾病。患者恐惧肺结节转癌而焦虑不安，同时又易导致肝气郁结，更加使得肺结节聚而难散。李教授指出肺结节的发生发展，虽病位在肺，但与肝之疏泄密切相关。

王清任言：“气无形不能结块，结块者必有形之血也”。朱丹溪言：“凡人身上、中、下有块者，多是痰”“痰挟瘀血，遂成窠囊”。痰浊痹阻肺络，瘀血停滞血脉，气血交换运行失常，迁延日久则痰瘀互结，胶着聚集便成积块。痰瘀是生成结节的重要病理因素。《杂病源流犀烛·积聚癥瘕痃癖痞源流》所载：“邪积胸中，阻塞气道，气不宣通，为痰，为食，为血，皆得与正相搏，邪既胜，正不得而制之，遂结成形而有块”。《明医杂著》：“老痰郁痰，结成黏块……肺气被郁，凝浊郁结而成，岁月积久，根深蒂固”，说明气机不达、气不得通为其因，痰血搏结，气、血、痰交杂为病乃其果。痰瘀互结是形成有形积块的病理因素之一。肺主通调水道失司，在肺中形成痰浊之邪，痰浊久而化热，煎熬血液，最终形成结节[3]。

李教授以“木郁达之”学术思想为核心，深入分析肝、脾与肺脏的生理病理关系与相互作用因素，通过疏肝、健脾合并解毒散结、软坚消癥等祛邪之法，结合多年治疗肺结节的临床经验，认为治法在于疏肝理气，调畅情志。百病生于气，朱丹溪云：“气血冲和，万病不生，一有怫郁，诸病生焉。故人身诸病，多生于郁。气郁停滞则血行不畅，气郁则湿阻，日久聚湿成痰，痰瘀互结，而成结节”。明代王肯堂云：“治积之法，理气为先。”肝气郁结，气机不畅，升降失常，津血无以化，变生痰瘀停积于肺，重以疏肝调肺、理气解郁。庞安曰：“善治痰者，不治痰而治气，气顺则一身之津液亦随气而行。”且气为血之帅，气行则血行，气畅则血畅，结者易散。故此，理气对于肺结节的治疗至关重要，治宜疏肝解郁，方用逍遥散为基础方。李教授不拘泥于常规，常常赋予古方以新生，在辨证论治基础上，将逍遥散运用于治疗肝郁体质肺结节，取得很好的疗效。逍遥散方剂构成主要包含有柴胡、当归、白芍、茯苓、白术、炙甘草等，其中君药为柴胡，具有疏肝解郁、调达气机，调肝之用，柴胡皂苷具有抗抑郁和抗焦虑作用；当归、白芍养血柔肝，补肝之体；白术、茯苓、炙甘草共有健脾之功，未病先防，防肝木横犯脾土。肺结节的治疗以疏肝理气为主，逍遥散虽属和法，但通过加减化裁，确体现出“消法”之精髓所在。肺结节隐匿性比较强，无明显的不适症状，不易于发现，部分存在癌变的风险，对于患者而言，如同在身体里埋有一颗随时会爆炸的隐形炸弹，以致产生焦虑不安的心理，长期焦虑抑郁的患者由此又加重了抑郁的程度，因果循环，从而更进一步地加重了病情。中医情志护理在预防疾病和延长生命方面发挥了重要作用，根据不同原因引发的心理异常状态，进行医患沟通、心理疏导和情绪调养，可以达到提高生活质量的目的。因此，在治疗的过程中，李教授多次强调在治疗过程中要注重配合心理的疏导，调养情绪，勿过多的忧虑，放宽心态，同时要加强身体锻炼，合理饮食，以期达到更好的治疗效果。此外，配合治病之标：化痰消瘀，软坚散结。《素问·至真要大论》曰：“结者散之”，此类化痰之法是用来治疗积聚类疾病的方法。李教授认为针对有形的肺结节可从“消”法入手治疗。回顾肺结节病因病机，在治疗肺结节时，在疏肝理气基础上，加以化痰、消瘀散结，这正是“消法”的体现。肝主升，肺主降，若肝郁气结，气机不畅，影响肺的宣发肃降，津液输布失常，痰瘀自生；或机体气滞，气血运行不通，形成痰瘀；加之情志不畅，肝郁气结，痰瘀内生，久则形成肺结节。“痰”“瘀”是肺结节形成的重要因素，属有形之邪，病邪已成，故豁痰散结贯穿疾病治疗过程的始终。根据气滞、血瘀、痰凝病邪性质的不同，在疏肝理气、宣畅气机的基础上，兼顾活血消瘀、化痰软坚散结类中药治疗。肺结节为有形之疾，胶着难消，配伍白及、猫爪草等攻坚散结之品；若有痰湿之象，则加入法半夏、陈皮，起到燥湿化痰、消痞散结的功效，同时陈皮配合柴胡亦可起到理气健脾之功；若有痰热者，则以全瓜蒌、浙贝母清热化痰、散结消痈；若病人患病日久，瘀血较重者，恐当归一味活血之力不足，还需其他药物助力增强行气活血化瘀之功，比如川芎、桃仁、三棱、莪术等药物，此外，还可以辅助使用一些燥湿化痰、理气健脾的药物帮助治疗。临床上，患者的病情常较为复杂，要灵活变通，才能最大程度地发挥中医药的疗效。且痰瘀已成，当加用活血化瘀、化痰散结类药物，消散已形成的病邪。

案例 患者朱某，男，46岁，2022年1月12日初诊。主诉：发现肺结节半年。追问病史：患者常年心情郁闷，容易生气，遇事则焦虑不安，情绪不宁，易嗳气，喜叹息，忧虑，于2021年12月21日体检胸部CT提示两肺小结节（2～5mm），体检报告建议其半年后随访。半年后患者复查肺部CT，显示结节未消失。期间患者恐担结节恶性变，焦虑不安，故此遂来寻求中医药治疗。现病史：易怒、情绪不宁，遇事则焦虑不安，嗳气，喜叹息，咽中痰滞感，有少量的白黏痰，无咳嗽，口不干不苦，无胸闷胸痛，夜寐差，易醒，纳可，二便平，咽稍红。无吸烟史。查体：两侧呼吸运动一致，语颤未触及增强或减弱，两肺叩诊呈清音，两肺呼吸音清晰，未闻及干湿啰音，舌红，苔白，脉弦细。实验室检查：血常规未见异常；胸部CT显示左肺下叶前低段少许微小结节。西医诊断为多发性肺结节，中医诊断为肺积，中医辨证为气滞痰凝证，治疗以疏肝解郁、化痰散结，方选逍遥散加味：柴胡10g、白芍10g、白术10g、炙甘草6g、当归6g、薄荷10g、茯神15g、厚朴6g、紫苏叶15g、白及10g、猫爪草15g。7剂。颗粒剂，日1剂，2次/日，早晚分服。同时嘱咐患者调养情绪，勿过多忧虑，放宽心态。

二诊：2022年1月21日。患者服药后情绪不宁、焦虑不安、嗳气、叹息、寐差的症状改善，白黏痰，咽中痰滞感，无胸闷胸痛，口不干不苦，纳可，二便平，舌红稍暗，苔黄白，舌边齿痕，脉弱。咽稍红。处方：前方去厚朴、猫爪草，加法半夏10g、川芎6g、陈皮10g。7剂。另嘱患者放松心情，注意调节自身情绪。

三诊：2月3日。患者目前情绪不宁、嗳气、叹息、寐差、咽中痰滞感症状较前明显改善，白黏痰，易咯出，口不干不苦，无胸闷，纳寐可，二便平，舌红，苔白滑，脉细。咽稍红。处方：守首诊方，薄荷改12g，加法半夏10g，14剂。嘱患者调节情绪。

四诊：2月20日。复查胸部CT提示结节消失。患者无嗳气，偶有叹息，无急躁易怒，寐差症状改善，无咽中痰滞感，胸口偶尔感游走性闷胀感，可自行缓解，无咳嗽咳痰，纳寐可，二便平，舌红，苔白厚，脉细。咽稍红。处方：守首诊方，去紫苏叶，加法半夏10g、青皮10g、川芎6g、全瓜蒌15g，14剂。颗粒剂。日1剂，2次/日，早晚分服。嘱患者调节情绪。

按：患者素有情志不舒，气机不畅，且得病后情绪更加紧张不安了，这契合肺结节中因情志不畅导致肝气郁结、气机不畅的病因病机演变。肝失疏泄，郁结于内，故见情志不畅，叹息嗳气；患者又恐结节恶性变，情绪焦虑不安加重，故而夜寐欠安；肝气横逆犯脾，脾失运化，津液停聚为痰，结于咽喉，出现咽部异物感；肝主升，肺主降，肝失疏泄，影响肺失宣降，治节失司，津液输布失常，而凝聚为痰；且气滞不运，血行不畅，瘀血内生，痰瘀互结，从而形成肺结节。舌红乃气滞化热，苔白是痰凝之象。脉弦为气滞所见，辨为“气滞痰凝”，方选逍遥散加减，以疏肝行气，治病之源。其中柴胡疏肝解郁，条达肝气；当归、白芍养血柔肝；白术、炙甘草健脾和中，茯神安神；薄荷助柴胡以散肝郁；厚朴行气散结；佐以紫苏叶、白及、猫爪草等攻坚散结之品，以治其标。二诊患者嗳气、叹息、寐差好转，在前方中加重化痰散结治其标，故加法半夏，陈皮以燥湿化痰，加入川芎，以行气活血散结之功。后在此基础上微调，辨治月余，复查胸部CT提示结节消失，且嗳气、叹息、易怒、寐差、咽中痰滞感症状完全改善，说明病症方药相符。后续治疗期间，仍需重视活血化瘀、化痰散结的治疗，以调理气机贯穿始终，继续予前方巩固治疗。

二、胃痛

胃痛，又称胃脘痛，是指以上腹胃脘部近心窝处疼痛为主症的病证。西医学指的急性胃炎、慢性胃炎、胃溃疡、十二指肠溃疡、胃黏膜脱垂、功能性消化不良等病以上腹部疼痛为主要症状者，均属于中医学“胃痛”范畴。

对于胃痛的发生，在内经的里的《素问·六元正纪大论》说：“木郁之发，……民病胃脘当心而痛，上支两胁，膈咽不通，食饮不下。”李一明教授认为，肝与脾胃在生理上密切相关，病理上相互影响。《素问·灵兰秘典论》说：“肝者，将军之官，谋虑出焉”，《格致余论·阳有余阴不足论》提出：“主闭藏者肾也，司疏泄者肝也”，《临证指南医案·肝风》有肝“体阴而用阳”之说，说明肝为刚脏，其性是主升主动，喜条达而恶抑郁。《素问·宝命全形论》云：“土得木而达”，《石室秘录·五脏生克》强调：“肝，克土也……然而肝木未尝不能生土，土得木以疏通，则土有生气矣”，即谓土之宣达全赖肝木之升发疏泄，疏泄有权，气机调畅，脾胃升降有司，胆汁疏利，输于肠道，则水谷精微充足，气血生化有源，机体得以濡养。《证治准绳·胃脘痛》指出：“唯肝木之相乘者尤甚，胃脘当心为痛，上支两胁，饮食不下”，肝木乘克脾土，横逆脾胃，脾失升清，胃失和降，则又生出“清气在下，则生飧泄，浊气在上，则生䐜胀”之候。反之，脾失健运，也可影响肝失疏泄，导致“土壅木郁”之证。因此，肝在胃痛的发病中起到重要作用。

肝失疏泄，肝气郁结，作为始动病机，引发诸多脾胃相关病机，造成胃痛的发生、发展，反之胃痛的难治性特点，无疑又加重肝失疏泄的程度，可见肝对于脾胃而论，既为始动之脏，又为结果之脏。概言之，肝与脾胃在胃痛的发生、发展、演变中，主要表现为气郁、郁热、湿热、气虚（虚寒）、阴虚（血虚）、血瘀六方面的病机[4]。由于当今社会的快速发展，人们生活节奏加快，工作、生活、家庭的压力越来越重，情志因素对胃痛的发病起到越来越重要的作用。《金匮要略·脏腑经络先后病脉证第一》云：“夫治未病者，见肝之病，知肝传脾，当先实脾”，《沈氏尊生书·胃痛》也说：“胃痛……唯肝气相乘为甚，以木性暴，且正克也”。胃痛之初，可由于肝气郁结，肝失疏泄，脾失升清，胃失和降，造成胃脘胀痛、胁肋胀痛等症状。“气有余则为热”，肝胃气滞，日久化热，肝胃郁热而不达，则造成胃脘灼痛或嘈杂不适、心烦易怒等症状；“气不足则为寒”，肝气横逆脾胃，日久则脾胃气虚，运化失司，肝郁脾虚，造成胃脘隐痛、神疲倦怠、四肢无力、四肢不温等；肝失疏泄，脾失健运，水液不归正化，水反为湿，湿性黏腻，日久化热，湿热内蕴，则造成胃脘闷痛，身重困倦等；“久病多虚”，脾胃健运失司，气血生化乏源，胃失濡养，肝胃阴虚（血虚），则造成胃脘嘈杂、似饥而不欲饮食，口干舌燥等；《临证指南医案》云：“胃痛久而屡发，必有凝痰聚瘀”。久病多瘀、久病入络、久病多痰，肝失疏泄，气血运行失畅，胃络瘀阻，则造成胃脘疼痛、痛有定处，面色暗滞等症状。

李教授按虚实辨治，胃痛与木郁相关主要包括肝胃气滞证、肝胃郁热证。肝胃气滞证，临床常表现为胃脘胀满疼痛，嗳气，胁肋胀满，胸闷叹息，且症状随情绪变动而诱发或加重，舌苔薄白，脉弦。治则以疏肝理气和胃为主，常用方剂为柴胡疏肝散加减，选药多为柴胡、白芍、枳壳、川芎、陈皮、香附、佛手、香橼、炙甘草等。如伴有恶心、呕吐等胃气上逆之症，则可加姜半夏、丁香、柿蒂等降逆之品。肝胃郁热证，临床常表现为胃脘灼热疼痛，嘈杂，烦躁易怒，两胁胀急，口干口苦，舌质红苔黄，脉弦或弦数。治则以疏肝行气泻热为主，常用方剂为化肝煎加减，选药多为柴胡、赤芍、青皮、龙胆草、黄连、吴茱萸、栀子、甘草等。若合并湿热之象，症见胃脘、腹部痞满，身重困倦，舌红苔黄腻，脉滑数等，治则以疏肝行气、清热化湿为主，常用方剂为化肝煎合黄连温胆汤加减，选药则加用竹茹、黄芩、滑石、木通、石菖蒲、法半夏、茯苓等清热化湿、芳香醒脾之品。

“木曰曲直”，性喜条达，肝气郁滞作为胃痛始动病机之一，“木郁达之”即为常用之法。李教授强调疏肝必兼柔肝，“疏”乃疏理肝气，“柔”乃养护肝阴（血），疏则勿令太过，太过则伤肝之阴血，柔则勿令过于滋腻，过于滋腻则有碍肝气条达，因此疏肝柔肝既可祛邪又可护正。因绝大部分患者存在焦虑抑郁等心理障碍，且伴随疾病的发生发展，心理症状可加重或反复，从而影响预后转归，因此在疏肝柔肝的同时，注重轻清解郁药物的应用。

疏肝勿忘和胃，肝胃同属中焦，肝为风木之脏，性喜条达而恶抑郁，胃为阳土之脏，性喜润而恶燥，以降为用。胃痛病情反复，常因郁伤肝，肝伤则郁滞更甚，气机郁滞于中焦，升降失司而致痞满胀痛。《素问·六微旨大论》云：“出入废则神机化灭，升降息则气立孤危”，故对于肝胃气滞者，肝胃同调，旨在调节气机升降，以使肝从左升、胃从右降。

同时，注重疏补勿过，凡治病勿伤胃气，久病宜保脾土。“正气存内、邪不可干"，胃痛发病病机之本在于脾胃虚弱，因此在临证之时疏肝莫忘健脾。肝气易郁、脾气易虚，胃气易滞，肝宜疏泄，脾宜健运，胃宜和降。李教授强调，疏肝切忌过强，疏肝理气药物用量不宜大，选药不宜过于温燥，用药时间不宜过长，以防耗伤脾胃之阴津，中病即止，后期辅以健脾益气药物治疗。在治疗中，还应注重养胃护胃，胃痛常伴有胃黏膜水肿充血、糜烂等表现。治以制酸护胃、促进黏膜愈合，且护胃治疗基本贯穿疾病始终。同时，运脾以开胃，脾虚胃弱，健运失职，气血生化乏源、机体失养，因此临证处方，时时兼顾运脾开胃。在此基础上，注重饮食调养，黄承昊《折肱漫录》所言："勿以脾胃热冷物，勿以脾胃软硬物，勿以脾胃熟生物"，尤以禁食寒凉生冷、辛辣刺激之品。

李教授重视注疏肝活血，气血同调。肝主疏泄，一身气机赖肝气的疏泄调节，肝郁则气滞，"气行则血行，气滞则血瘀"，且胃为水谷之海，多气多血之腑，以降为顺，病则易气滞，滞则瘀，故胃发病易出现气滞血瘀、瘀血阻络之证。临床以疏肝活血之法治疗，疏肝则理气行气、调理气机，活血则化瘀通络、畅达血运。处方时常需注意养血、破血、通络之法的兼顾运用。据中医辨证论治，并结合现代电子胃镜及病理检查微观辨证，发病之初未见胃脘刺痛、舌暗瘀点等瘀血阻络之象，宜养血活血；疾病后期诸证显著，且胃镜及病理均提示肠化生或不典型增生时，以破血逐瘀。

人身脏腑百骸皆赖气血之濡润滋养，润则健，养则旺，其脏腑百骸功能健全。肝为多血少气之脏，胃为多气多血之脏，两者在生理上均表现为多血，其病理应少阴血亏虚之证，但阴为质，阳为用，肝为刚脏，体阴而用阳，其用赖阴血的滋养。胃为阳腑，体阳而用阴，以通降为顺，喜润而恶燥，因此其生理特点决定其患病则易有阴血亏虚之证。李教授秉着"无则兼顾，有则重护"的原则，在治疗时始终勿忘生津滋阴养血。

《柳州医话》云："木热则流脂，断无肝火盛而无痰者"。肝胃郁热，疏肝泄热是为正治，但临床所见，胃痛肝胃郁热之证，常兼夹痰湿之邪，正如"怪病多由痰作祟""顽疾多痰""久病多痰"，这也与其病程长、病情反复、治疗困难的特点相符。究其兼夹痰湿之机，乃脾虚为致病之本，且脾为生痰之器，脾虚失运，水谷不归正化，则聚留而为痰湿。《丹溪心法》云："百病中，多有兼痰者世所不知也"，且"痰之为物，随气升降，无处不到”，痰湿停于胃则为呕吐，为嘈杂，为嗳气，为痞满，为癥瘕积聚。因此疏肝泄热和胃之时，除选用郁金、茵陈、栀子、预知子、柴胡、龙胆等清热泄热之品，常酌加薏苡仁、茯苓、车前草、土茯苓、绵萆薢、木通、泽泻等清热利湿或淡渗利湿之品，并宗“善治痰者，不治痰而治气，气顺则一身之津液，亦随气而顺矣”，处方时多配理气、行气之品，如陈皮、枳壳、橘核、木香、香附等药。

案例 患者藕某，女，48岁，2022年5月16日就诊。主诉：胃痛持续1个月余。具体表现为胃脘部胀痛，且痛感连及两胁。患者平素性情急躁易怒，伴有嗳气、口苦口干等症状，食欲下降，睡眠质量差，表现为眠浅多梦。大便情况为溏结不调，每日排便1～2次，小便正常。舌象显示舌红苔薄黄，脉象弦。胃镜检查结果为：糜烂性胃炎。西医诊断为：胃炎。中医诊断为：胃痛，辨证属肝胃郁热，肝郁脾虚。处方如下：炒栀子6g、牡丹皮10g、当归10g、炒白芍15g、柴胡10g、茯苓15g、炒白术10g、炙甘草6g、薄荷6g（后下）、生姜2片、炒枳壳15g、炒谷芽20g、炒麦芽20g、白及15g、黄连6g、蒲公英15g、浙贝母10g、合欢皮15g、夜交藤15g、麦冬15g、三七粉3g（另包）。嘱患者少食多餐，勿食生冷、辛辣刺激之品，务必保持心情舒畅。

二诊：2022年5月24日。患者胃痛减轻，偶有胸闷嗳气，睡眠好转，纳可，二便平。效不更方，继服14剂，胃痛症状明显好转。

按：《灵枢·邪气脏腑病形》指出“胃痛者，腹䐜胀，胃脘当心而痛”，胃痛是以上腹胃脘部近心窝处疼痛为主症的病证。李教授认为肝郁脾虚是该患者胃糜烂的发病根本，肝郁脾虚，郁而化热，胃络阻塞，气血凝滞，郁而热毒腐败形成糜烂，所谓肝为起病之源，胃为传病之所。肝火偏旺，肝气易横逆犯脾胃，导致肝胃郁热，则口苦口干、嗳气；肝郁血虚，血不养心发为多梦；肝郁脾虚，脾失健运，则大便溏结不调。方选丹栀逍遥散加味以疏肝泄热、健脾和胃，使肝胃调和，胃痛缓解，郁火得散则心神得安。胃喜润恶燥，故在健脾基础上加麦冬益胃生津以滋养脾土，合欢皮解郁安神，夜交藤养血安神。现代药理学研究表明，白及非多糖成分可减轻机体炎症反应，促进受损黏膜的修复而有效改善胃组织溃疡，故加白及解毒生肌、清热利湿；蒲公英味苦甘，性寒，归肝胃经，能清热解毒利湿，浙贝母味苦性寒，能开郁散结，二药配伍，制酸止痛作用增强；炒枳壳配炒谷麦芽健胃运脾，炒枳壳性寒，味苦，气厚味薄，浮而升，阴中微阳。李教授认为枳壳虽以降泄为用，但降中有升，善调中焦气机，而炒谷麦芽一升一降，相需为用，既能消食又能宽中，使脾胃气机顺畅。现代药理学研究表明，三七对炎症细胞内部相应游离钙的水平进行调控和抑制，从而表现出较好的抗炎作用。针对该患者胃糜烂的治疗，用三七粉冲服既可化瘀血而敛新血，又可消炎止痛。诸药配伍，复纳化、调升降、平燥湿，共奏疏肝健脾、和胃止痛之功效。

三、不寐

不寐，古人亦称之为“目不瞑”“不得卧”，最早记载于《内经》，是以经常不能获得正常睡眠为特征的一类病证，主要表现为睡眠时间及深度的不足，轻者入睡困难，或寐而不酣，时寐时醒，或醒后不能再寐，重则彻夜不寐。

李一明教授通过长期诊疗观察发现，临床上以情志因素导致不寐的患者居多，其基本病机为“阳盛阴衰，阴阳失交”，《内经》认为营卫之气运行失常，阴不潜阳，阳不入阴则失眠。不寐的治疗早期以疏肝泄热、清火化痰为主，后期以滋阴降火、补益心脾为主，疏肝贯穿始终。病位主要在心，涉及肝、脾、肾等脏腑。

木郁作为五郁之首，是形成其他四郁的基础。肝属厥阴风木，为阴阳转换之枢机，木郁则枢机不利，阴阳开阖失调，阴阳失衡。《素问·生气通天论》言：“阴平阳秘，精神乃治。”阴阳平衡是一身之根本，阴阳二气相交，则寤寐正常。脾胃居中焦，斡旋中州，为全身气机升降出入的枢纽，气血生化之源，胃和则卧亦安；心火下炎于肾，肾水上泛于心，水火既济，上下通畅，精神正常；肝升肺降，龙虎回环，三者共同维持全身气机升降出入。《读医随笔》言：凡脏腑十二经之气化，皆必借肝胆之气化以鼓舞之，始能调畅而不病。木郁初期，枢机不利，气机失调，五脏不安而不寐。

木郁气机不能调达，气血运行失司，气机逆乱，魂无所安；血行不畅，魂失所养，则寤寐不得。《普济本事方·卷一》载有："平人肝不受邪，故卧则魂归于肝，神静而得寐。今肝有邪，魂不得归，是以卧则魂扬若离体也。"肝郁日久，气机郁滞化热，郁热扰魂则魂无所定，上及心神，神魂不安，烦躁不得眠。脾胃纳运水谷精微，化生营卫气血，疏布四旁以濡养全身脏腑。居中焦，上至心肺，下通肾膀，中及肝胆，为一身之枢纽，张聿清《医案》载："胃为中枢，升降阴阳，于此交通，此坎离之即济也。水火不济，不能成寐，人尽知之。不知水火不济，非水火不欲济也，有阻我水火相交之道者，中枢是也"，可见脾胃亦与心肾相交密切相关。思虑过度，情志不畅，肝木郁滞，乘客脾土，脾胃不和，枢机不利，营卫无所化生，则夜不能寐，不仅会有失眠，情绪焦虑，坐卧不安等，亦会伴有泄泻、反酸呕吐等脾胃不和，胃气上逆的症状；肝胃不和，中焦枢机不利，升降失常，亦会导致水火不济，心肾失交而不寐。此外脾胃运化失职，水谷精微积聚化生痰饮，痰饮随经气流窜，阻碍气机运行，从而会加重不寐症状。

肾属水，位居下焦；心属火，位居上焦。肾水上济心阴，使心火不亢；心火下炎肾水，使肾水不寒，水火升降相因，心肾相交，精神互用，故夜寐而安。然肾水上济与心火下炎，皆赖气机转动，肝主疏泄，条畅气机，若因情志因素导致肝气郁滞，木气不疏，气机失调，则水火不济，又因肝郁气滞耗伤肝血，肝血亏虚。《辨证录·五郁门》载："肝血既耗，则木中之血上不能润于心，而下必取汲于肾。"由此心肾必不足，心阴无肾水上济，又无肝血滋养则心火上亢，扰动心神，加之肾精亏于下，故精神不用，夜寐不安。

陈士铎在《辨证录》中记载："气郁既久，则肝气不舒，肝气不舒，则肝血必耗，肝血既耗，则木中之血不能上润于心"，其意为肝郁损耗肝血，致使肝血不足，心神失养而失眠。叶天士云："初病在气，久病入血。"不寐日久，肝郁而疏泄失职，气滞则血瘀，《医林改错》载有"不寐一证乃气血凝滞。"若枢机不利久不得解，在营血瘀滞的基础上会出现血虚证，致营卫俱虚。气为血之帅，气机调畅，统摄有力，血有所归，魂有所养，则夜寐而安，肝郁而致不寐，病久气机郁滞不解，血行不畅而成瘀血，阻滞脉道，营卫失和。《症因脉治》云："肝血所伤，则夜卧不宁矣。"恶血归肝，魂失所养则夜卧不安。瘀血日久，化热扰动营阴，则烦躁不眠，故木郁日久，营血瘀滞，营卫不和；恶血归肝，魂失所养；瘀血化热，扰动营阴皆致不寐。肝郁气机不利，气血瘀滞日久，若仍不解，则“瘀血不去，新血不生”，转为营血亏虚，心神失养，怔忡而不寐。《素问·五脏生成》云：“人卧血归于肝。”营血亏虚，肝无所藏，血虚不能濡养肝魂亦不寐。木郁经久不愈，脏腑失和，脾胃运化无力，营卫无所化生，加之营血瘀滞不解，遂成本虚标实之不寐证。

李教授深谙经典之精髓，通过潜心研读与深刻领悟，加之其丰富的临床实践经验，独到地提出：不寐之根源，常可归因于肝郁之症。此病理机制，他精辟地总结为厥阴与少阳两经枢机运转不畅，进而影响到三阴三阳的正常开阖功能，导致阴阳之气无法和谐交泰，最终体现在气血运行的紊乱与逆乱之上。《素问·至真要大论》言：“疏其血气，令其调达，而致和平。”因此治疗焦虑性失眠以斡旋厥阴少阳枢机为大法，初期开达气机，调和脏腑，条达肝郁，兼顾中焦枢纽及交通心肾之用；病久入于营血，治以化瘀养血，调和营卫，兼顾调理气机。

木郁所致不寐，本为厥阴肝木、少阳胆木之枢机不利，阴阳失衡，而成不寐证，治疗以转运三阴三阳，斡旋枢机为其大法。枢机不利，开阖失司，偏于三阴者，方选四逆散转运三阴枢机，方中柴胡主入肝胆，升发阳气，白芍酸苦，涌泄营阴虚火，与柴胡合用，升发胆气，下疏肝气，调达枢机郁逆；枳实苦酸，功理气解郁，泄热破结，甘草益太阴之气，健脾斡旋中州；四药合用，三阴枢机得利，开阖有常。枢机不利偏于三阳者，方选小柴胡汤转运三阳枢机，方中柴胡入肝胆经，透泄少阳之邪，疏泄气机郁滞；黄芩苦寒，清泄少阳相火，二药合用，和解少阳。半夏、生姜以降逆和中，防肝气犯胃。人参、大枣益气补脾，扶助正气，防邪内传，与半夏、生姜相伍，升降中焦气机。炙甘草主入中州，调和脾胃，诸药合用，少阳郁滞得解，且无相火旺盛之象，三阳开阖正常，相火不扰心神，则寤寐正常。

肝郁初期所致脏腑失和，治疗以调达气机为主。疏肝解郁以调达肝气郁滞，疏肝和胃以转运中州，清心补肾以交通心肾，使气机调畅，上行通行，内外相应，五脏安和。《症因脉治》云：“因恼怒伤肝，肝气怫郁……则夜卧不宁矣。”肝气郁滞之失眠症见失眠少寐，多梦易醒，胸胁胀满，心烦易怒，善太息，舌淡红苔薄白，脉弦，方选柴胡疏肝散加减。本方为在四逆散的基础上加香附、川芎、陈皮三药，重在调畅肝经郁滞，香附为气中血药，川芎辛温，为血中气药，二者配伍，平调气血，陈皮理气行滞而和胃，诸药合用，疏肝解郁，气血平调。肝郁日久，气郁化火者，加牡丹皮、栀子以清血中伏火，防止伏火上。木郁所致肝胃不和，为肝气犯胃，脾胃升降失常，临床当先疏肝解郁，去除病因，再健脾和胃，以调升降。方选逍遥散合六君子汤加减，方中柴胡、当归、白芍养血平肝，调达肝木；茯苓、白术、甘草培植中土，《医方论》中言逍遥散可“于调营扶土之中，用调达肝木、宣通胆气之法”；以薄荷透发郁热，生姜和胃降逆则无肝气犯胃之虑。四君子益气健脾，健运中州，合当归，白芍以暗含当归芍药散水血互治之意，再加半夏燥湿化痰，陈皮理气化痰，诸药合用，脾胃得健，痰浊自消，气血运行无碍，则寤寐安和。对于气郁化火，湿热互结者，临床可以用温胆汤加减治疗，以理气化痰，清胆和胃。《辨证录·不寐门》言：“夜不能寐者，乃心不交于肾也。”木郁所致心肾失交，精神不用，症见怔忡不宁，夜寐不安，口舌生疮等，治以交通心肾，选用四逆散合交泰丸合四物汤加减。四逆散不仅可以斡旋厥阴之枢机，亦可疏肝理脾，调畅气机，助脾之升清，胃之降浊，一方面使心气下降有力，肾水上泛有根，另外配合四物汤，调肝养血，又滋补肾精，则肝气条畅而精血同源化生有余，故无妨碍心肾相交之虞。交泰丸中黄连苦寒沉降，入心经，清降心火，一则心火得降，则无上扰心神之虞，二则心火下降于肾，下温肾水；肉桂辛热发散，入肾经，温助肾阳，肾阳旺盛，蒸腾肾水上泛于心，滋养心阴，心肾二气升降相交，精神互用，故可安卧。

久病入络，初期以营血瘀滞为主，若久病不愈，瘀血不化，新血不生，五脏郁滞不解，营卫化生无源，则成营卫俱虚之势。然病及血，总因气机郁滞未解，故化瘀养血，调和营卫同时亦要兼顾开达气机。气血平和，营卫和合，不寐自除。肝郁日久所致营血瘀滞之不寐，因其气机郁滞与营血瘀滞共存，病机复杂，病根顽固，难以速愈，脉道不利，津液亦运行不畅，故治疗当以血府逐瘀汤合当归芍药散加减，以祛瘀生新，方中内含四逆散之意，斡旋枢机，疏肝解郁的同时，全方可气机平调，水血互治，血脉通利，故不寐可愈。瘀血日久化热，扰动营阴者，加丹皮、知母等凉血化瘀以及鳖甲等滋阴清热之品。《素问·评热论》言：“邪之所凑，其气必虚。”气郁血瘀日久，营卫无所化生便会转为营卫俱虚之失眠，当以标本兼治，养血安神同时以化瘀解郁，方选归脾汤合四逆散合当归芍药散，亦含酸枣仁汤之意，诸药合用可健心脾，养肝血，安神志，亦可斡旋枢机，化瘀生新。

案例 患者吴某，女，28 岁，已婚，职员，广东籍，2018 年 2 月 5 日初诊。患者因睡眠障碍 2 年，加重 1 周就诊。患者 2 年来，睡眠差，入睡困难，睡后易醒，多梦，胸闷、食纳差、腹胀、乏力、常叹息，面色萎黄，大便干结。舌胖大、边有齿痕，苔白厚，水滑，脉弦紧涩。属中医不寐病，辨证为肝郁脾虚。治以疏肝健脾，解郁安神。方以柴胡疏肝散加减：柴胡 15g、白芍 15g、川芎 10g、香附 10g、陈皮 10g、枳实 15g、炙甘草 5g、当归 10g、茯神 30g、炒白术 20g、合欢皮 30g，5 剂，水煎服，日 1 剂，水煎 2 次，分 2 次内服。

二诊：2018 年 2 月 12 日。患者失眠、乏力、腹胀等症较前明显减轻，仍多梦，舌胖大，舌尖红，守前方加灯心草 3g、莲子心 10g。7 剂。

三诊：2018 年 2 月 20 日。患者失眠明显改善，一晚能连续睡眠 6 小时以上，时有腹胀、晨起痰多、胸闷，余症减轻，守方加瓜蒌皮 20g，继服 7 剂而善后。

按：患者长期失眠，入睡困难，睡后易醒，多梦，胸闷、食纳差、腹胀、乏力、常叹息，面色萎黄，大便干结，病因病机错综复杂，但总因肝脾不和。肝气郁滞，气机不畅，郁而化火，邪火扰动心神，神不安则难寐；肝郁犯脾，脾失健运，则有食纳差、腹胀、乏力、面色萎黄，大便干结等症；而脾运不健，水谷精微不能正常化生，血不养心，进一步加重失眠症状。舌胖大、边有齿痕，苔白厚，水滑，脉弦紧涩等亦为肝郁乘脾之征。故以疏肝健脾为治，李教授以柴胡疏肝散合逍遥散加减。全方有补有疏，疏肝解郁，健脾养血，肝脾同治故能药到病除。

四、绝经前后诸症

古人之谓“绝经前后诸症”，即围绝经期综合征，古代医籍中记载不多，其症状散见于“郁证”“脏躁”“年老血崩”“经断复来”“皮肤瘙痒”“身痛”等多个病症中，《素问·上古天真论》曰：“女子……，七七任脉虚，太冲脉衰少，天癸竭，地道不通，故形坏而无子。”此期，肾气渐衰，天癸渐竭，冲任二脉亏虚是围绝经期综合征发病的生理基础。肾虚为本，常累及他脏，以心、肝、脾为主，多因肾阴阳的失衡导致脏腑功能的紊乱。肾阴不足，水火不济，则心火亢盛，可见心悸失眠、情志不宁；肝肾同源，肾阴亏虚，精不化血，以致肝肾阴虚，肝失柔和，可见肝火上炎或肝阳上亢而出现阴虚于下，阳浮于外的一系列表现，如潮热汗出、夜寐不安、情绪不宁等；或肾虚不能温煦脾阳，脾肾阳虚，水湿不化，聚为水湿痰饮等病理产物而导致心悸失眠[5]等。李教授凭借其深厚的临床积淀，巧妙地融入了《内经》中“木郁达之”的核心理念，在治疗围绝经期前后出现的各种症状上取得了显著成效。以下是对他这一独特治疗思路与方法的深入分析与总结。

（一）病因重情志，畅情解郁以达肝

妇女绝经前后，肾气渐衰，天癸将竭，冲任二脉随之亏虚，故而李教授以肾虚为绝经前后诸症的根本，同时还非常强调肝郁在发病中的重要性，尤其强调情志致病，而肝与情志密不可分，肝可调畅全身气机，调节情志。情志舒畅有助于脏腑功能活动及气血的正常运行，即“喜则气和志达，营卫通利”。若妇人常怀抱甚郁，或有不得隐曲之事，或平素性情急躁易怒，或工作生活压力过大，使得肝调畅情志功能失调，继而扰乱肝气，或引动肝火，或暗耗肝血，或阻滞肝络，引发各种绝经前后诸症。李教授治疗上注重调和妇人情志心理，从畅情解郁角度以求肝性舒畅，立方用药以开郁结、畅情志为要，如解郁汤，平肝开郁止血汤、开郁种玉汤等，在生理和心理上力求肝性畅达。

（二）病机重肝木，见木郁巧达之

李教授论治以脏象学说为基础，以肝肾为中心，认为病因病机是肾虚肝郁，冲任虚损，强调肝郁在发病中的重要作用涉及脾、肾等，灵活运用“木郁达之”思想，治病求本、标本兼顾、辨证施治。

肝郁以气郁为先，肝气郁结，疏泄失职，可致气血运行失常，肝经

循行受阻，冲任带脉功能失司，引发经、带、胎、产等妇科疾病。对于“肝气郁结”相关绝经前后诸症的治疗，李教授遵循“木郁达之”理论，总以疏解肝气为要，但又不囿于疏肝一法，常兼柔养肝体，以调肝性使之畅达。女子以血为本，经孕产乳等生理活动均需血液的维持，常不足于血；因肝藏血，为血海，故妇人易于血虚的生理特性决定了肝的病理表现，即肝血亏虚；又因肝体阴而用阳，肝血充足有助于肝疏泄功能的正常运行，肝有所养则肝性条达，反之肝失所养，其气郁结，诸病亦随之而起。治疗上，李教授补肝与疏肝并用、补重于疏，强调补肝血助肝气、以补助通。

肝郁化火多由肝气郁结日久发展而来，肝木内寓相火，“舒则通畅，郁则不扬”，若抑郁日久可使肝生郁火，正如傅青主言“郁不开而生火”；然肝木之火本易动而难静，若妇人素易急躁忿怒，可使火动更甚。肝郁化火、肝火妄动，或伤及气血，扰乱血海，或伤及肝经，损及任带，或扰动胎元，耗伤母体。对于肝郁火旺所致绝经前后诸症，李教授遵从“木郁达之”思想，标本兼治，开肝郁与清肝火并举。

根据五行相克理论，肝木克脾土，肝郁既成易伤及脾气。若女子肝气不舒，乘及脾土，影响脾之运化，致营血乏源，血海空虚，冲任带失养，或津液代谢失司，水湿内生，损及任带，可生妇科诸疾。李教授在论治此类妇人病时，认为“生中有克，克中有生，生不全生，克不全克”之独特观点，肝虽克脾，但肝亦可疏脾助其健运，即“肝克土，土得木以疏通则土有生气矣”，故在治疗上常通过抑木以解除其对脾之乘克，脾运则滋肝助肝用，即“抑木扶土又助木”，肝脾同治，体现其对“木郁达之”思想运用之妙。

李教授十分重视肝肾之间的相关性，认为女性生理活动的正常运行离不开肝肾的相互协调，两者精血同源，一藏一泄，共司冲任。肝肾子母相关，肝郁可及肾，“肝为肾之子，肝郁则肾亦郁”；同时肾虚亦可及肝，即谓“水生木而克木”，“生中有克，克中有生”矣。李教授治疗上抓住肝肾之间相生相克的关系，或滋水涵木，或泻子救母，共开肝肾之郁结、养肝肾之精血，肝肾同调。女子月经来潮由肾主导，然肝为肾之子，肝木生于肾水，两者精血同出天癸，生理病理相关，肝郁及肾、子盗母气，致肾虚而郁，故而经水不调。肾虚阴亏，精血不足，多致肝体失养，疏泄失常，气机不畅而导致出现一系列绝经前后症状。

（三）用药重纯和，达肝多角度

李教授对绝经前后诸症的用药讲求以纯和之品使补肾疏肝，调补冲任，用药及配伍充分体现对女性气血的重视。首先，反对疏肝滥用辛燥，疏肝理气之品以柴胡为主，柴胡能够舒达肝胆之气，为解郁调经之要药，其用量极轻；其次为香附、延胡索、郁金、枳壳等；除控制用量外，其多配伍人参、白术、熟地等补益气血以防疏利之品辛燥伤及气阴。其次，“达肝”的方剂中柔肝养血解郁之品多以白芍、当归相配伍，两者均入肝、脾经，芍药之酸可平肝敛阴，当归补血活血可治一切血证，两者与疏肝之品配伍时均重用，体现李教授解肝郁时“柔重于疏”之思想，以顾护肝体为要。其三，十分重视土木关系，用药上讲求肝脾同调，喜用白术、山药、人参、茯苓健脾资气血助肝用。除了调和肝之气血，在用药上还从多角度“达肝”，对于肝经循行部位的痛症，如胁痛、腹痛、乳痛，以白芍尤宜，《名医别录》中记载“（白芍）主通顺血脉，缓中……（治）腹痛，腰痛”。因肝郁易于化火，李教授善用清热泻火之品（如黄芩、丹皮）清肝平肝，使之阴平阳秘，其中丹皮与白芍相须有开郁降火之用；其常选用青蒿、黄柏、地骨皮清热凉血，柴胡、牡丹皮疏肝泻热，体现“冲任之气宜通不宜降”的学术思想。子母同治，调肝不忘益肾，善用熟地、菟丝子、杜仲、山茰肉以滋水涵木，体现“肝气或开或闭，即肾气之或去或留，相因而致”理论。由于绝经前后妇女处于阴阳极易失衡的生理状态，故方中用药讲究平和，补阴勿过寒凉，补阳勿过温澡，以调补为法，平衡阴阳，使肝肾得补，冲任得固。

案例 患者王某，女，48 岁，退休，湖南籍贯，2022 年 3 月 13 日初诊。患者既往月经 4～5 天/30～35 天，量可，色暗红，经前乳房胀痛，腰酸，无痛经。末次月经 2021 年 9 月 12 日，量少，色暗红，伴腰酸。刻下：患者潮热，午后明显，热起自胸前，涌向头颈部，伴明显汗出，常沾湿衣衫，热退汗出，又时觉身冷，欲裹厚衣，时寒时热，一日发作数次，手足心热，烦躁易怒，不可自行控制，食欲不佳，纳少，夜寐欠安，易醒，多梦，二便调，舌淡苔薄白，脉沉弦。既往孕 3 产

0，工具避孕，无生育要求。行阴道彩超示：子宫大小 5.1cm×4.0cm×4.2cm，内膜厚 0.4cm，子宫肌瘤 2.6cm×2.5cm×2.0cm，双附件未见明显异常。查女性激素六项示：E_2＜10pg/ml，FSH：90.98mU/ml，LH：62.57mU/ml，P：0.10ng/ml，PLR：8.18ng/ml，T：0.22ng/ml。西医诊断：围绝经期综合征；中医诊断：绝经前后诸证，证属肝郁肾虚证；治法：补肾调肝解郁，处方：菟丝子 20g、淫羊藿 10g、山萸肉 10g、鹿角霜 20g（先煎）、鳖甲 20g（先煎）、墨旱莲 10g、女贞子 20g、地黄 15g、白芍 20g、茯苓 10g、柴胡 10g、玫瑰花 12g、钩藤 15g（后下）、浮小麦 30g、莲子心 6g、淡豆豉 10g。共 7 剂，日 1 剂，水煎服，早晚各 150ml，温服。

二诊：患者自觉潮热汗出缓解，潮热局限于头额部，汗出无明显沾衣，手足心热缓解，寒热发作次数明显减少，烦躁易怒减轻，食欲好转，纳可，夜寐稍欠安，二便调，舌淡苔薄白，脉沉弦。前方去养心敛汗之浮小麦、莲子心，加巴戟天 10g、杜仲 10g，继服 7 剂。

三诊：患者诉 4 月 1 日月经来潮，量少，色暗红，腰酸，经期手足欠温，现潮热明显缓解，一日发作 1～2 次，无汗出，时觉身冷，常欲加衣，得衣则热，情绪可，纳可，寐安，二便调，舌淡暗，苔薄白，脉沉细。患者前证缓解，调整用方：熟地黄 15g、枸杞子 10g、麦冬 10g、牡丹皮 10g、覆盆子 15g、菟丝子 20g、杜仲 10g、淫羊藿 10g、巴戟天 10g、黄精 10g、鹿角霜 20g、肉桂 6g、陈皮 10g、木香 10g、女贞子 10g、益母草 10g，继服 7 剂。

随访：调治巩固半年后（2022 年 11 月 14 日），基本症愈。

按：患者初诊时见月经停闭，潮热汗出，但又时感身寒，寒热交替发作，烦躁易怒，食欲不佳，纳少，夜寐欠安，易醒，多梦，舌淡苔薄白，脉沉弦。患者正处绝经前后，肾气渐衰，精血不足，阴阳失调，而出现月经不调，寒热交替。肝肾乙癸同源，肾水不足，水不涵木，则肝血不充、肝气郁结，肝郁日久，气必化火，加之肾阴不足、阳失潜藏，虚火上炎，而出现潮热汗出、情志不畅、烦躁易怒。心肾不交或肝火扰心，而出现失眠、多梦等证。结合患者症状，经舌脉辨为肝郁肾虚证，治以补肾调肝解郁。解郁首选柴胡，疏肝之郁而开肾之郁；浮小麦，养心敛汗；莲子心、淡豆豉养心安神，解心中郁烦；钩藤入肝经，清肝热，平肝逆，解肝郁；滋肾阴与补肝血结合，选甘润填精之味，如地黄、墨旱莲、女贞子、白芍、山萸肉等，使肾水足、肝血充；温肾阳，当不辛热助火，用菟丝子、杜仲、巴戟天、淫羊藿等流动之品。李教授认为血肉有情之品，味厚质重，为补肾培元、填精补血之佳品，故少佐鹿角霜、鳖甲等。肝肾兼顾，阴阳平调。二诊患者潮热汗出明显缓解，情志好转。三诊患者阴虚好转，以阳虚明显，稍加温阳之药，但又不过用辛温，以防补火伤阴。

五、心悸

心悸是一种心脏常见病证。《素问·至真要大论》中的“心澹澹大动”和《灵枢·本神》讲的“心怵惕”与惊悸、怔忡的临床表现相吻合。东汉张仲景的《金匮要略》中“寸口脉动而弱，动即为惊，弱则为悸”和《伤寒论》“太阳病，小便利者，以饮水多，必心下悸”的描述是对“心悸”病名的最早记载。宋代的严用和提出了“怔忡”的病名。其在《济生方·惊悸怔忡健忘门》认为“夫怔忡者，此心血不足也”。吴昆《医方考》将由惊所致之怔忡命名为“惊气怔忡”。其常伴有胸闷气短、神疲乏力、头晕失眠等兼症，虽其病位在心，但与肝、脾、肾、肺密切相关，特别与肝的关系紧密。从心与肝的生理联系可知：肝为心之母脏，木生火，故母子相互影响，且从经络上看，心经和肝经环环相连，生生不息，足厥阴肝经与手少阴心经通过足厥阴相表里的足少阳胆经相联系。清代陈士铎提出“从肝治心”的理论，明确提出“论心痛当治肝”，言：“偏治者，乃一偏之治法，譬如人病心痛，不治心而偏治肝”。

肝郁型心悸常因忧思悲伤，肝郁难舒，气机不畅，心气亦郁结逆乱，扰动心神，心神不宁而致。临床可见心悸失眠、坐立难安、精神恍惚、易惊吓、喜悲伤欲哭、数欠伸，舌红、苔薄白、脉弦数等症，治宜疏肝解郁、宁心安神定悸。李教授常以四逆散合甘麦大枣汤或柴胡加龙骨牡蛎汤加减治疗。

同时，肝气郁结，心气亦弱，气郁血瘀，心血痹阻，临床常见心悸气短、胸闷如窒，甚者胸痛时作、刺痛不移或连及胁下胀满不舒，舌暗红紫，有瘀点、瘀斑、舌下静脉郁滞，脉细涩或结代为主症，治宜疏肝理气，活血通脉，李教授常以小柴胡汤合血府逐瘀汤治之以获良效。

另有肝郁易化火者，肝火耗伤心血，以致心肝火旺，亦可化火生痰，痰火上扰心神。临床可见心悸、心烦易怒、面红目赤、头晕目眩、口苦口干、胸胁灼热、眠差或噩梦连连；或吐衄血、大便燥结、便秘尿赤、舌红、苔黄厚、脉弦滑数等症，治宜清心豁痰、镇定安神。李教授常以黄连温胆汤或丹栀逍遥散加减治疗。

李教授治疗心悸时，首先排除心脏器质性疾患，然后遵“木郁达之”之理，以肝升发条达为顺，或疏肝解郁，或通络宣痹，或清心豁痰，总以祛标治实，标本兼治，则心病得解。

案例 患者段某，女，46 岁，已婚，2019 年 11 月 19 日初诊。因心悸 1 个月就诊。患者近 1 个月无明显诱因出现心悸，焦虑，烦躁，疲倦，无胸闷痛，无恶心呕吐，纳可，二便调，睡眠差，舌淡红，苔薄黄，脉弦细。月经量少，血块多，色暗。心电图：未见明显异常。中医诊断：心悸，肝郁化火，上扰心神，治以疏肝解郁，清肝泻火，丹栀逍遥散加味：丹皮 15g、炒栀子 5g、白芍 15g、当归 10g、柴胡 15g、茯神 30g、炒白术 15g、炙甘草 5g、合欢皮 30g、炒酸枣仁 20g、珍珠母 15g、灯心草 2g、香附 10g、陈皮 10g，6 剂，日 1 剂，水煎服。

二诊：2019 年 11 月 27 日。服药后心悸好转，情绪转佳，纳可，二便调，睡眠亦改善，偶有咳嗽痰多，舌苔稍腻，原方基础上加薏苡仁 20g、桔梗 10g，继服 6 剂。

三诊：2019 年 12 月 5 日。患者心悸明显减少，深睡眠时间能到每天 6h，再继服 7 剂以巩固疗效，其他治疗不变，并嘱患者调畅情志、减轻心理压力以防复发。

按：此病案中，患者心悸，焦虑，烦躁，眠差，疲倦，月经量少，以肝气郁结，情志不舒为因，气有余而化火，形成肝气郁结、郁而化火之证，李教授认为此类心悸，应以调和疏解之法为主，使气血阴阳调和，肝郁之火得清，则邪去正安，以丹栀逍遥散加减为治。李教授指出：心悸之证临床中并不以大虚、大实为主，而通常以虚实夹杂多见，故治疗宜标本兼顾，攻补兼施，切忌峻补峻泄之误。同时，李教授着重指出精神因素在本病的发生与发展中起着重要作用，如焦虑、情绪波动、过度劳累、强烈的精神刺激或进行紧张的脑力劳动等均可诱发或者加重病情。

因此，在应用药物调治的同时，嘱患者避免精神因素的刺激，身心同调方能祛病强身。

六、痤疮

痤疮，是一种毛囊与皮脂腺的慢性炎症性皮肤病，于青春期开始发病，属中医“肺风粉刺”范畴，又名“粉滓”“粉刺”“面鼓”“酒刺”“痤”“肺风疮”“面皶”“皶疱”等。中医学文献对痤疮的最早记载见于《内经》，《素问·生气通天论》记载“汗出见湿，乃生痤痱，……寒薄为痱，郁乃痤”，《诸病源候论·面体病诸侯·面疱侯》曰：“面疱者，谓面上有风热气生疱，头如米大，亦如谷大，白色者是。”

李教授认为痤疮虽为单纯皮肤病，以皮肤症状为主，但发病机理却与心、肺、胃、肝、脾等内脏均有关，其中以肝的影响最大，从肝论治则每能取得很好的效果。《灵枢·经脉》曰：“肝足厥阴之脉，起于大趾丛毛之际……，上入颃颡，连目系，上出额，与督脉会于巅，其支者，从目系，下颊里，环唇内，其支者复从肝，别贯膈，上注肺。”可见，肝经有分支循行至面颊、口周、前额，胸背部等，痤疮常常多发于上述部位；肝上注于肺，二者相通，肺经之病与肝经之病相互影响，肝郁亦可化火犯肺，加重肺胃之热，故痤疮的发生发展与肝密切相关。因此，肝经郁热是痤疮的重要病因病机，凡工作压力大，人际关系紧张、失眠焦虑、思虑过重者皆易生痤疮，因长期肝气不舒，郁而化火生阳，肝阳炽张，肝火旺盛上炎，灼伤津液，炼液成痰，痰阻血瘀，热毒熏灼，形成痤疮。同时，易怒、焦虑、烦躁、思虑等情志不舒导致肝郁反克脾土，脾失健运，不能运化水湿，痰浊内生，气机不畅，湿热内生，痰瘀热毒虚内生，在外则发为痤疮，女性特别常见此类脾虚肝郁型。女子以肝为先天，以血为基本，肝气易郁，脾气易虚，女性患者多在月经来潮之前，肝气愈郁，痤疮愈盛。因此，痤疮从肝论治对于女性尤为重要。

李教授认为，该病特点为郁而化热，郁而生痰生瘀，痰瘀热互结，郁而耗气，导致肝郁脾虚热毒型痤疮病情反复，迁延难愈，“肝郁”贯穿病程病机始终，因此法当从肝论治，条达所郁之木，以疏肝解郁、清泻肝肺、凉血化瘀、化痰调气为治疗大法，使气血调和、伏火得清、痰瘀同化。

案例 患者何某，女，20 岁，未婚，2019 年 10 月 10 日初诊。因面部痤疮 3 月余就诊。患者近 3 月无明显诱因出现面部痤疮，曾在医院门诊皮肤科治疗，症状未见明显缓解，现面部见鲜红、暗红痤疮，部分可见白色脓点，痒痛间作，平素学习压力大，熬夜后加重，月经前加重，月经量少色黑，有血块，口干口苦，纳可，睡眠差，二便调，舌红，苔薄白，脉弦细。中医诊断：肺风粉刺，肝郁化火，血热浸淫；治以疏肝理气除湿、清热凉血解毒；组方如下：紫草 10g、白芷 10g、丹参 20g、地肤子 10g、白鲜皮 10g、蒺藜 10g、皂角刺 20g、太子参 20g、蝉蜕 10g、蒲公英 15g、丹皮 20g、金银花 10g、柴胡 20g、白芍 10g、炒枳实 20g、甘草 10g。

二诊：2019 年 10 月 18 日。患者自觉面颊痤疮脓点与瘙痒减轻，暗红痤疮未消，情绪焦虑、烦躁易怒较前好转，睡眠转佳，纳可，二便调，舌脉同前，效不更方，继续原方 7 剂，服法同前。

三诊：2019 年 10 月 27 日。患者面颊痤疮明显减少，仅少许小痤疮，无灼热感与瘙痒感，情绪睡眠明显转佳，舌质红，苔薄白，脉沉缓，再继服 7 剂以巩固疗效，嘱患者规律作息，戒烟酒辛辣。其后随访患者，面部痤疮愈后未再新发，原有疮脓处颜色逐渐变淡消失中。

按：本病例中，李教授认为该患者年轻女性，青春期生理机能旺盛，即阳热旺盛之体；加之平素学习压力大，思虑较重，导致肝气郁结，疏泄失常，郁而化火，故方中有四逆散，肝郁克脾土，脾失健运，不能运化水湿，痰湿内停，同时饮食不节，过食辛辣肥甘之品，脾胃积热，湿热内生，郁于肌肤腠理而发为痤疮。故拟方疏肝理气除湿、清热凉血解毒。服药期间嘱患者清淡饮食，调畅情志，按时作息以收全效。本案例运用中医辨证治疗，通过条达肝郁、清热利湿等方法能够治病求本，更能降低痤疮复发率，减少皮损后遗症出现。

参考文献

[1] 刘超. “木郁达之”理论及临床意义研究［D］. 北京：北京中医药大学，2005.
[2] 潘力弢，罗默超，李一明. 李一明教授基于“木郁达之”理论辨治临床杂病经

验探析［J］．云南中医中药杂志，2021，42（9）：7-9.
［3］曾红萍. 浅谈肝郁与慢性阻塞性肺疾病合并焦虑障碍的关系［J］．亚太传统医药，2016，12（14）：85-86.
［4］李洪翠，李连会，杨韶华. 杨韶华教授从肝论治慢性萎缩性胃炎经验［J］．光明中医，2024，39（2）：248-251.
［5］赵芙蓉，吴玉涛. 罗铨教授治疗绝经前后诸症临证经验［J］．中国民族民间医药，2021，30（16）：89-90.

（罗默超　潘力弢　吴向琼）

第八章 “治中焦如衡”在脾胃病治疗中的临床运用

第一节 历代医家对脾胃病的认识

《黄帝内经》作为中医理论的奠基之作，详细阐述了脾胃的生理功能及病理机制，《黄帝内经》有言：“脾胃者，仓廪之官，五味出焉”，强调了脾胃在消化吸收、化生气血方面的重要作用；“饮入于胃，游溢精气，上输于脾”，概括了脾主运化的功能；“清气在下，则生飧泄，浊气在上，则生䐜胀”，体现了脾胃主升清降浊的生理特性。“脾脏者土也，孤脏以灌四傍者也”，强调了脾胃在人体中的重要性。《难经·七十七难》曰：“见肝之病，则知肝当传之与脾，故先实其脾气，无令得受肝之邪，故曰治未病焉”，为后世留下深刻的影响。《难经·四十二难》中提出：“脾重二斤三两，扁广三寸，长五寸，有散膏半斤，主裹血，温五脏，主藏意”，这为后世“脾统血”的理论奠定了基础。《黄帝内经》与《难经》为后世脾胃学说的形成奠定了基础，并且后世医家也在此基础上做了进一步的充实。

东汉张仲景在《黄帝内经》的基础上著成《伤寒杂病论》，它在脾胃理论的发展进程中发挥了重要作用。张仲景在《黄帝内经》“阳道实，阴道虚”的基础上阐述了“实则阳明，治实求之阳明；虚则太阴，治虚求之太阴”，认为脾湿胃燥太过是太阴、阳明的发病之源。其在《金匮要略》指出“四季脾旺不受邪”，认为脾气充盈是人体抵抗外邪的基础。同时，张仲景在《难经》的基础上提出“见肝之病，知肝传脾，当先实脾”的观点，“未病先防，已病防变”，为疾病的治疗指明了方向。《伤寒杂病论》中总结出一系列治疗脾胃疾病的方剂并为后世广泛传用，如泻心汤类方剂、承气汤类方剂等。

金元时期，刘完素、张从正、李杲、朱震亨等对脾胃论的发展做出了重要贡献。刘完素在《素问玄机原病式·六气为病·热类》中指出：“胃属土，土为万物之母，故胃为一身之本”；在《素问气宜保命集·原脉论第二》中说，“若无土气，何以生长收藏；若气无土，何以养化万物，是无生灭也”，认为脾胃运化水谷，化生精微，荣养百骸，滋养五脏，所以为一身之本。张从正提出：“脾胃有病，奈何中州之医，不善扫除仓廪，是陈莝积而不能去也，犹曰我善补，大罪也”，主张以攻为守，祛陈莝洁肠胃，从而达到保护胃气的目的。李东垣认为脾胃为元气之本，是升降之枢，升发居主导地位，其在《脾胃论》提出“内伤脾胃，百病由生”的观点，认为脾胃内伤是许多疾病的根源，创立“补土派”，强调“人以胃气为本”，强调脾气升发的重要性，创立补中益气汤等经典方剂，对后世脾胃病的治疗产生深远影响。朱震亨强调脾胃为“后天之本”，认为脾胃之气为清纯冲和之气，脾胃运化、受纳功能正常，才能化为生生之气，生化无穷，则人体气血充盛，五脏得养，从而富有活力，因此脾胃之气对于人体生长发育至关重要，要时时注意保护脾胃之气。

明清时期，叶天士等提出了脾胃分治的观点，强调脾与胃在生理功能上的区别和相互协作，脾主运化而升清，胃司受纳腐熟而降浊，更加细化了脾胃的功能特性。明确提出“脾宜升则健，胃宜降则和”，认为脾胃的升降功能对于维持人体健康至关重要，脾胃升降有序、纳运有度共同完成对饮食的消化吸收而滋养全身。此外，叶天士还创立了胃阴学说，填补了脾胃学说中胃阴理论的空白，倡导“甘平或甘凉濡润以养胃阴”，为脾胃病的治疗提供了新的思路和方法。

近现代以来，各医家对脾胃的解剖及脾胃病的治疗有了更深刻的认识，中医学的脾胃不仅仅是指解剖学上脾脏和胃脏，而是指综合西医学中胃、大肠、小肠、胰腺、肝脏、胆囊等器官的共同功能的集成定义。脾胃病包括现代医学慢性胃炎、功能性消化不良、慢性肠炎、消化性溃疡、胃肠功能紊乱、慢性腹泻等多种疾病，是临床上的常见病、多发病。

而诸多医者对脾胃病诊治具有诸多实践经验，且日臻完善，中医学对脾胃病的治疗具备疗效突出、特色鲜明的显著优势。

第二节 “治中焦如衡”的提出及对其发挥与运用

一、“治中焦如衡”的提出

“治中焦如衡”出自《温病条辨·治病法论》，是清代温病学派医家吴鞠通提出，为其创立的三焦辨证治疗大法之一，其原文是“治上焦如羽，非轻不举；治中焦如衡，非平不安；治下焦如权，非重不沉”。“治中焦如衡，非平不安”，吴鞠通常用于指导治疗外感湿热温病中焦湿热证，为历代医家所重视，逐步成为中焦（脾胃）病诊治的基本原则，广泛运用于脾胃疾病的治疗。中焦，《温病条辨》提出：“上焦病不治，则传中焦，胃与脾也”，说明“中焦”，指脾胃。“衡”，“衡”在《说文解字》中“牛触，横大木其角”，即固定于牛角之上的横木，以防止其伤人，后指秤杆，有准则、平衡、衡量的意思。《辞海》亦释为平也、正也。《黄帝内经》亦多次提到“衡”，如《素问·五常政大论》：“夫五运之政，犹权衡也。高者抑之，下者举之，化者应之，变者复之，此生长化收藏之理，气之常也。”《素问·至真要大论》：“气之相守司也，如权衡不得相失也。”自然界之生长化收藏，五行之运行，均有其内在的调节机制。一方太过，抑制其过亢的机制便会启动，一方不足，也会有相滋助的力量出现，通过各方调节，使自然界或是机体恢复稳态。稳态不是简单的平衡，而是机体的内在功能及相互关系在变动中维持着平衡，在相对平衡中不断地变化。强调机体的内在功能应当与自然界类似，应相互协调，保持相对平衡，维持稳态。“平”与“衡”为同义语，“安”，平安，此指脏器安和。《温病条辨白话解》解释为：“治中焦如衡，非平不安”为：“中焦处于上下之间，是升降出入的枢纽，所以中焦有病，用药既不能失之太薄，亦不可过于厚重，只有采用不偏不倚，中正平和的方法来治疗，以达到如衡器那样的平衡。”说明治疗中焦脾胃病症应当中正平和如秤杆之平衡，中焦处于上、下焦之间，是气机升降出入的枢纽，故中焦有病用药须不偏不倚，既不能用上焦轻清升浮，又不宜用下焦滋腻潜降，可选用性味平和，不升不降之品，使中焦脾胃升降平衡，脏器安和。不是简单的补偏救弊，而是通过调节中焦枢纽，权衡气血阴阳，使气机平顺，功能有序。

二、“治中焦如衡”的发挥和运用

脾胃都属土，脏属阴，腑属阳，脾为太阴湿土之脏，胃为阳明燥土之腑。脾胃脏腑具有多个相反相成的体用属性及功能差异，容易产生升降、纳运、燥湿、寒热、虚实失常的病机变化，所以针对脾胃病复杂病机而采用的常见治则有调整阴阳、虚实兼顾、寒热并用、升降相因、刚柔相济、气血并调、通补兼施等，这些法则均是以恢复中焦脾胃功能为最终目的，故皆可谓吴鞠通所言的“治中焦如衡，非平不安”。

（一）升降相因

《素问·六微旨大论》云：“升已而降，降者谓天；降已而升，升者谓地。天气下降，气流于地；地气上升，气腾于天。故高下相召，升降相因，而变作矣。”指出天气下降，地气上升，天地阴阳之气互为升降，即所谓“升降相因”。后世医家结合脾胃特性，脾主升清，胃主降浊，二者共为脏腑气机升降运转的枢纽，用升降相因指导脾胃病的治疗[1]。《脾胃论》言：“盖胃为水谷之海，饮食之胃，而精气先输脾归肺，上行春夏之令，以滋养周身，乃清气为天者也；升已而下输膀胱，行秋冬之令，为传化糟粕，转味而去，乃浊阴为地者也。”食物入胃，脾气向上，将水谷精微上输心、肺及头目，化生气血，以濡养全身，并且维持内脏的相对恒定，而胃气向下，协助饮食物的消化和糟粕的排泄。二者升中有降，降中有升，对脾胃功能的正常运行及人体气机升降平衡起着重要作用。《临证指南医案》提出“脾胃之病，虚实寒热，宜燥宜润，固当详辨，其于升降二字，尤为紧要。”强调了脾胃升降功能的重要性。《黄帝内经》记载：“清气在下，则生飧泄，浊气在上，则生䐜胀”，概括了脾胃二脏在气机上的相互关联及影响，脾气不升可见头晕目眩，腹胀泄泻，胃气不降可见呃逆、嗳气、呕吐等，治疗时，当升降同调，使中焦如衡。临床治疗胃气上逆之证时，常在降胃气方药中配用健脾益气升提之品，使其降中有升；治疗脾不升清之证时，在运脾之中佐以理气降逆之品，使其升中有降，脾胃调和。因此，在脾胃病的治疗中，应注意调节脾胃气机升降相因的关系，以达“治中焦如衡”的目的。李杲在《脾胃论》中也着重强调了脾胃升降理论，李氏认为脾胃升降失常，表现为降而不升，或升而不降，因此治疗时或升清，或降浊，或升清降浊并用等不同方法。如临床中脾虚气陷所致大便稀溏、久泻久痢等，用补中益气汤，方中以柴胡、升麻升阳举陷；胃气不降则嗳气、呃逆、呕吐，自觉腹中有气上冲，用旋覆代赭汤，方中旋覆花、代赭石以降逆气。对升清降浊并用之法，如治脾胃虚弱，幽门梗阻，饮食不下，噎膈上下不通，便秘，用通幽汤，方中以桃仁、归身、生地润肠通便以降浊，以升麻升清，降浊之中佐以升清取寓升于降之意。诸法相合，升中有降，降中有升，使得中焦平衡。

（二）寒热并用

寒热并用这一治法起源于《黄帝内经》，《素问·至真要大论》云“寒者热之，热者寒之”“治热以寒，治寒以热”，提出了治热以寒药，治寒以热药，是寒证和热证的治疗法则。但若为寒热并存之证，则当寒热并治，张仲景在《伤寒杂病论》中首次提出了寒热并用的方剂，比较有代表性的有：半夏泻心汤、附子泻心汤、乌梅丸等。后世医家将此法用于中焦脾胃病的治疗，取效甚佳[2, 3]。如朱丹溪《丹溪心法》以左金丸清泻肝火，降逆止呕，用于肝失条达，郁而化火，肝火犯胃所致胁肋疼痛、嘈杂吞酸、呕吐等。方中仅黄连与吴茱萸两味药，比例为六比一，重用黄连苦寒泻火为君，佐以辛热之吴茱萸，既能降逆止呕，制酸止痛，又能制约黄连之过于寒凉；二味配合，一清一温，苦降辛开，泻火而不凉遏，温通而不助热，起到相反相成的效果。脾胃病，生理上脾为阴土，喜燥恶湿，宜升则健，胃为阳土，喜润恶燥，宜降则和，一阴一阳，一升一降，一湿一燥，常则不病，变生寒热，尤其是临床上脾胃病多见脾胃虚弱为主，易夹湿、夹瘀，表现为上热下寒，上寒下热、寒热错杂等，若纯用辛温芳香化湿药，有助热化燥之弊，反之，若单用苦寒清热之药，有助湿滞气之嫌，故使用寒热并用法。而三泻心汤为平调寒热的代表方，方中以辛温之半夏、干姜，与苦寒之黄芩、黄连合用，这两类药性味、功用截然相反，一寒一温，一升一降，一开一泄，寒热互用以和其阴阳，苦辛并进以调其升降，相互制约，又相互依赖，共同调畅气机，达到辛开苦降的作用；热多寒少以黄芩、黄连为主，寒多热少重用干姜。寒热并用的法则体现了中医调理阴阳、祛邪扶正的基本法则，体现了“治中焦如衡”这一基本原则，合理用药，以纠正中焦失衡。

（三）燥湿相济

脾为太阴湿土之脏，胃为阳明燥土之腑，脾为阴脏，以阳气温煦推动用事，脾阳健则能运化升清，故性喜燥而恶湿；胃为阳腑，以阴气凉润通降用事，胃阴足则能受纳腐熟，故性喜润而恶燥。故《临证指南医案·脾胃篇》云：“太阴湿土，得阳始运，阳明燥土，得阴自安。以脾喜刚燥，胃喜柔润故也。”脾在胃阳的温煦作用下不至于生湿；胃在脾阴的濡润之下不至于化燥，脾与胃燥湿之间，相互为用、相互接济，维持正常功能。脾胃运化无力则燥湿失衡，疾病由此产生。若脾湿太过，则湿聚饮停，可见到神倦乏力、肢体困重、脘痞纳呆、大便黏滞、舌苔白腻、脉濡等湿证；胃燥太过，则津亏阴伤，临床表现既可见到胃脘灼热、嘈杂或胀闷、肌肤干燥、口干咽燥、舌红少津等燥证，故治疗脾胃疾病是强调调脾和胃，燥湿并用，以助脾胃运化。根据脾胃的喜恶之性，养胃阴不宜滋腻太过，而用甘平或甘凉濡润之品，如百合、麦冬、玉竹、沙参等甘凉濡润养胃阴；化脾湿多用温燥之品，但不可过于苦寒或温燥，常用炒薏苡仁、苍术、白术、厚朴、半夏等。湿热较重、苔黄腻，口苦口黏者，加茵陈、藿佩芳香化浊；舌苔水滑、小便频数，内有停饮者，加车前子、猪茯苓、泽泻等淡渗利湿；舌红苔花剥、口干口渴者，加石斛、芦根以生津液。平调燥湿，即益胃润燥与健脾燥湿同调，亦体现出“治中焦如衡”的治疗原则。

（四）通补兼施

脾病多虚，脾为五脏之一，五脏藏精气而不泄，脾脏虚弱则需补益治疗，然脾胃虚弱，运化功能减退，易导致痰饮水湿内停、气机瘀血阻滞、食积停滞等虚中挟实的病理状态，且这些病理因素相因为患，加重病情。胃为水谷之海，属六腑之一，故具有六腑传化物而不藏，以通为用，以降为顺的特点。胃气降则和，不降则滞，反升则逆，所以通降法是治疗胃病的大法[4]。清代叶天士云“胃病久而屡发，必然有凝痰聚瘀”，邪气受阻后容易产生脾气和胃气不平衡之病证。治法上明代医家吴昆提出“脾胃宜利而恶滞”，这是对脾胃病治法的高度概括。病虽由脾失运化所致，若一味进补，过用甘腻之品，则可导致气滞生湿，食积难化，助湿生痰、瘀热伤络。所以临床上治虚兼顾祛实之不同，应以通补兼施为治疗原则，使补中有通，以补为本，以通为用，寓通以补，常在四君子汤健脾益气的基础上加用陈皮、枳壳、半夏、砂仁、苏梗理气和中，鸡内金、炒谷芽、炒麦芽、焦楂曲、莱菔子等消食助运；当归、延胡索、紫丹参、仙鹤草、莪术活血化瘀，陈皮、杏仁、象贝、茯苓化痰；藿香、佩兰、苏梗之属以醒脾利湿；柴胡、当归疏肝养血，诸药合用，补中寓泻，泻中寓补，补而不滞，泻而不破。嘈杂泛酸者，加乌贼骨、煅瓦楞子制酸和胃。以脾胃为本，以通立论，通补结合。把握好补与泻的平衡点，灵活用药，便是“治中焦如衡”的关键。

总之，在临床上对脾胃疾病在治疗中要考虑到脾胃疾病的临床特性，要遵循“治中焦如衡”原则，合理使用药物来纠正中焦失衡，且在升降并用、燥湿并举等过程中，均要遵循和其阴阳，畅其气机的原则，合理潜方用药，治病求本，以平为期，从而达到治疗疾病的目的。

第三节 李一明教授对“治中焦如衡”的理解与运用

李一明教授在脾胃病治疗方面，重视并善用“治中焦如衡，非平不安”的思想，常用于指导中焦脾胃病的治疗，脾胃互为表里，脾与胃以膜相连，脾属阴，胃属阳。李教授认为，在生理上，脾胃是阴阳表里络属，纳运相配，升降相因，燥湿相济，共同完成对饮食物的消化、吸收和转运，所以脾胃之间存在阴阳、表里、纳运、升降、燥润等多个体用属性及功能相互关联与平衡[5]。若脾胃功能失衡，则容易产生升降、纳运、燥湿、寒热、虚实失常的病理变化。

“治中焦如衡，非平不安”，衡者，平也、正也。中焦乃气机升降之枢纽，脾升胃降，二者升降功能正常，可共同完成水谷的运化吸收。“平”不是简单地补虚泻实、温寒清热等，而是要使脾胃的功能恢复平和，和其阴阳，畅其气机，从而达到良好的疗效。“安”指中焦脾胃应有的平衡的生理状态，是脾胃病治疗须达到的目标。如《医医病书·治内伤须辨明阴阳三焦论》中言：“补中焦以脾胃之体用各适其性，使阴阳两不相奸为要”，要做到脾胃功能不偏不倚。确立中焦的治则和方药还应结合脾胃病的寒热、虚实、升降、燥湿等相反相成的病理状态。

李教授秉承古训，师古而不泥古，认为慢性脾胃病病因不一，病程较长，其病机多寒热错杂、虚实夹杂、气血不和、升降失调、燥湿不济等，其治疗无论何种治法，最终都应达到中焦脾胃“平”“衡”的状态。现将李一明教授对“治中焦如衡”的学术思想的理解与应用总结如下，以期进一步指导脾胃病的临床诊治。

一、纳运相配

李教授认为，脾易虚，胃易滞，消补兼施，补气化滞乃是脾胃病治疗大法。脾气虚，则脾胃百病生，慢性脾胃病基本病机就是脾胃虚弱。常见症状有食后作胀、食而不化、脘腹胀满或虽食而身体消瘦、四肢乏力等，治疗以健脾胃益中气，运用补法，脾胃中气旺，则脾胃纳运相配。健脾胃益中气常用四君子汤、香砂六君子汤、参苓白术散等方化裁。胃纳滞，则出现纳减不能食、食后胃中胀闷嘈杂等不能受纳的临床表现，治疗关键在胃，治宜健脾行胃、调畅脾胃的气机与功能，常选保和汤、枳实导滞丸、平胃散等方加味，如加神曲、鸡内金、炒稻芽、山楂等，促使胃受纳功能恢复正常；或见多食、善饥、口渴、大便干结等胃火炽盛或胃阴亏损等症，治宜清胃泻火，养胃生津，方常选用清胃散、沙参麦冬汤等加减；兼有阳明腑实者，加大黄、枳实、生白术等泻下通便之品；有痰湿邪者重用二陈汤、胃苓汤等。总之，治疗上应纳运兼顾，虚实合治，通补兼施，做到补而不碍气机，调气而不伤正。

《素问·灵兰秘典论》曰：“脾胃者，仓廪之官，五味出焉。脾属阴，为脏，藏而不泄；胃属阳，归腑，泄而不藏。”二者同居中焦，共同完成机体对饮食物的消化、吸收，但脾胃生理病理同中有别。在《临证指南医案·卷三·脾胃》下华岫云按：“盖胃属戊土，脾属己土；戊阳己阴，阴阳之性有别也。脏宜藏，腑宜通，脏腑之体用各殊也……。”即言纳食主胃，运化主脾也。脾居中央，体阴而用阳，主运化，化生精气，其气主升，性喜燥恶湿，水谷精微赖脾气的上输和生化，为气血生化之源，脏腑气机升降之枢，人体五脏六腑、四肢百骸皆禀受于脾胃化生之气血而发挥正常的生理功能；而胃主受纳腐熟、磨化水谷，将初步消化的饮食物推向下行，体阳而用阴，其气主降，以降为顺，性喜湿恶燥。《灵枢·五味》说“胃者，五脏六腑之海也，水谷皆入于胃。”胃纳之后，再依赖脾运来散布精微，下输膀胱大肠，排出糟粕。胃纳与脾运，吸收与排泄，纳新与吐故需要保持相对平衡，才能维持人体的正常的新陈代谢过程。

案例 患者代某，男，30岁，四川人，2013年6月16日初诊。主诉：反复呕吐3年。近3年来，患者反复出现呕吐，呕吐物为胃内容物，若未按时饮食易发，如规律饮食较少发生，纳食量不受影响，无腹部胀痛，近一周口角局部潮红、起疱、糜烂，二便调，舌质淡红，舌苔薄黄，脉缓。患者形体中等，多次在消化内科就诊，治疗未果。故辨证为呕吐，脾虚痰湿，郁热犯胃，治以健脾化湿、和胃降逆、清热解郁，方选六君子汤合小柴胡汤加减。6剂，日1剂，水煎服。处方：法夏15g、陈皮15g、茯苓15g、炒白术15g、党参20g、炙甘草5g、柴胡10g、炒扁豆20g、黄芩10g、大枣20g、炒枳壳10g、蒲公英15g、生姜10g。于6月24日复诊，患者感觉良好，有两次未按时饮食，亦未发生呕吐，口角局部疱疹已愈，上方去蒲公英再服6剂。于7月14日再诊，其间有数次未能及时饮食，但仅一次有轻度呕吐，舌苔薄白。上方再加蒲公英15g，服12剂。于8月19日再诊，一月余仅8月1日呕吐1次，欲巩固治疗，续上方12剂。再于9月16日复诊，此间一月未发生呕吐，自觉病情控制较好，去蒲公英，加北沙参15g，再进12剂，巩固疗效。随访半年，未再复发。

按： 李教授认为，患者为呕吐一症，无其他特殊不适，呕吐多是不按时吃饭发生，结合工作、年龄、舌苔薄黄，考虑脾虚为本，从舌苔薄黄看，内有郁热，乃因脾虚易生痰湿，地处岭南，年轻人工作压力，郁而化热，痰湿郁热犯胃，五谷未能及时到胃，胃气上逆致呕吐。以六君子汤健脾化湿，加用生姜与法夏可和胃降逆，加炒枳壳与陈皮共行脾胃之气，恐黄芩清热不够，加用蒲公英；见郁热犯胃，自然想到小柴胡汤，《伤寒论》言“呕而发热者，小柴胡汤主之”，此虽无发热但内有郁热，用此方可和解郁热，中焦要和，和则升降有序，但全方以六君子汤为基本方，健脾胃为基本治疗，以保证脾胃纳运相配之功能。

二、燥湿相济

太阴脾土主湿，多虚多寒，喜刚燥；阳明胃土，多气多血，喜润喜凉。叶天士云：“太阴湿土，得阳始运，阳明阳土，得阴自安。以脾喜刚燥，胃喜柔润也。”但又有“胃为脾之刚，脾乃胃之柔，表里之谓也”之说（《脾胃论·脾胃胜衰论》）。若脾胃燥湿失调，则脾胃运化失司，中焦失衡，以使病生，致病情缠绵难愈。临证多有补脾碍胃、过燥伤阴之困惑。其意是讲补脾之品多以偏温为主，然胃为阳土喜湿恶燥，补脾则碍胃气之通降，太燥又伤胃阴，以致通降失和，变生他症。补胃气则碍脾气，因补胃之药偏于滋腻，“湿能滋养于胃，胃湿有余，亦当泻湿之太过，胃之不足，唯湿物能滋养。”（《脾胃论·用药宜禁论》），滋腻之品碍脾之运化，运化无力亦生他病，治疗失当则易脾胃失衡，中焦如枢作用减弱，以致错杂丛生，疾病向慢性难治方向发展。临床表现既可见到胃脘灼热、嘈杂或胀闷、口干咽燥、大便干结、舌红少津等胃阴不足之燥证，又可见到神倦乏力、肢体困重、脘痞纳呆、大便黏滞、舌苔白腻、脉濡之湿困脾胃之证。

针对上述情况，李教授常常结合健脾燥湿与濡润胃阴之品，平调燥湿，以助脾胃运化，且常在养胃阴的甘寒滋腻濡润方中，如益胃汤、沙参麦冬汤配以白术、砂仁、白蔻仁、陈皮等运脾化湿之品以防滋腻助湿；芳香醒脾化湿方中，如平胃散、参苓白术散中配石斛、沙参等甘寒生津之品以防伤胃阴；则胃阴足而能受纳腐熟，脾不湿而能健运不息。痰饮内盛，咽中痰堵，予陈皮、半夏以化痰结；湿热较重、苔黄腻者，加茵陈、藿香、佩兰等芳香化浊；舌苔水滑、内有停饮者，加苍术、厚朴、茯苓以燥湿渗湿；茯苓、大腹皮等化湿利水；饥不欲食，舌红少苔或剥苔，予沙参、石斛、玉竹以滋养胃阴。如此用药，柔中有刚，润而不滞，燥湿而不温燥，润燥而不助湿，兼顾了脾胃二脏的喜恶特点，在治胃脘痛时常取得满意疗效。

案例 患者周某，女，52岁，广东人，于2014年4月16日初诊。主诉：上腹胀痛10年。近10年来，患者反复出现上腹痞胀、隐痛，纳呆，乏力，嗳气，无畏寒，舌淡、有齿痕，舌底静脉曲张，苔白略腻，脉弦细。辨证：胃痞，脾虚湿滞，阴虚血瘀、瘀毒蕴结，治以益气健脾、养阴活血、散瘀解毒，方以萎胃汤加减。党参30g、黄芪30g、苍术20g、延胡索20g、枳实20g、佩兰15g、莪术15g、三棱15g、丹参30g、三七10g、枸杞子30g、黄精20g、藤梨根100g、白花蛇舌草30g、山慈菇12g、蜂房15g。14剂，日1剂，水煎服。于5月1日再诊，患者前述症状明显好转，上方再服14剂。随访半年，未再发作。

按：本案患者病程长，年龄较大，不但脾虚湿滞明显，且胃阴虚血瘀日久，会久积成为瘀毒蕴结。故治疗在益气健脾、理气化湿基础上，佐以养阴活血通络、散瘀解毒之法，并重用散结解毒药。萎胃汤方以黄芪、党参为君药，取其补中益气健脾之功，对于脾胃亏虚为本之萎缩性胃炎达到扶正之目的；黄精、枸杞子养阴益胃生津，胃腑得以滋溉。三棱、莪术、田七、丹参三药合用，起到活血化瘀、通络消滞之功，使气血通畅、瘀滞消除，脾胃脉络通畅从而利于萎缩病变的逆转；白花蛇舌草清热、利湿、解毒，具有抗癌作用；山慈菇清热解毒化瘀，具有良好的抗肿瘤活性及增强机体免疫力作用，更重用藤梨根（90～180g）较好地防治胃癌前病变，全方补气健脾、活血养阴，并能进一步清胃热祛瘀毒，符合萎缩性胃炎之病机，故能达到良好的临床效果，黄精、枸杞子养阴益胃以防健脾燥湿之品伤胃阴，乃是燥湿相济之意。

三、虚实相理

清朝叶天士有云："胃病久而屡发，必然有凝痰聚瘀。"脾气虚弱常表现为气不行血，或血失统摄，脾不健运聚湿生痰等，故脾虚证多表现为虚实夹杂证，实多表现在气滞、食积、湿阻、瘀血及肝胃积热。脾胃病辨治常需分清虚实标本，用药宜温和：在补虚之时，慎用黏腻之药；在祛实之中，少用峻猛之品；同时补泄兼施，四君子汤加用陈皮、枳壳、半夏、砂仁、苏梗行气化滞，加炒谷麦芽、焦楂曲、莱菔子等消食助运；紫丹参、仙鹤草、莪术活血化瘀，陈皮、杏仁、象贝、茯苓化痰；柴胡、当归疏肝养血，诸药合用，补中寓泻，泻中寓补，补而不滞，泻而不破，把握好补与泻的平衡点。在临证应用时，要视虚实之多寡：或补消参半，或三补七消，做到补不留滞、消不伤正，这样通补结合、补而不滞，使补中有通，通中寓补，以平正温和，通补兼施。

案例 患者陈某，男，39岁，于2020年9月6日初诊。主诉：胃痛伴呃逆反酸10余天。症见胃胀痛，呃逆、反酸，胃中烧心，喜热饮，纳食可，肠鸣，舌质暗红，舌苔薄白，脉弦滑。辨证：胃痛，脾虚夹瘀，治以补气健脾，行气活血化瘀，方以四君子汤加减：生蒲黄10g、五灵脂10g、干姜5g、党参15g、炒白术15g、茯苓25g、炙甘草5g、陈皮10g、砂仁10g、炒枳实15g、姜厚朴15g、炒扁豆15g、鸡内金15g、浙贝母15g、煅瓦楞子20g、海螵蛸10g，7剂，日1剂，水煎服。患者于2020年9月14日二诊，服药后患者自觉胃胀痛、呃逆、肠鸣消失，胃中烧心和反酸症状减轻，嘱之续服上方6剂。于9月下旬随访，患者胃痛、烧心、反酸等症状俱消失。

按：患者以胃痛为主诉，伴呃逆反酸持续10余天，症状复杂而典型，需从中医整体观念出发，细辨其病机以施治。患者胃胀痛，呃逆反酸，胃中烧心，此乃胃气不和，胃失和降之象，多因饮食不节、情志失调或外邪犯胃所致。喜热饮，提示中焦虚寒，阳气不足，需温中散寒以治其本。肠鸣，则为脾虚运化失职，气机不畅之征。舌质暗红，虽舌苔薄白，但脉象弦滑，弦主肝脉，滑主痰湿或食积，结合症状，考虑患者脾虚之中兼夹血瘀，血瘀阻滞经络，不通则痛，故胃胀痛明显。治疗上，采用四君子汤加减，旨在补气健脾，兼顾行气活血化瘀，以达标本兼治之效。四君子汤（党参、炒白术、茯苓、炙甘草）为补气健脾之基础方，能增强脾胃功能，促进气血生化，是治疗脾虚诸证的要方。加入干姜温中散寒，以解胃中冷痛、喜热饮之症。陈皮、砂仁行气和中，既助脾胃运化，又解呃逆反酸之困扰。炒枳实、姜厚朴行气消痞，增强胃肠动力，缓解胃胀。炒扁豆健脾化湿，辅助健脾之力。特别值得一提的是，方中生蒲黄、五灵脂相配，为失笑散，具有活血化瘀、散结止痛之功，针对患者舌质暗红、血瘀之象，能活血化瘀，通则不痛。浙贝母、煅瓦楞子、海螵蛸三药合用，旨在制酸止痛，针对患者反酸、烧心的症状，有显著的缓解作用。鸡内金消食化积，既能助脾胃运化，又防食积生痰生湿，阻碍气机。本方配伍精当，虚实相理，既补气健脾以固本，又行气活血化瘀、制酸止痛以治标，体现了中医辨证论治的精髓，对于患者当前的病情，当有良好疗效。然疾病之治，还需患者注意饮食调养，避免生冷辛辣，保持情绪舒畅，方能事半功倍。

四、升降相因

李一明教授认为，治疗中要活用“行”法，以通畅调理脾胃气机，例如行气宽中应以陈皮、枳壳、厚朴、苏梗等；疏肝理气可用香附、苏梗、川楝子、郁金等；降气止逆用旋覆花、代赭石、丁香、柿蒂、沉香等；益气健脾升提如人参、白术、黄芪、柴胡、升麻等。古方中升降同用的方剂不计其数，如丁香柿蒂汤中有人参；旋覆代赭石汤中有人参、大枣、甘草；补中益气汤有黄芪、人参、升麻、柴胡等。升降出入是中医对人体脏腑功能活动气机形式的概况。《素问·六微旨大论》云：“故非出入，则无生长壮老已；非升降，则无以生长化收藏。是以升降出入，无器不有。”人体之中，存在肝升肺降、水火相济等升降运动方式，但以脾胃升降为三焦枢纽。李东垣有云：“盖胃为水谷之悔，饮食入胃，而精气先输脾归肺，上行春夏之令，以滋养周身，乃清气为天者也；升已而下属膀胱，行秋冬之令，乃传化糟粕，转味而出，乃浊阴为地也。”在临床中，可见胃气不降的胃脘痞闷，嗳气呃逆，亦见脾气下陷的肠鸣飧泄、肠澼后重、脏器下垂等。因此，虽言脾宜升、胃宜降，但对临床多数病例，仍需升中有降、降中有升，才能使升降不息，脾胃和健。

李教授常以补中益气汤治疗脾虚下陷之泄泻、崩漏等，意在补中益气、升阳举陷；在治疗以胸脘痞满，腹胀而满，呕恶或肠鸣下利，脉滑，舌苔腻而黄等为主症的寒热错杂病时，李教授常用半夏泻心汤，这是李教授谨守脾胃气机上的升与降，运用辛开苦降治法调畅气机的细微之处。治疗慢性脾胃疾病时，也均考虑到了脾胃气机升降平衡的关系，不论所针对的病机是以胃气不降还是脾气不升，多降中有升，升中有降，相互配合，其目的是使中焦气机升降达衡。恰如叶天士所言："脾胃之病，虚实寒热，宜燥宜润，固当详辨，其于升降二字，尤为紧要。"

案例 患者谢某，女，55岁，广东人，于2019年12月12日初诊。主诉：呃逆间作1个月余。症见呃逆间作，自觉胸咽部气上冲，口腔内少许起疱，偶隐痛，入睡困难，眠浅、易醒，纳食可，二便调，舌质淡红，舌苔薄白，脉弦细。辨证：呃逆，肝胃不和，胃气上逆，兼心神不宁，治以调和肝胃，降逆止呃，宁心除烦，予以柴胡疏肝散加减：白芍15g、当归10g、柴胡15g、茯神30g、炒白术15g、甘草5g、酸枣仁20g、桂枝15g、远志10g、珍珠母20g、香附10g、川牛膝15g、百合20g、黄柏5g，6剂，日1剂，水煎服。患者于2019年12月26日复诊，患者自述睡眠欠佳，早醒，呃逆同前，纳食可。李教授在远方基础上加旋覆花10g降逆止呃，合欢皮30g助眠，酸枣仁加量至30g，桂枝加量至25g，服用10剂。于2020年1月9日患者再诊，患者睡眠好转，呃逆明显减轻，然口腔内起疱反复，故以前方加黄连5g、黄柏5g，再服6剂。随访半年，未再复发。

按： 李一明教授总结道：只要是脾胃病，都有气机不畅，唯程度不同尔。中焦是三焦的枢纽，位于人体关键位置，保持中焦通畅是极为重要的，治疗当升降相因，气机通畅，脾胃病当愈也。患者呃逆频发，胸咽部气上冲感，结合脉弦细，可判断为肝气郁结，横逆犯胃，导致胃气上逆。肝气不舒，亦影响心神，故见失眠多梦、易醒难眠。口腔起疱隐痛，提示肝火上炎，循经上扰。舌质淡红、苔薄白，虽无明显热象，但脉弦细已示肝气郁结之态。以柴胡疏肝散加减，调和肝胃，降逆止呃。柴胡、白芍、当归、香附，柔肝养血，疏肝解郁，条达肝气，使肝气不横逆犯胃；茯神、炒白术、甘草健脾益气，安神定志，培土以制木；酸枣仁、远志、珍珠母养心安神、重镇潜阳，改善睡眠质量；川牛膝引血下行，有助于平息上逆之气；旋覆花、桂枝均有降逆之功，百合清心除烦，兼能养阴润肺，缓解口腔不适；黄柏清泄肝胃之火，全方即有益脾气提升，又有降逆下气之效，升降相因，以达平衡。嘱患者保持情绪稳定，避免过度劳累和情绪波动，饮食宜清淡易消化，避免辛辣、生冷等刺激性食物，以促进病情康复。

五、寒热并治

寒热并治是张仲景针对各种寒热错杂证而创立的，其具体治法散见于《伤寒论》太阳病痞证、上热下寒证，厥阴病寒热错杂证等篇章中。寒热并治的治疗原则，体现了中医辨证论治的基本特点和祛邪扶正、三因制宜、调理阴阳的基本法则，亦是方剂配伍的精粹之处。寒热并用的配伍方法适用于寒热错杂证，然又非全为寒热错杂证而设。根据寒热错杂的不同表现，应采用不同的寒热并治法。

脾喜温而胃喜凉，脾病多寒而胃病多热，临床上以寒热错杂多见，故单纯的清热和温里都会或多或少地伤及人体，故治疗脾胃病的时候应当辨证论治，寒热并用，顾护胃气。脾病多见虚证，有“阴道虚”“虚则太阴”之论，脾气虚衰，是引起“寒化”的病理基础；胃病多见实证，有“阳道实”“实则阳明”之说，胃气壅实，是引起“热化”的病理基础；如患者症见胃脘疼痛，喜暖喜按，怕食生冷，受凉则下利清谷等症状，可辨为胃寒证，可用干姜、高良姜、附片等；如患者症见胃脘灼热，嘈杂，贪食凉饮，大便干，小便黄，舌红，苔黄，脉数，可辨证为胃实热证，可用药黄芩、黄连、竹茹、蒲公英等；对于常见的寒热错杂证，清热则虑其伤脾阳以助寒，温里则恐其助内热而伤阴，故而宜寒热并用，施以辛开苦降之法，如半夏泻心汤、麻黄升麻汤、乌梅丸。

案例　患者冯某，男，35 岁，湖南人，于 2016 年 7 月 3 日初诊。

主诉：纳食欠佳 1 个月。患者近 1 个月来，纳食不佳，胃中胀闷不适，喜热食热饮，形体消瘦，睡眠可，大便不成形，舌质瘦薄偏小淡红，舌苔薄白，脉细。辨证：胃胀，脾胃虚弱，气血不足，虚寒内盛，治以健脾和胃、温中散寒、消食化积为主，同时兼顾气血的调养，方以六君子汤加味。党参 15g、炒白术 20g、茯苓 20g、炙甘草 5g、陈皮 10g、法半夏 10g、六神曲 15g、鸡内金 15g、炒稻芽 10g、白扁豆 20g、砂仁 10g、薏米 20g、山药 15g，服 6 剂，日 1 剂，水煎服。于 2016 年 7 月 8 日复诊，患者自述服药 6 剂后，症状无改善，仍纳差胃胀。酌上方去薏米加干姜 10g、姜厚朴 15g，再服 6 剂。患者于 2016 年 7 月 22 日三诊，自述服药 6 剂后，纳食增加，胃胀明显减轻，观舌脉同前，续前方再服 12 剂。患者于 2016 年 8 月 9 日四诊，患者自述胃胀消失，纳食增加，然近几日睡眠欠佳，故前方茯苓改茯神 30g，去山药，加首乌藤 30g、柏子仁 20g。再服。随访半年，患者症状消失。

按：患者纳食不佳、胃中胀闷、形体消瘦、大便不成形，均为脾胃虚弱、运化失职的表现。脾胃虚弱，则食物难以消化吸收，导致食欲减退、腹胀便溏。喜热食热饮，是体内有寒邪的表现，寒邪凝聚于脾胃，使脾胃功能进一步减弱。舌质瘦薄偏小淡红、脉细，为气血不足之象，脾胃虚弱导致气血生化无源，进而出现这些症状。基于上述分析，治疗应以健脾和胃、温中散寒、消食化积为主，同时兼顾气血的调养。以六君子汤加味为基础，结合健脾消食、温中化湿的药物组成。四君子汤是健脾益气的基础方，党参补气健脾，白术健脾燥湿，茯苓健脾渗湿，炙甘草调和诸药并增强健脾效果；陈皮、法半夏，二者合用有燥湿化痰、理气和中的功效，能够帮助消除因脾胃虚弱导致的痰湿内停；六神曲、鸡内金、炒稻芽，均为消食化积之药，能增强脾胃的消化功能，改善纳食欠佳、胃中胀闷的症状；干姜、白扁豆、砂仁、薏米、山药，健脾化湿、温中止泻，能够改善大便不成形的症状，并有助于温中散寒。本处方以健脾和胃为核心，兼顾了消食化积、温中散寒、化湿止泻等多个方面，旨在全面调理患者的脾胃功能，改善其纳食不佳、胃中胀闷、大便不成形等症状。李教授认为，纳差胃胀，自是脾胃虚弱为病之根本，首诊仅用六君子汤加味，效果欠佳，忽视了中阳不足之虚寒，第二次复诊加干姜 10g、姜厚朴 15g，全面取效，厚朴行气之力加强，但纳食增加，胃胀明显减轻，必有干姜温中方可。通过综合运用多种药物，该方体现了中医治疗脾胃病时兼顾寒热并治、整体调理的原则。

六、通补兼施

前人有云：“实则阳明，虚则太阴”。“阳”指阳明胃腑，六腑以通为顺，胃气不降，易引起食积、气滞、湿阻、瘀血及胃肠燥热的实证。“阴”指太阴脾脏，五脏以升为顺，脾气不升，则运化失司，久而引起脾胃气阴的虚衰，若实邪不及时清除体外，久则损伤脾胃正气，可因实致虚；素体脾虚或脾胃气虚不及时补益，则运化水湿无力，实邪停聚，易因虚致实，然临床常见为正邪相争，缠绵难愈，虚实夹杂之证，因此应确立补泻兼施，标本同治的法则。脾虚气滞证为脾胃疾病常见证型，厚朴生姜半夏甘草人参汤是治疗脾虚气滞痞满的代表方剂，出自《伤寒论》：“发汗后，腹胀满者，厚朴生姜半夏甘草人参汤主之”。用于太阳发汗后，中焦气机受损，以致脾胃运化功能失职，气机壅滞，引起腹部胀满不适之病症。李教授认为厚朴生姜半夏甘草人参汤还可以治疗多种原因引起的腹胀，以及肝脾俱病，肝气郁滞、水瘀互结之鼓胀，方中厚朴苦温善于消胀除满，下气除湿；生姜、半夏辛温通阳散结，燥湿化痰，降胃中之滞气。三者配伍辛开苦降，温阳散结，以消中焦之痞满。若只消不补，易损伤脾气，则无力运化水湿，难达消胀除满之功效，故佐以人参、甘草补中健脾、鼓舞正气以除壅滞之邪气，因本证气滞较重故消积除胀之药大于补气健脾之品，补泻兼施，虚实同调，以验仲景方之妙哉。

案例 患者陈某，男，55 岁，广东人，于 2015 年 9 月 15 日。主诉：腹部胀满 1 年余。患者近 1 年无明显诱因出现腹部胀满，疲倦乏力，口干，无发热恶寒，无怕冷，纳差，大便正常，尿少，睡眠一般，舌淡暗红，苔薄白，脉细。查体：腹部膨隆，无压痛、反跳痛。既往有肝硬化病史。诊断为鼓胀，辨证为脾虚湿盛，水瘀互结，治以补中健脾、利水化瘀，方以厚朴生姜半夏甘草人参汤加减，拟方如下：党参 25g、炒白术 25g、茯苓 20g、炙甘草 5g、陈皮 20g、砂仁 20g、大腹皮 15g、法半夏10g、泽兰15g、猪苓15g、厚朴20g、黄芪20g、炒枳壳20g、神曲20g、炒白扁豆20g、炒鸡内金15g，6剂，日1剂，水煎服。2015年9月21日复诊，患者诉6剂后，腹部胀满减轻，精神好转，食欲明显改善，故再续服14剂，巩固疗效。

按：肝硬化腹水属于祖国医学“鼓胀”范畴，病因主要是由于酒食不节，情志内伤，血吸虫感染以及其他疾病转化而成。其病机涉及肝、脾、肾三脏的功能失调，肝脾俱病，肝气郁滞，血气凝聚，隧道壅塞，脾失健运，清阳不升，水谷精微不能输布以奉养他脏，浊阴不降，水湿不能转输以排泄体外，终至气滞、血瘀、水停腹中。李教授认为：从中医临床辨证分析，肝硬化腹水患者的临床表现属本虚，又有水瘀互结之标实，治疗当标本同治、虚实兼顾。治疗上选用党参、茯苓、白术、黄芪、炒扁豆、炙甘草等健脾益气，旺后天生化之源，肝得养而促其复，脾健而水湿得以运化，因而补气健脾为治疗肝硬化之主药；猪苓化湿利尿，与健脾益气药配合运化水湿，使腹水早日消失及肿消退；厚朴、大腹皮、炒鸡内金、炒枳壳等利气宽中破积，行水消肿，加泽兰活血养血，以养肝之本，柔肝之用，散肝脏之瘀血，加强肝脏血液流通，促进肝功的恢复。诸药合用，通补兼施，配伍精湛，疗效显著。

七、调和肝脾胃和调理三焦

脾胃病发病与情志密切相关，如肝气郁结、逆犯中焦脾胃而犯病，故应当疏肝、理脾、和胃以调理肝脾胃三者关系，如四逆散、柴胡疏肝散、逍遥散等。但疏肝理气之品多过于温燥，易伐伤肝阳或胃阴，更易致郁结加重，在运用行气诸方时常重用芍药以养阴柔肝。若症见胃灼痛，饥时痛甚，口干欲饮，吞酸嘈杂，脉细数而弦，则为肝郁化火，灼伤胃阴，当以疏肝、养阴和胃为主。方如芍甘汤、一贯煎、左金丸、化肝煎等，多用玄参、生地、沙参、麦冬、石斛之甘寒生津，又用川楝子、木瓜、郁金行气疏肝，火盛可合黄连、公英、丹皮、栀子等清肝泻火，但不可过于苦寒，恐其伤阴。上中下三焦，中焦是枢纽，中焦不通可影响一身之气机，反过来，三焦气机畅通对中焦通畅也十分重要，因此调畅三焦气机，使三焦得通，中焦亦通，脾胃运化有序，如代表方见小柴胡汤、大柴胡汤等。

案例 患者关某，男，53岁，湖南人，2013年6月8日初诊。主诉：左中腹部反复疼痛一年半。患者腹痛反复发作，部位固定在左中腹部，无放射痛，每次疼痛3～6分钟，每天疼痛3～5次，伴口苦，睡眠欠佳，纳食可，无恶心呕吐，大便一日1次成形，2012年3月行大肠内镜息肉切除术，腹部B超检查无特殊，当年5月肠镜检又发现有大肠多发息肉，腹部触诊无特殊。舌质偏红，舌苔薄黄，脉弦。诊断为腹痛，邪郁少阳，气滞血瘀，当以和解少阳，行气化瘀，方药以大柴胡汤化裁：柴胡10g、熟大黄5g、炒枳壳15g、黄芩10g、法夏10g、白芍15g、大枣15g、炙甘草5g、合欢皮20g、桃仁10g、川芎10g、香附10g、薏苡仁20g、陈皮10g，7剂，日1剂，水煎服。于2013年6月18日患者前来复诊，诉腹痛明显减轻，但口苦、睡眠仍旧，故前方去香附、苡仁加酸枣仁30g、茯神30g、竹茹15g，白芍加至20g，合欢皮加至30g，再进6剂。于2012年6月25日再次复诊，患者自觉腹痛进一步缓解，仅少许腹痛，口苦减轻，睡眠好转，故上方去枣仁加赤芍10g，竹茹易为10g，再续服11剂，巩固疗效。于半月后电话随访，患者腹痛症状消失，余口苦睡眠欠佳亦不再。临床取效甚捷，两月后再次随访亦无复发。

按： 中医理论认为，少阳主疏泄，与肝胆功能密切相关，同时也与脾胃的运化功能相互影响。少阳经气不利，疏泄失常，可致气机郁滞，进而影响脾胃升降功能，导致腹痛、口苦等症状。治疗方面，采用了和解少阳、行气化瘀的策略，兼顾了肝脾胃三者之间的关系。大柴胡汤是《伤寒论》中的经典方剂，原用于治疗少阳阳明合病，既有少阳经邪，又有阳明腑实，以和解少阳、内泻热结为主要功效。在本案中，虽然患者并无明显的阳明腑实证候（如便秘、潮热等），但考虑到其有气滞血瘀的表现，且左中腹疼痛可能与局部瘀血阻络有关，故以大柴胡汤为基础加减治疗。李教授分析，腹痛一症，伴口苦，睡眠欠佳，正是《伤寒论》所言“心下急，郁郁微烦者”（103条），故乃邪在少阳，少阳胆府实热，一年半持续疼痛，大便如常，腹部软，无内结燥实之证，非阳明证，久疼入络，乃气滞血瘀也。故选大柴胡汤，加行气化瘀之品，用桃仁、川芎、香附正是此意，用竹茹，赤芍以加强清泻少阳邪热之用。方中柴胡、黄芩，和解少阳，清泻少阳之热；熟大黄、炒枳壳，熟大黄虽泻下力较生大黄缓和，但仍能活血化瘀，枳壳行气宽中，二者合用可增强行气化瘀之效，而不致泻下太过；法夏、陈皮和胃降逆、助脾胃运化；白芍、炙草缓急止痛、调和诸药；合欢皮、香附疏肝解郁、安神助眠，针对患者口苦、睡眠欠佳的症状；桃仁、川芎，活血化瘀，针对气滞血瘀的病机；薏苡仁，健脾渗湿，防止因气滞血瘀而生湿热。全方通过和解少阳、行气化瘀、和胃降逆等多种途径，旨在调和肝脾胃和三焦气机，以达生理功能平衡有序，从而治疗患者的腹痛及伴随症状。

参考文献

[1] 高奎亮，李薇，徐广鑫，等. 脾胃升降相因对药应用经验［J］. 中医学报，2019，34（7）：1397-1400.

[2] 富利燕，王德惠. 刘文峰教授寒热并用法治疗胃肠疾病的临床经验［J］. 内蒙古中医药，2017，36（13）：54-55.

[3] 王蓓蓓，李媛，周春瑜，等. 郑进教授寒热并用法治疗慢性胃炎经验总结［J］. 中国民族民间医药，2024，33（7）：69-71.

[4] 马玉景，刘建平，孙中强，等. 从“治中焦如衡”探讨经方在脾胃病中的论治［J］. 中国中西医结合消化杂志，2019，27（8）：641-642.

[5] 潘力弢，吴定辉，李一明. 李一明教授基于“治中焦如衡”思想治疗慢性脾胃病经验浅析［J］. 四川中医，2020，38（10）：12-14.

（潘力弢　罗默超　田　欢）

第九章　咳嗽的中医辨治思路与体会

第一节　历代医家对咳嗽的中医认识与发展

咳嗽，乃临床常见病证，咳嗽之名，最早记载可追溯至《素问·阴阳应象大论》曰：“秋伤于湿，冬生咳嗽”，以咳嗽并称。《黄帝内经》全书约十四篇内容涉及咳嗽的讨论，其中采用了多种表述方式，如“咳”“咳嗽”“咳唾”“喘咳”“咳涎”“咳喘”以及“咳逆”等，其较为完善地论述了对咳嗽的成因、症状及证候分类、证候转归及治疗等问题，这为后世提供了丰富的中医理论基础。历代医家承前启后，对咳嗽之证多有阐发，留下了卷帙浩繁、内容丰富的古籍文献资料。然而，相关论述多散见于各家著述之内，未得系统整理，致使后学难以窥其全貌。及至清代，凌德著《咳论经旨》一书，方对《素问》《灵枢经》《难经》《针灸甲乙经》《金匮要略》《伤寒论》等经典古籍中关于咳嗽之论述进行了专门的辑录与归纳，使得咳嗽之理论体系得以更加明晰地呈现于世人面前。此举为咳嗽病证的深入探索奠定了坚实的基础。直至近现代，随着中医临床的发展，人们方对咳嗽之病因病机进行深入系统的古籍文献研究，挖掘其中蕴含的深邃医理与丰富临床经验，以期更好地指导临床实践。

一、秦汉时期：咳嗽理论的萌芽与奠基

《内经》明确指出咳嗽病位在肺，如《素问·宣明五气》所述："五气所病，肺为咳。"这意味着咳嗽主要与肺的功能异常有关。然而，《素问·咳论》强调："五脏六腑皆令人咳，非独肺也。"故虽咳嗽属于肺病，但五脏六腑的功能失调均可引发咳嗽，如心咳表现为咳嗽时心痛，喉中如有物梗阻；胃咳则咳嗽伴呕吐，严重时甚至吐出蛔虫；肝咳时两胁下痛，转动时疼痛加剧；脾咳则右胁下痛，牵引肩背，活动时咳嗽加重。就病因而言，《黄帝内经》认为咳嗽病因有外感和内伤之分。《素问·咳论》曰："皮毛先受邪气，邪气以从其合也"，故外感咳嗽主要由皮毛先受邪气，邪气循经入肺所致。《素问·阴阳应象大论》等篇也详细讨论了风、寒、暑、湿、燥、火六气胜复对咳嗽产生的影响。内伤咳嗽则多因寒饮入胃，冷饮之邪循胃口上膈，从肺系上干肺而致咳，如《素问·咳论》云："其寒饮食入胃，从肺脉上至于肺则肺寒，肺寒则外内合邪，因而客之，则为肺咳。"

汉代张仲景在《伤寒论》和《金匮要略》中对咳嗽的证治进行了深入的探讨和具体的论述。《伤寒论》以六经辨证为纲，阐述咳嗽治疗法则。而在《金匮要略》中首创痰饮、肺痿病名。《伤寒论》中描述了风热犯肺、风寒之邪入里化热致咳以及外寒内饮致咳等证候的论治。如针对"伤寒表不解，心下有水气，干呕发热而咳，或渴，或利，或噎，或小便不利，少腹满，或喘者"的病症，张仲景提出了"小青龙汤主之。"的治疗方案。此外，在《金匮要略》的《肺痿肺痈咳嗽上气病脉证治》篇中，张仲景对于"表邪夹寒饮，咳喘气逆"的病症，推荐使用射干麻黄汤；对于"寒饮内停"的病症，则提出了苓甘五味姜辛汤；而对于"虚火咳逆"的病症，他则主张使用麦门冬汤。张仲景重视外感风寒致咳，亦强调痰饮是咳嗽病的基本病理因素，其独特的方剂组方原则和显著的临床疗效，成为了后世治疗咳嗽的经典之作。

二、隋唐时期：咳嗽理论的演变与发展

隋·巢元方《诸病源候论·咳嗽病诸候》根据病因论述了"风咳"

"寒咳""支咳""肺咳""肝咳""心咳""脾咳""肾咳""胆咳""厥阴咳"等不同咳嗽的临床证候，同时根据咳嗽的主要相兼症状将咳嗽分为上气候、咳嗽脓血候、咳逆上气呕吐候、咳逆短气候等证候。总体而言，《诸病源候论》认为咳嗽的病因病机不外乎："腑脏气衰，邪伤于肺"所致的虚劳咳嗽；"邪热客肺"与"水停私下"引起的伤寒、时气、温病咳嗽；"肺感微寒，连滞岁月"所致的久咳；"寒涩虚气"致咳嗽短气；"伤阳脉"与"肺津相搏"所致的咳血；"经络伤"与"气血伤"为久咳咯血病机；"乘风受凉"所致的暴气嗽；"寒搏气闭"致咳逆；"肺虚气乘"致久咳逆；"脾虚寒传胃"致脾咳呕吐。《诸病源候论》开后世按病因分类辨证的先河，虽然体现了辨证施治的思想，但由于分类繁多，使得临床医生在实际操作中难以全面掌握并应用。

唐代医家孙思邈在其《备急千金要方》中指出五脏六腑皆能引发咳嗽，而肺位于体外且位置偏上，与皮毛紧密相连。由于皮毛容易感受外邪，因此肺特别容易受到侵袭而引发咳嗽。此外，孙思邈还深入分析了咳嗽的多种病因，如寒邪侵袭皮肤并与肺相合、"非时之寒导致的热病"、胸中寒实积聚，以及体内有饮邪或水液停滞等。与此同时，《备急千金要方》《外台秘要》等也收集了许多治疗咳嗽的方剂，如《备急千金要方》中的竹叶前胡汤是治疗久咳难愈的有效方剂。方中小前胡汤和解半表半里偏于微寒之证；桂枝汤解未解之表，兼顾通阳化里；加当归入血分以养血理血；加淡竹叶清热、除烦、养津液。《外台秘要》中的茯苓杏仁散，茯苓健脾利水，杏仁降气平喘止咳，橘皮化痰，苏子降气平喘，方中的药物各司其职，共同发挥止咳平喘的作用。

三、宋金元时期：咳嗽理论的丰富和深化

宋金元医家对咳喘病因病机和证治又多有补充。宋代的《太平圣惠方》与《圣济总录》在继承《诸病源候论》的基础上，对咳嗽进行了更为细致的分类与扩展。除了沿袭前人的咳嗽分类外，还新增了诸如卒咳嗽（突发性咳嗽）、咳嗽面目浮肿（咳嗽伴面部及眼部肿胀）、咳嗽失声（咳嗽导致声音嘶哑或失声）、咳嗽喉中作呀呷声（咳嗽时喉咙发出异常声响）、咳嗽不得睡卧（咳嗽严重影响睡眠）、风冷声嘶（因风寒导致的

声音嘶哑伴随咳嗽）以及咳嗽喘急（咳嗽并伴有呼吸急促）等多种新的分类。这些新增的分类不仅丰富了咳嗽的症候群，也为临床医生提供了更为精准的诊断与治疗依据。宋代陈无择《三因极一病证方论》将咳嗽分为内因、外因、不内外因所致的 3 类。

金代医家刘河间与张子和进一步深化了咳嗽与六气之间的联系。刘河间在《河间六书·咳嗽论》中明确指出“寒、暑、燥、湿、风、火这六气，皆能引发人体咳嗽。”《素问病机气宜保命集·咳嗽论》中道：“咳谓无痰而有声，肺气伤而不清也，嗽是无声而有痰，脾湿动而为痰也，咳嗽谓有痰而有声，盖因伤于肺气，动于脾湿，咳而且嗽也”，故刘河间也尤其重视脾之湿邪在咳嗽致病中的作用。与此同时，张从正在《儒门事亲·嗽分六气毋拘以寒述》中也强调，不仅寒邪能导致咳嗽，风、暑、湿、燥、火这五气同样能引发咳嗽，打破了以往仅将咳嗽归咎于寒邪的局限。此外，朱丹溪在《丹溪心法·咳嗽》中则将咳嗽分为风寒、痰饮、火郁、劳嗽、肺胀五种类型，为咳嗽的辨证施治提供了更为细致的分类依据。

四、明清时期：咳嗽理论的归纳和系统化

明代张景岳《景岳全书》：“盖外感之咳，阳邪也，阳邪自外而入，故治宜辛温，邪得温而自散也。内伤之咳，阴病也，阴气受伤于内，故治宜甘平养阴，阴气复而嗽自愈也。”也将咳嗽分为外感与内伤两类。他阐明了辨证应以阴阳虚实为核心纲领，这一分类原则至今仍为中医临床实践所遵循。在治疗方面，他明确指出，外感之邪通常表现为有余之证，即邪气盛实。然而，若实证中兼有虚象，治疗时则应兼顾补虚与散邪。相反，内伤之病多表现为不足之证，即正气亏虚。但若虚证中夹有实邪，治疗时也应兼顾清邪与润燥。针对咳嗽的治疗，他进一步提出，外感咳嗽宜以“辛温”之法为主进行发散，旨在祛除外邪；而内伤咳嗽则应以“甘平养阴”为主，旨在调养内脏，滋润肺阴。这些治疗原则极大地丰富了中医辨证论治的内容，为后世医家提供了宝贵的指导。

清代医家叶天士在前人的丰富经验基础之上，通过深入的临床实践，系统地在《临证指南医案·咳嗽》中总结了治疗咳嗽的宝贵经验与基本

规律："若咳嗽因于风者，宜用辛平之药以解散之；若因于寒者，则应用辛温之药以驱散之。若咳嗽因于暑，暑为熏蒸之气，易伤清肃，治疗时当选用微辛微凉、苦寒降泄之药以调和。对于因湿而咳者，需辨别其是否兼风、兼寒或兼热，治疗上大抵以调理肺胃为主。若咳嗽因于秋燥，则喻嘉言之议论最为精辟，可资借鉴。若因于火，火为温热之邪，治疗时当以甘寒之药为主。至于内因所致的咳嗽，更需仔细辨别。有因肝气刚亢，木叩金鸣而致咳者，治疗时应清金制木，并辅以柔肝和络之药。若因土虚不能生金，真气无所摄纳而致咳者，可采用甘凉或甘温之法，以合乎阴土阳土之性，配刚柔为用。又因水虚痰泛，元海竭而诸气上冲致咳者，治疗时当金水双收，阴阳并补，或采用大剂滋填镇摄之法，以保固先天元气精微。"这为后世中医治疗咳嗽提供了宝贵的指导。程国彭《医学心悟·咳嗽》论咳嗽，首分外感内伤，外感中复分风、寒、暑邪、湿气生痰、燥气焚金等；内伤又分七情气结、郁火上冲、肾经阴虚、内伤饮食、脾气虚弱等，基本涵盖了咳嗽的各种证型。其中，止嗽散是《医学心悟》中所载的一首治咳名方，成方以来，为众医家所称道，全方由百部、紫菀、白前、桔梗、甘草、荆芥、陈皮等七味药物组成，君臣佐使列阵严谨，理法方药完备，更可依此多加变化，咳嗽尤为适用。总之，《医学心悟》详论咳嗽，总归外感内伤，皆能致咳，病机核心在于气机失和。治疗大法，首重调气，辅以理肺祛邪、润肺止咳，并兼施他法。其理法方药，体系完备，既承前贤之说，又有所创新，以气机为立法立方之本，创制止嗽散，名方传世。书中治学精神及咳嗽论治，皆为今人研习之楷模，可资借鉴。

五、咳嗽理论的现代发展沿革

经过历代医家的不断探索和研究，积累了丰富的临床经验，随着现代中医药事业的进步和发展，现代医家对咳嗽诊治的不断深化，取得了显著的成果。侯玉[1]通过对咳嗽当代国标、中西医各类标准或指南、教材、临床报道、古代医籍等开展系统的理论研究，梳理了古医籍有关咳嗽相关文献内容，也分析了常见证候及其理法方药，对比和分析以上所有涉及咳嗽证候的异同，以及有关咳嗽的诊疗，将有助于制定符合临床实际、内容丰富且可行的咳嗽辨证论治标准方案，丰富相关中医基础理论。董宏强等[2]通过观测比较治疗疗效以及治疗前、后患者中医症状积分（主症咳嗽、咳痰、恶风）、肺功能指标发现疏风散寒理肺方治疗风寒袭肺咳嗽患者的临床疗效显著且安全，能够更有效地缓解患者的主要症状，改善其肺功能。葛未来等[3]通过归纳《普济方·咳嗽门》的治咳方剂，探索其用药规律，发现其方剂治疗咳嗽以益气化痰主，以化痰祛饮治其标，益气敛肺治其本，结合辨证选用温肺化饮、清热化痰、益气解表及收敛肺气类药物，这为临床治疗咳嗽提供借鉴。田津等[4]总结了吴光炯教授肺脾同治咳嗽的学术思想，发现其不仅从宣肺祛邪、肃肺化痰等从肺治疗咳嗽外，尤其重视从肺气肺阴与脾气和胃阴同治咳嗽的用药规律。苏克雷等[5]认为中医中药治疗咳嗽历史悠久、经验丰富，传统中医重视辨证论治，其病机要素不外乎风、痰、火、虚 4 端，并强调经方在慢性咳嗽中的治疗重点在于方证对应。此外，当代医家徐迪华教授治疗咳嗽辨证细腻，选方轻灵精巧，方证对应，处方配伍寒凉清润，攻补兼施的特点，及临床选药随症灵活加减，多偏清肺化痰，理气止咳之品的用药特色[6]。乔羽[7]运用文献学方法，收集整理古代文献，从历史发展的角度，对历代医家关于咳嗽的论述进行全面总结和回顾，发现咳嗽的核心病位和病性证素为：肺、脾、胃、痰、风、热、阴虚；宋代、清代、近现代咳嗽的病位都与肺、胃、肝关系最为密切；明代和当代的高频病位为肺和脾；咳嗽的常用药物包括化痰止咳平喘药、清热药、补气药、解表药、补阴药、利水渗湿药、补血药等。

综上，中医咳嗽诊治历史悠久，辨证论治，疗效显著。秉承前人经验与研究成果，李一明教授在中医咳嗽诊治领域独辟蹊径，也形成了自己独特的治疗心得，进一步彰显了中医咳嗽诊治的丰富内涵与独特魅力。

第二节　李一明教授对咳嗽的辨治思路与体会

李一明教授根据咳嗽的病因病机特点，经过不断的临床实践探索与总结，提出咳嗽辨证要重视辨表里、辨寒热和辨虚实，表证解表，热证有实热虚热之分，寒证有实寒虚寒之别，寒热夹杂证，久病必虚，是脾肾气虚和肾虚，又有虚实夹杂等。咳嗽治疗要重视肺的宣发，也讲究对症用药，补虚善后是确保慢性咳嗽远期疗效的治疗原则，补肺气补脾肾，治病求本。

一、辨析表里、寒热、虚实

（一）辨表里

张景岳在《景岳全书》中认为“咳嗽之要，止唯二证，何为二证，一曰外感，一曰内伤而尽之矣。”奠定了咳嗽从外感、内伤辨治的理论基础。同时指出：“外感之咳，必由皮毛而入，……久而不愈，则必自肺而传于五脏也；内伤之嗽，必起于阴分，……水涸金枯，肺苦于燥，肺燥则痒，痒则咳不能已也。”外感咳嗽由肺及他脏，故以肺为本，他脏为标；内伤咳嗽则由他脏及肺，故以他脏为本，肺为标。在疾病的发展过程中，表里之间可相互转化，表证可转化为里证，或者由里证转化为表证。当机体抵抗力下降，或邪气过盛、护理不当、失治误治等，都可能导致表证转化为里证。如经过及时治疗，患者热势逐渐减退，咳喘渐平，这就表示里邪外透，由里出表，病势减轻。

秉承先贤智慧，李一明教授在治疗咳嗽病时，深谙辨证表里之精妙。他注重观察患者症状变化，细辨咳嗽之起因，是外感风寒、风热等表邪所致，还是内伤脏腑、气血失调等里证引起。在治疗过程中，李教授灵活运用中医辨证施治原则，对于外感咳嗽，着重于解表散寒、清热宣肺，以防邪传他脏；对于内伤咳嗽，则重视滋养阴分、润肺止咳，以调和他脏与肺之功能。

李一明教授在治疗咳嗽时，还特别注意表里转化的动态过程。若见表证有转化为里证之势，即加强清热解毒、化痰止咳等里证治疗措施；若里证有外透之象，则适时调整治法，辅助以解表散寒之品，促进病邪由里出表，加速康复。如此辨证施治，既体现了中医整体观念与辨证论治的精髓，又彰显了李教授在治疗咳嗽病时深厚的中医功底与独到的辨证思维。

（二）辨寒热

程国彭《医学心悟》中说："盖肺体属金，畏火者也，过热则咳，金性刚燥，恶冷者也，过寒亦咳。"寒热属于八纲辨证中的二纲，辨别疾病的寒热性质是临床辨证的基本要素之一。临床上，恶寒，咳稀痰，流涕清稀色白，口不渴，喜热饮，手足逆冷，面色苍白，气冷息微，尿清长，大便溏，舌质淡红，苔薄或苔白，脉浮紧，多属寒咳；发热口渴，咽痛，喜冷饮，恶风，咳黄色黏痰，难咳，鼻涕黏稠色而黄，尿短赤，便秘，舌质红，苔黄，脉滑，多属热咳。然而寒热并非绝对的，在疾病发展过程中，人体阴阳的偏盛或偏衰可导致寒热可以相互转化。寒症转化为热症的情况，通常是由于机体阳气偏盛，寒邪从阳化热，或者是治疗不当，过服温燥药物，导致寒邪转化为热邪。在风寒束肺证中，初起表现为咳嗽、痰涎清稀、苔白滑等寒症，但由于失治、误治，寒邪郁久从阳化热，出现发热、咯黄稠痰、胸痛、苔黄、脉洪大等热症表现。热症转化为寒症的情况，多是由于邪盛或正虚，正不胜邪，机能衰败所致。这种转化可以表现为实热证转为虚寒证，也可以表现为虚热证转为虚寒证。风热邪气侵袭肺部，导致肺气失和，表现为咳嗽声重、痰黄黏稠、口渴咽干、身热出汗等热象，如若治疗不当或病情进一步发展，邪气损伤正气，导致阳气耗伤，从而由实热型咳嗽转为虚寒型咳嗽，表现为咳嗽声低、痰白清稀、气短乏力、畏寒肢冷等寒象。

李一明教授在治疗咳嗽病时，深谙寒热辨证之内涵。他注重观察患者症状变化，细辨咳嗽之寒热属性，并根据疾病发展过程中的寒热转化，灵活调整治法。对于寒咳，他善用温肺散寒之品；对于热咳，则重用清热宣肺之药。同时，他还特别注意防止寒热转化，及时调整治法，以促进患者康复。

（三）辨虚实

虚实是辨别邪正盛衰的两个纲领，主要反映病变过程中人体正气的强弱和致病邪气的盛衰。"邪气盛则实"，即邪气盛为实证矛盾的主要方面；"精气夺则虚"，即正气亏虚为虚证矛盾的主要方面。临床上，病势急，病程短，咳声洪亮有力，咳痰较为稠厚，结合舌诊脉诊等辨证属实，邪气（如风寒、风热、痰热等）充盛于体内，肺气不宣，导致实咳；病势缓，病程长，咳声低弱，咳痰较为清稀、色白，甚至呈泡沫状，气怯，乏力，结合舌诊脉诊等辨证属虚，正气不足，肺气亏虚，导致虚咳。在疾病发展过程中，由于邪正斗争的变化，可导致实转虚，也可以虚转实，这是疾病发展过程中常见的病理变化。

李一明教授在治疗咳嗽病时，对虚实辨证有着独到的见解。他深知，辨证虚实，不仅需细察症状之异同，更需洞悉疾病之本质。对于实证咳嗽，他主张祛邪为主，运用化痰、清热、宣肺等法，以祛邪外出，恢复肺气之宣降；而对于虚证咳嗽，则注重扶正，采用补益肺肾、养阴润肺、滋补肝肾等法，以增强正气，促进康复。在治疗过程中，李教授还密切关注疾病之动态变化，及时调整治法，以应对虚实之转化，确保疗效之持久。

二、辨明兼夹证

（一）夹风邪

风为阳邪，轻扬开泄，易袭阳位；风性善行而数变；风为百病之长。《临证指南医案·卷五》说："盖六气之中，唯风能全兼五气，如兼寒则曰风寒，兼暑则曰暑风，兼湿则曰风湿，兼燥则曰风燥，兼火则曰风火。盖因风能鼓荡此五气而伤人，故曰百病之长……由是观之，病之因乎风起者自多也。"因风性开泄，易夹杂其他邪气共同致病，常与寒、湿、暑、燥、热诸邪结合，侵犯人体，从而形成外感风寒、风湿、风热、风燥等证。张仲景《伤寒杂病论》云："风舍于肺，其人则咳"。《杂病源流犀烛·感冒源流》中又云："风邪袭人，不论何处感受必内归于肺"。风邪为六淫之首，《素问·太阴阳明论》曰："伤于风者，上先受之"，肺为娇脏，居上焦，开窍于鼻，外合皮毛，故风邪易从皮毛而入，肺失宣肃，可见咳嗽伴咽痒、痰少、鼻塞流涕等，故治疗中加用蝉蜕、防风、荆芥等祛风药。正如吴鞠通所说："治上焦如羽，非轻不举。"

案例 患者张某，女，47岁，2022年9月22日初诊。患者以"咳嗽1个月余”为主诉就诊。患者近1个月受凉后出现咳嗽，咳白色黏痰，伴咽痒，无鼻塞流涕，无发热恶寒，无气喘，纳可，二便调，睡眠一般，曾在医院门诊完善胸片检查未见明显异常，舌淡红，苔薄白，脉弦。属中医咳嗽病，辨证为外感风寒，治以祛风解表散寒，止咳化痰，方以止嗽散化裁治之。处方：紫菀、浙贝母、瓜蒌、法半夏、炒莱菔子、款冬花各15g，百部、白前、陈皮、荆芥、防风、射干、桑叶、桔梗、甘草、苦杏仁各10g，蜜麻黄5g，6剂，水煎服，日1剂，水煎2次，分2次内服。

二诊：2022年9月27日，服药后咳嗽明显减轻，咳痰减少，伴咽痒咽干，纳可，二便调，睡眠一般。舌淡红，苔薄白，脉滑。原方加炒僵蚕15g，续服6剂，服毕诸症消失而愈。

按：辨证：患者以咳嗽为主诉，四诊合参，当属祖国医学“咳嗽”范畴。患者感受风寒，风寒肃肺，肺气上逆，故见咳嗽、咳痰，外感风寒，则见咽痒，舌淡红，苔薄白，脉弦，辨证属外感风寒。以止嗽散加减以解表散寒止咳化痰。止嗽散，为清代程国彭所拟，见《医学心悟》，具有辛温解表，宣肺疏风，止咳化痰之功效。方中紫菀辛温润肺，止咳化痰；桔梗宣通肺气，泻火散寒；荆芥解表散寒；百部润肺止咳；白前、陈皮止咳化痰。甘草调和诸药。同时方中加入蜜麻黄，蜜麻黄性温偏润，辛散发汗作用缓和，功效是增强润肺止咳，以宣肺平喘止咳力胜，加入款冬花，款冬花与紫菀为对药，一升一降，清肺止咳化痰，法半夏以燥湿化痰，炒莱菔子以降气化痰，浙贝母以软坚化痰，患者咽痒，咽不适，加入射干以清热利咽，防风以疏风解表诸药合用，辛温解表，宣肺疏风，止咳化痰。外邪侵袭，常以风为先导，李教授用方尤其喜用止嗽散，认为止嗽散7味配伍精良，温润和平，不寒不热，无攻太过之虑，大有启门祛邪之功，客邪易散，肺气安宁，投之有效，同时加入麻黄、防风等祛风之药以加强祛风解表。

（二）夹瘀症

肺主气，心主血脉，“气为血之帅”，肺气可以推动血液在脉中运行，外邪袭肺，肺气不畅，朝百脉的功能失常，无力助心行血，失于宣肃，导致气机不畅则血络瘀滞，形成瘀血。血凝经脉，阻碍肺气，或气滞血瘀，肺失宣肃，发为咳嗽。或咳嗽日久，缠绵难愈，久而阴阳失调，加之痰浊阻滞，气血运行不畅而生瘀血，形成久病入络，久虚入络之证。唐容川的《血证论》则认为“肺血伤，则火来克金，金被火克，不能行其制节，于是在下之气，始得逆上。”李梴在《医学入门》中指出“瘀血碍气胀且腥”，瘀血碍气会导致气机不畅，肺部的宣发肃降功能受到影响，引发咳嗽。临床上可见咳嗽、咳痰，伴见心胸刺痛，口唇色紫，舌暗或伴瘀点、瘀斑，脉弦涩。朱丹溪《丹溪心法》中首论瘀血咳嗽，治疗以“养血以流动乎气，降火疏肝以清痰”。清代医家傅山指出：“久病不用活血化瘀，何除年深坚固之沉疾，破日久闭结之瘀滞？”故治疗佐以活血化瘀之品，常用川芎、丹参、桃仁等药。

案例　患者全某，男，62 岁，2023 年 10 月 10 日初诊。患者以“咳嗽 1 个月余”为主诉。患者咳嗽，咳黄白色稀痰，量多，易咳，伴咽干，无咽痛，无气喘，无发热恶寒，无胸闷气短，纳可，二便调，睡眠一般，曾在外院完善胸部 CT 未见明显异常，予中药治疗，咳嗽未见明显改善，来医院门诊就诊。查体：双肺呼吸音清，未闻及干湿啰音。舌暗淡，舌下络脉紫暗迂曲，苔白稍腻，脉弦。属中医咳嗽病，辨证为痰湿蕴肺夹瘀，治以止咳化痰，活血化瘀，方以二陈汤合三子养亲汤化裁治之。处方：紫菀、丹参 20g，炒莱菔子、紫苏子、茯苓、法半夏各 15g，桔梗、苦杏仁、白前、陈皮、荆芥、射干、浙贝母、蝉蜕、瓜蒌、桃仁各 10g，蜜麻黄、甘草 5g，6 剂，水煎服，日 1 剂，水煎 2 次，分 2 次内服。

二诊：2023 年 10 月 17 日。6 剂服毕复诊，患者咳嗽明显减轻，咳痰较前明显减少，腹胀，无腹痛，纳可，二便调，睡眠一般。舌淡暗，苔白，脉弦。续原方续服，处方：紫菀、丹参各 20g，炒莱菔子、紫苏子、法半夏各 15g，桔梗、苦杏仁、白前、陈皮、荆芥、射干、浙贝母、蝉蜕、瓜蒌、姜厚朴、桃仁各 10g，蜜麻黄、甘草各 5g，6 剂，水煎服，日 1 剂，水煎 2 次，分 2 次内服。

三诊：2023 年 10 月 24 日。6 剂服毕复诊，患者咳嗽减轻，但时有反复，咳少量黄白色黏痰，纳可，二便调，睡眠一般。舌淡暗，苔薄白，脉弦。续原方续服，处方：紫菀 20g，丹参、炒莱菔子、紫苏子、法半夏、甘草泡地龙、玄参各 15g，川芎、桔梗、苦杏仁、白前、陈皮、荆芥、射干、浙贝母、蝉蜕、瓜蒌、姜厚朴各 10g，蜜麻黄、甘草各 5g，6 剂，水煎服，日 1 剂，水煎 2 次，分 2 次内服。随访咳嗽基本治愈。

按：患者以咳嗽为主诉，四诊合参，当属祖国医学“咳嗽”范畴。深圳地处岭南，虽多炎热，但现代生活，空调房空调车中居多，室外炎热，室内骤然遇凉，风寒虚邪贼风乘腠理开泄而入，肺主皮毛，风寒客于肺，肺宣降失常，肺不布津，久之水液停聚而为痰湿，上贮于肺，发为咳嗽，咳痰，痰阻气机，气滞血瘀，加之久病必瘀，舌暗淡，苔白稍腻，脉弦，辨证为痰湿蕴肺夹瘀。二陈汤出自《太平惠民和剂局方》，由陈皮、半夏、茯苓、甘草四味中药配伍而成。方中半夏，具有辛温性燥的特点，能够燥湿化痰且和胃降逆；陈皮以理气行滞，燥湿化痰，与半夏相辅相成，增强燥湿化痰之力。茯苓，健脾祛湿化痰，健脾以杜绝生痰之源；甘草调和诸药，补脾益气、润肺止咳。同时合三子养亲汤以温肺化痰，紫苏子，具有降气消痰、止咳平喘的功效；莱菔子具有消食除胀、降气化痰的作用；苦杏仁、白前、瓜蒌、浙贝母以止咳化痰，结合以荆芥、蜜麻黄、蝉蜕以疏风止咳，射干、玄参以利咽，丹参、川芎、桃仁以活血化瘀，诸药合用，以疏风散寒、燥湿化痰止咳、宣肺理气活血。患者咳嗽已 1 个月之久，前医家已用止咳化痰之药治疗，效果不佳，李教授认为咳嗽日久，缠绵难愈，不用活血化瘀之药，难以祛除顽疾。

（三）兼虚证

久咳致虚，气虚、阴虚、阳虚、肺、脾虚、肾虚多见。郑钦安认为“从内而出者，皆是阳虚阴盛之候。阴虚也有，十中仅见一二”，内伤咳嗽以阳虚为主，阴虚咳嗽较少。五行学说，肾属水，肺属金，脾属土，脾主运化，脾虚不能治水，运化失职，水泛成痰，停聚于肺内日久而成痰，乘肺而咳。李东垣谓：“脾胃一虚，肺气先绝。”其主要表现为咳嗽日久，痰多清稀，兼见食欲减退、大便溏、四肢无力，舌淡脉弱等肺虚脾弱的证候。肺肾为母子关系，肺的肃降功能受到影响，母病及子，以致肾水不能得到充养，肾脏亦虚。主要表现为咳嗽久治不愈、气喘、声音无力、夜间发作明显，同时伴有全身乏力、腰膝酸软，活动时症状更为明显。同时脾肾亏虚，亦可致肺气不足，从而引起咳嗽，以奢倦卧，久咳，声低息短，少气懒言为主。

案例　患者张某，男，38 岁，2018 年 1 月 25 日初诊。患者以“咳嗽 1 个月”为主诉。患者咳嗽，咳白色稀痰，量一般，易咳，咽痒，怕冷，无发热，无鼻塞流涕，无咽痛，纳可，二便调，睡眠一般，在门诊查胸部 CT 检查未见明显异常，曾服用抗生素、止咳药，症状未见明显缓解，平素体胖、怕冷，舌淡红，苔薄白，脉沉细。属中医咳嗽病，辨证为阳虚，外感风寒证，治以助阳解表，方以麻黄附子细辛汤化裁以治之。处方：附子、紫菀、款冬花、法半夏各 15g，桔梗、甘草、杏仁、白前、陈皮、荆芥、百部各 10g，蜜麻黄 8g，细辛 6g，干姜、五味子各 5g，5 剂，水煎服，日 1 剂，水煎 2 次，分 2 次内服。

二诊：2018 年 1 月 30 日。5 剂服毕复诊，患者咳嗽明显减轻，咳痰较前明显减少，怕冷较前改善，纳可，二便调，睡眠一般。舌淡红，苔薄白，脉沉细。续原方续服，处方：附子、法半夏、款冬花、紫菀各 15g，桔梗、甘草、杏仁、白前、陈皮、荆芥、百部各 10g，麻黄 8g，细辛 6g，干姜、醋五味子各 5g，6 剂，水煎服，日 1 剂，水煎 2 次，分 2 次内服，随诊服毕诸症消失而愈。

按：虽感冒咳嗽之病，但用西药治疗，1 个月仍咳嗽不止，恐西药难再有效。患者平素阳虚，感受风寒之邪，肺失肃降，发为咳嗽，患者阳虚，则怕冷，阳虚，痰湿内生，则痰白稀；舌淡红，苔薄白，脉沉细，为阳虚之症，治以麻黄附子细辛汤加减，以助阳解表。麻黄附子细辛汤，如《注解伤寒论》：“此寒中少阴之经，而复外连太阳之证，以少阴与太阳为表里，其气相通故也。少阴始得本无热，而外连太阳则反发热。阳病脉当浮而仍紧，脉不浮而沉，故与附子，细辛专温少阴之经，麻黄兼发太阳之表，乃少阴温经散寒，表里兼治之法也。”方中麻黄发汗解表，附子温经助阳，以鼓邪外出，两药相合，温散寒邪而恢复阳气；细辛外解太阳之表，内散少阴之寒，既能助麻黄发汗解表，又助附子温经散寒。三药合用，补散兼施，可使外感寒邪从表散，又可因护其阳，使里寒为之散逐，共奏助阳解表之功；干姜，温中散寒，温肺化饮，助附子温阳散寒。紫菀、款冬花、白前以止咳化痰；

法半夏，燥湿化痰且和胃降逆；陈皮以理气行滞，燥湿化痰，与半夏相辅相成，增强燥湿化痰之力；桔梗、甘草以宣肺止咳、解毒利咽，诸药合用，助阳解表。

三、临床施治之侧重

（一）重视宣发

肺为娇脏，不耐寒热，外邪侵袭，或者内伤导致肺气郁闭，无论何邪侵犯肺脏都易使肺失宣发和宣通，导致肺气壅塞、郁闭、输布失常，从而影响其他脏腑功能。宣发肺气可以排除体内的邪气，使肺的功能得以恢复，从而缓解咳喘症状。《医学实在易》中说："凡脏腑经络之气，皆肺气所宣。"李时珍言："壅者塞也，宣者通也、散也。"宣肺是指宣散和宣通肺气的方法。肺受邪则肺气郁滞，故宜使肺气疏达通畅。李教授治疗咳嗽，尤重肺之宣发，精选杏仁、荆芥、麻黄、辛夷等药，以其辛散之功，宣发肺气，使郁滞得疏，气道通畅。

案例 患者韦某，男，28岁，2024年4月22日初诊。患者以"咳嗽1周"就诊。患者近1周无明显诱因出现咳嗽，咳少量黄色黏痰，难咳，咽痒，无发热恶寒，流涕，纳可，二便调，睡眠一般，门诊完善胸部X线片检查，未见明显异常。查体：咽充血，扁桃体无肿大，双肺呼吸音清，未闻及干湿啰音，舌红，苔薄白，脉浮滑。属中医咳嗽病，辨证为风热犯肺，治以疏风清热，方以桑菊饮化裁治之。处方：蜜枇杷叶、百部、芦根各15g，桑叶、菊花、杏仁、薄荷、桔梗、甘草、蝉蜕、荆芥、紫菀、款冬花各10g、蜜麻黄5g，5剂，水煎服，日1剂，水煎2次，分2次内服。随诊服毕诸症消失而愈。

按： 患者以咳嗽为主诉，四诊合参，当属祖国医学"咳嗽"范畴。风热之邪犯肺，肺气不宣，发为咳嗽咳痰，风热犯肺，灼伤肺津，则口干，舌红，苔薄白，脉浮滑，为风热犯肺之症，治以疏风清热，以桑菊饮加减。桑菊饮出自吴鞠通的《温病条辨》："风温咳嗽，虽系小病，常见误用辛温重剂，消烁肺液，致久咳成劳者不一而足""感燥而咳者，桑菊饮主之”。方中桑叶、菊花，疏散上焦风热，桑叶善走肺络、清泻肺热为主；薄荷助桑、菊疏散上焦之风热；蜜麻黄、杏仁、桔梗以宣肺止咳；芦根甘寒清热生津止渴，紫菀、款冬花、百部、蜜枇杷叶以润肺止咳；蝉蜕、荆芥疏风散热、利咽；甘草调和诸药，诸药合用以疏风清热、宣肺止咳作用。

李教授在治疗咳嗽时，尤为重视肺的宣发功能。他认为，肺为娇脏，不耐寒热，外邪侵袭或内伤所累，均易使肺气郁闭，失其宣发肃降之常。因此，在治疗咳嗽时，应着重宣发肺气，使其疏达通畅。本例患者咳嗽因风热犯肺所致，李教授选用桑菊饮化裁，既疏风清热，又宣肺止咳，正合其治疗咳嗽之旨。通过宣发肺气，使肺气得以宣通，咳嗽自止。

（二）表里同治

表里同治则是以《内经》中“谨察间甚，以意调之；间者并行，甚者独行。”为原则。《伤寒论》中“表里同病”指患有太阳表证的同时，本经或他经内脏病变者。可分为：表里同病，病位偏表，先治其表；表里同病，里证重急，治里为先；表里同病，病势较缓，表里同治。表证与里证应权衡轻重缓急而采取不同的治法。柯韵伯言：“仲景治表里证，有两解表里者，有解表里自和者，有只合里而表自解者”。根据疾病的轻重缓急，表里偏向来选择治法。里证依痰湿、肺热、水饮不同则主方不同，表证多是风寒表证，依证选用麻黄、荆芥、防风、羌活、辛夷等。

案例 患者马某，女，53 岁，2019 年 1 月 23 日初诊。反复咳嗽 7 年余，加重数天就诊。患者反复咳嗽，受凉后加重，怕风怕冷，数天前受风后咳嗽加重，咯黄白痰，痰多，夜间为甚，咽痒，微感胸闷无气喘，无发热，气短乏力，腹胀便难，T：36.3℃，心肺呼吸音稍粗，舌暗淡苔白滑腻脉弦滑，属中医咳嗽病，辨证为痰湿蕴肺，治以疏风散寒，宣肺理气燥湿化痰止咳为法，以止嗽散加二陈汤合三子养亲汤加减，方药：陈皮、法半夏、白芥子、莱菔子、苏子、麻黄、杏仁、桔梗、紫苏叶、百部、白前、紫菀、荆芥、炒白术各 15g，甘草 6g，7 剂，水煎服，日 1 剂，水煎 2 次，分 2 次内服。随诊服毕咳嗽诸症消失而愈。

二诊：1月31日。服前方后咳嗽明显减轻，仍有少许白痰，上方去紫苏叶、荆芥，7剂，水煎服，日1剂，水煎2次，分2次内服。

按： 辨证患者以咳嗽为主诉，四诊合参，当属祖国医学“咳嗽”范畴，深圳地处岭南，虽多炎热，但现代生活，空调房空调车中居多，室外炎热，室内骤然遇凉，风寒虚邪贼风乘腠理开泄而入，肺主皮毛，风寒客于肺，肺宣降失常，肺不布津，久之水液停聚而为痰湿，上贮于肺，发为咳嗽，咳痰，痰阻气机，则胸闷腹胀便难；舌暗淡苔白滑腻脉弦滑，属痰湿蕴肺之证，为表里同病。治疗疏风散寒，理气化痰，表里同治，以止嗽散加二陈汤合三子养亲汤加减。二陈汤出自《太平惠民和剂局方》，由陈皮、半夏、茯苓、甘草主药配伍而成。方中半夏，具有辛温性燥的特点，能够燥湿化痰且和胃降逆；陈皮以理气行滞，燥湿化痰，与半夏相辅相成，增强燥湿化痰之力。炒白术，健脾祛湿化痰，健脾以杜绝生痰之源，甘草调和诸药，补脾益气、润肺止咳。同时合三子养亲汤以温肺化痰，紫苏子，具有降气消痰、止咳平喘的功效；白芥子以温肺化痰、利气散结；莱菔子具有消食除胀、降气化痰的作用；结合止嗽散以疏风止咳，诸药合用，以疏风散寒，宣肺理气燥湿化痰止咳。李教授善于抓住咳嗽之主症，从表里同治的角度出发，巧妙地将多个经典方剂融合运用，既注重疏散外邪，又兼顾调理内脏，使得肺气得以宣通，痰湿得以化解，咳嗽自止。

（三）寒热并用

寒热并用，指寒热性质相反的药物合并使用，首见于《伤寒杂病论》。《灵枢·官能》曰：“寒与热争，能合而调之”，以“和”为主导，调整阴阳，是张仲景对方剂学的一大贡献。寒性药物通常具有清热、解毒、凉血等作用，而热性药物则具有温阳、散寒、通络等功效。合理运用寒性和热性药物，可以调整人体的阴阳平衡，达到治疗疾病的目的。寒热夹杂的咳嗽常因寒热性质不同，分为表寒里热和表热里寒两种情况。表寒里热，表现为恶寒发热，流清涕，咳嗽，咳痰黄而稠，咽痛，身痛无汗，苔黄、脉浮紧。表热里寒，表现为发热，头痛、咳嗽、咽痛等表热证，同时又见大便溏泄，小便清长，四肢不温的里寒证。寒热错杂的治疗，关键在于分清寒热的多少。寒多热少者，应以治寒为主，兼顾热证；热多寒少者，应以治热为主，兼顾寒证。李教授常用止嗽散合清金化痰汤加干姜、细辛等温肺化饮之品或清金化痰汤合麻黄附子细辛汤加减，寒热并施。

案例　患者朱某，女，57 岁，2018 年 8 月 31 日初诊。患者因咳嗽 5 天就诊。患者述近 5 天受凉后出现咳嗽，干咳无痰，恶寒无发热，头重身痛，鼻塞流清涕，咽痛，纳可，二便调，睡眠一般，门诊查胸部 X 线片未见明显异常，查体：双肺呼吸音清，未闻及干湿啰音，舌淡红，苔薄白，脉浮弦。属中医咳嗽病，辨证为风寒外袭，内伏肺热的寒热内外夹杂之证，治以外散风寒，内清肺热，方以止嗽散化裁治之。处方：炒莱菔子 20g，紫菀、款冬花、鱼腥草、辛夷、浙贝母、瓜蒌皮各 15g，桔梗、甘草、杏仁、荆芥、陈皮、黄芩各 10g，干姜、细辛各 5g，6 剂，水煎服，日 1 剂，水煎 2 次，分 2 次内服。

二诊：2018 年 9 月 6 日就诊。6 剂服毕复诊，咳嗽大减，无痰，鼻塞消失，无流涕，舌质淡红苔薄白，脉滑，考虑余邪未尽，续原方续服 6 剂，服毕诸症消失而愈。

按：患者以咳嗽为主诉，四诊合参，当属祖国医学“咳嗽”范畴，患者风寒入里化热而表寒未解者，风寒束表，肺卫郁闭，内热气壅，肺气上逆而为咳嗽；外感风寒，则见恶寒，头重身痛，鼻塞流清涕等风寒束表，肺卫郁闭之症；地处岭南痰湿热在内，内热壅盛，则咽痛，舌淡红，苔薄白，脉浮弦，属风寒外袭，内伏肺热之症，治以寒热并用，止嗽散加减治之。方中麻黄、荆芥、干姜以解表散寒，鱼腥草、黄芩以清热化痰；细辛、干姜以温肺化饮，与鱼腥草、黄芩寒热并用；紫菀、款冬花以润肺止咳；杏仁、陈皮、浙贝母、炒莱菔子、紫苏子共奏化痰之功；桔梗、玄参、甘草以止咳利咽；甘草调和诸药。寒热错杂的治疗，关键在于分清寒热的多少，寒多热少者，应以治寒为主，兼顾热证；热多寒少者，应以治热为主，兼顾寒证。李教授依风寒、痰湿、痰热、燥咳之不同而加减用药，注重寒热夹杂，注意药量和比例，多取效灵验。

（四）虚实同治

虚证通常表现为气血不足、脏腑功能衰退等，而实证则表现为邪气盛实、病邪壅滞等。虚实同治的方法可以通过祛邪与扶正相结合。扶正以培补正气为主，祛邪以祛除痰湿、血瘀等病邪为主。《景岳全书》中述："久咳嗽者，宜从虚治之也"，"实不终实，而虚则终虚耳，虚而不顾，则必至劳损"。久咳属本虚标实，则虚实同治，标实依痰湿、肺热、水饮不同而论治，本虚则属肺肾两虚见多，治以扶正祛邪，肺虚则用补肺汤；肾虚则用七味都气丸合生脉散等方化裁。

案例 患者刘某，女，77岁，2024年4月25日初诊。患者因"咳嗽半月"就诊。患者半月前咳嗽，咳少量白色稀痰，乏力、气短，无发热恶寒，无鼻塞流涕，无咽痛，纳可，二便调，睡眠一般。在当地医院完善胸部CT、核酸等检查，诊断新冠肺炎，曾口服止咳化痰药物治疗（具体不详），症状未见明显缓解，平素体虚，易感冒，舌淡红，苔薄黄，脉弦细。属中医咳嗽病，辨证为肺气亏虚，痰湿恋肺，治以补益肺气，止咳化痰，方以补肺汤加减化裁治之。处方：炙黄芪、紫苏子各15g；射干、浙贝母、瓜蒌、桔梗、杏仁、紫菀、黄芩、熟地黄、人参、桑白皮、陈皮、北沙参各10g，甘草、五味子各5g，6剂，水煎服，日1剂，水煎2次，分2次内服。随诊服毕，偶有干咳，余诸症基本消失而愈。

按： 辨证患者以咳嗽为主诉，四诊合参，当属祖国医学"咳嗽"范畴。患者平素肺卫不固，易感冒，肺气亏损，感染新冠病毒，肺肃降失司、肺气上逆则发为咳嗽，肺气亏虚则乏力、气短，舌淡红，苔薄黄，脉弦细，属肺气虚之症，以补肺汤加减治之，以补肺益气，止咳化痰，虚实同治。补肺汤，出自《永类钤方》，方中人参、黄芪以补气益肺，熟地滋肾填精，五味子收敛肺气，熟地滋肾填精、增强肾水；紫菀、桑白皮、紫苏子以化痰止咳降气，瓜蒌、浙贝母以化痰散结，黄芩以清热化痰，射干、桔梗、甘草具有宣肺化痰，解毒利咽之功，陈皮以理气化痰，甘草调和诸药。效诸药配伍，有补肺益气，止咳化痰之功效。

李教授在中医临床实践中始终秉持着深厚的中医理论根基，尤为重视虚实同治的治疗原则。他深知，疾病的发生与发展，往往是正气不足与邪气侵袭相互作用的结果，即“虚实夹杂”之态。因此，在治疗上，李教授强调既要扶正以固本，又要祛邪以安标，二者不可偏废。扶正祛邪之中，李教授特别注重补肺气、补脾肾。肺为气之主，司呼吸，主宣发肃降，肺气充足则呼吸顺畅，咳喘自平。脾为后天之本，气血生化之源，补脾以资肺气，使肺气得充，咳喘得缓。肾为先天之本，主纳气，肾气充足则呼吸深长，咳喘自止。因此，李教授在治疗咳喘等肺系疾病时，总是注重补益肺脾肾三脏，以扶正固本，增强机体抗病能力。同时，寒热夹杂是许多慢性疾病，尤其是咳喘病的常见病理状态。寒邪内伏，易伤阳气，导致肺气失宣，咳喘频发；热邪外淫，易耗阴液，使肺气失润，咳喘难愈。因此，在治疗时，他主张寒热并治，既针对寒邪施以温散之法，以宣肺散寒；又针对热邪采用清解之策，以润肺清热。通过寒热并治，使肺气得以宣通，咳喘自止。在虚实同治的原则指导下，李教授还注重根据患者的具体病情，灵活调整治疗方案。对于虚证为主者，他重用补益之药，以扶正固本；对于实证为主者，他则重用祛邪之药，以安标止病。同时，他还注重药量和比例的精准搭配，以确保治疗效果的最大化。

（五）对症用药

对症治疗是指用药的目的在于改善症状称为对症治疗，或称治标。《黄帝内经》中提出“急则治其标，缓则治其标”的治疗原则，其中“先逆而后病者，治其本；先寒而后生病者，治其本；先病而后生寒者，治其本；先热而后生病者，治其本。先泄而后生他病者，治其本，必且调之，乃治其他病。”的“治其本”治则，同时也提出有“病发不足先治标”“先热后满治其标”“小大不利治其标”的“治标”原则。对于咳嗽出现的一些突出特征与症状，也对症用药，如干咳用三子养亲汤，咽痛用射干、玄参、牛蒡子，鼻塞用辛夷、苍耳子，头身痛用川芎、羌活，咽痒用蝉蜕、荆芥、薄荷。

案例　患者赖某，男，75 岁，2018 年 4 月 17 日初诊。患者因“咳嗽 1 周”就诊。患者近 1 周受凉后出现咳嗽，咳黄色黏痰，量多，咽痛，口干，无咽痒，无发热恶寒，无气喘，无咯血，无鼻塞流涕，纳可，二便调，睡眠一般，舌暗红，苔黄腻，脉浮滑。胸片未见明显异常。血常规、CRP 正常。属中医咳嗽病，辨证为痰热内蕴，治以疏风清热，止咳化痰，方以止嗽散合清金化痰汤化裁治之。方药：紫菀、瓜蒌皮、莱菔子各 20g，黄芩、浙贝母、鱼腥草各 15g，桔梗、甘草、苦杏仁、白前、陈皮、荆芥、射干、玄参各 10g，蜜麻黄 5g，6 剂，水煎服，日 1 剂，水煎 2 次，分 2 次内服。

二诊：2018 年 4 月 24 日。患者述服药后咳嗽好转，咳白色黏痰，量仍较多，无咽痛，纳可，二便调，舌暗红，苔白腻，脉滑。中药守前方加减，方药：紫菀、瓜蒌皮、莱菔子各 20g，浙贝母 15g，鱼腥草、黄芩、桔梗、甘草、苦杏仁、白前、陈皮、荆芥、射干、玄参、苏子、芥子各 10g，蜜麻黄 5g，6 剂，水煎服，日 1 剂，水煎 2 次，分 2 次内服。

三诊：2018 年 4 月 30 日。患者述服药后咳嗽咳痰较前明显好转，痰较前明显减少，纳可，二便调，舌暗红，苔白，脉滑。考虑余邪未尽，续原方续服 5 剂，服毕诸症消失而愈。

按：辨证患者以咳嗽为主诉，四诊合参，当属祖国医学“咳嗽”范畴，患者外感风邪，入里化热，痰热互结，痰热蕴肺，肺失宣降，故咳嗽痰黄；痰热化火，灼肺伤络故见咽痛；口干为热甚伤津，并现舌暗红，苔黄腻，脉浮滑，此均为痰热之象。李教授喜用止嗽散合清金化痰汤加减治疗痰热内蕴之咳嗽。清金化痰汤出自《医学统旨》。《医学统旨·卷三·咳嗽》云：“因火者，咽喉干痛，面赤，鼻出热气，其痰嗽而难出，色黄且浓，或带血丝，或出腥臭，宜清金化痰汤。”具有清热化痰，理气止咳之功效。方中黄芩、鱼腥草清热化痰；陈皮理气健脾，燥湿化痰；浙贝母、瓜蒌皮止咳散结、清热化痰；同时结合止嗽散以止咳化痰，止嗽散性湿润平缓，不寒不热，可宣肺肃肺，紫菀化痰止咳；白前、桔梗，有降气化痰止咳、开宣肺气之功效；佐以麻黄、荆芥以疏风解表；李教授亦重视兼症的治疗，咽痛，对症予桔梗、射干、玄参、甘草以宣肺化痰，解毒利咽。二诊，患者由黄痰转白痰，痰热减轻，痰量较多，由热转寒，寒热夹杂，故减少黄芩、鱼腥草用量，加入三子养亲汤，以加强化痰止咳之效。

李教授在诊疗过程中，注重兼症和对症治疗，深知在慢性疾患如咳喘之病中，兼症的处理对于整体病情的改善至关重要。中医基础理论，他强调人体是一个有机整体，脏腑相连，经络相通，一脏受病，往往累及他脏，形成复杂的病证交织状态。因此，在治疗主症的同时，李教授要求细心观察，准确辨识兼症，也对症用药，并据此调整治疗方案，以达到全面调理、协同增效的目的。在寒热转化方面，李教授认识到疾病在发展过程中，寒热之邪可相互转化，或寒热错杂并见。他善于根据病情的变化，灵活调整用药策略，既不忘初起之寒热属性，又紧密关注病情演进中的寒热转化，适时采用寒热并调之法，以平衡阴阳，调和气血，使病情向愈。此外，他强调，临床用药需紧密结合患者具体病情，随证而变，不可拘泥于成方。在用药时不仅注重药物的选择，更讲究药量和比例的精准搭配，力求每一味药都能发挥其最大效用，同时避免药物之间的相互拮抗或副作用，确保治疗效果的灵验。

（六）补虚善后

补虚善后是确保慢性咳喘病远期疗效的治疗原则，补肺气补脾肾，治病求本。喻嘉言《医述》中记载："凡病感者，须明善后之法。盖人之感后，元气已虚，邪热未净，补虚则热不可除，清热则虚不能任，即一半补虚一半清热，终属模糊不得要领。然舍补虚清热外，更无别法，当细辨之。补虚有二法：一补脾；一补胃。"《景全岳书》载："然五脏皆有精气，而又唯肾为元精之本，肺为元气之主。故五脏之气分受伤，则病必自上而下，由肺由脾以及于肾；五脏之精分受伤，则病必自下而上，由肾由脾以及于肺，肺肾俱病，则他脏不免也。"

肺气虚弱，反复咳嗽，乏力、气短，治以补益肺气，以补肺汤加减；肺脾虚弱，咳嗽兼脾胃虚弱，咳痰，治以健脾祛湿，以参苓白术散加减；肺肾两虚，短气息促，动则为甚，吸气不利，咯痰质黏起沫，腰酸腿软，不耐劳累。或畏寒肢冷，面色苍白，舌苔淡白，质胖，脉沉细，则用七味都气丸加减。

案例　患者方某，男，57岁，2023年5月29日初诊。患者因"咳嗽咳痰6个多月"就诊。患者6个月前感染新冠后出现咳嗽咳痰，多次在门诊就诊，曾口服抗生素及中药治疗，咳嗽缓解，但仍有咳痰，近2天无明显诱因咯痰加重，咯白色黏痰，易咯出，量一般，少许咳嗽，乏力，口干，纳可，小便正常，大便次数增多，2～3 次/天，时有大便烂，睡眠一般。舌淡红，边有齿痕，苔白稍腻，脉滑。属中医痰证，辨证为肺脾气虚、痰湿阻肺，治以益肺健脾，燥湿化痰，方以参苓白术散化裁：薏苡仁 30g，党参、黄芪各 20g，莲子、山药、茯苓、炒白术各 15g，炒白扁豆、砂仁（后下）、陈皮、桔梗、炙甘草各 10g，7 剂，水煎服，日 1 剂，水煎 2 次，分 2 次内服。

二诊：2023 年 6 月 5 日。患者述服药后已无明显咳嗽，咳痰明显减少，现仍咳少量白色黏痰，易咳，无明显乏力，二便调，睡眠一般。舌暗淡，边有齿痕，苔白，脉滑。原方去黄芪，加瓜蒌、浙贝母各 15g，桃仁、芡实各 10g，7 剂，水煎服，日 1 剂，水煎 2 次，分 2 次内服。

三诊：2023 年 6 月 12 日。患者述服药后已无明显咳嗽咳痰，二便调，睡眠一般。舌暗淡，边有齿痕，苔白，脉滑。考虑余邪未尽，续原方去瓜蒌、浙贝母续服 7 剂，服毕诸症消失而愈。

按： 辨证患者以咳嗽为主诉，四诊合参，当属祖国医学“咳嗽”范畴，患者感染新冠后久咳伤气，平素饮食不节，脾胃受损，肺脾两脏受损，气化功能减弱，水谷精微不能上荣于肺，肺气亏损，肃降失司则咳嗽、咯痰、便溏。舌淡红，边有齿痕，苔白稍腻，脉滑，属肺脾气虚之症，治以参苓白术散加减。参苓白术散出自《太平惠民和剂局方》，本方虽是治疗脾虚泄泻常用方，可后世亦称之为脾肺双补之剂，用于肺脾气虚之久咳之证。方中党参、白术、茯苓共为君药，起健脾渗湿之功效。山药、莲子肉既能健脾，又有涩肠止泻之功，且肺与大肠相表里，助人参、白术健脾益气。白扁豆健脾化湿，薏苡仁健脾渗湿，二药助术、苓健脾助运，渗湿止泻，共为臣药。佐以砂仁芳香醒脾，行气和胃，既助除湿之力，又畅达气机。桔梗宣利肺气，一者配砂仁调畅气机，二者开提肺气，通调水道，三者以载药上行，使全方兼有肺脾双补之功，土为金之母，配伍桔梗，可以更好地使脾所运化之水谷精气上归于肺而培土生金，肺气健旺，就可升降，通调水道，下输膀胱，利于祛湿而健脾。甘草健脾和中，调和药性。二诊，患者已无明显咳嗽、乏力，咳痰明显减少，故去黄芪，加入瓜蒌、浙贝母，加强化痰散结之功。

李教授在诊治慢性咳喘病的过程中，尤为重视补虚善后之法，以确保疾病的远期疗效。他深知慢性咳喘病多因肺脾两虚，正气不足，加之外邪侵袭，日久不愈所致。因此，在治疗上，李教授始终秉持“补益肺脾，治病求本”的原则，通过补益肺脾之气，增强机体抗病能力，从根本上改善患者的体质状态。在具体用药上，李教授精选具有补益肺脾功效的中药，如黄芪、党参、白术等，以滋养肺气，健脾益气，使肺脾功能得以恢复，咳喘自止。同时，他还强调慢性咳喘病往往寒热夹杂、虚实同病。寒邪内伏，热邪外淫，虚实错杂，病情复杂多变。因此，在治疗时，他主张寒热并治、虚实同治，既针对寒邪施以温散之法，又针对热邪采用清解之策；既补益正气以治虚，又祛邪外出以治实。这种综合调理的治疗方法，能够全面兼顾患者的病情，使治疗更加精准有效。

参考文献

［1］侯玉. 咳嗽证治理论研究［D］. 上海：上海中医药大学，2019.

［2］董宏强，冯杰，王海铭. 疏风散寒理肺方治疗风寒袭肺咳嗽临床疗效及肺功能指标变化研究［J］. 中华中医药学刊，2024，42（10）：56-58.

［3］葛未来，阎玥，李尚点，等. 基于数据挖掘的《普济方・咳嗽门》用药规律研究［J］. 世界科学技术-中医药现代化，2023，25（12）：3989-3995.

［4］田津，余江维，吴光炯. 基于数据挖掘吴光炯肺脾同治咳嗽用药规律研究［J］. 时珍国医国药，2018，29（5）：1230-1232.

［5］苏克雷，张业清. 经方治疗慢性咳嗽的思路与方法［J］. 中国中药杂志，2018，43（12）：2435-2441.

［6］徐晓晶，徐丽敏，沈春锋，等. 孟河医派徐迪华治疗咳嗽经验用药分析研究［J］. 中国中药杂志，2015，40（21）：4301-4305.

［7］乔羽. 基于古今医案数据分析的咳嗽病证治规律研究［D］. 哈尔滨：黑龙江中医药大学，2014.

（邹　燕　彭飞鼎　秦海燕　李莉芳）